U0313491

肛肠手术并发症的预防与处理

Complications of Anorectal Surgery
Prevention and Management

主编　［美］Herand Abcarian　［美］Jose Cintron
　　　　　［美］Richard Nelson

主译　王振宜　郭修田　邵万金　吴　炯

上海浦江教育出版社
（原上海中医药大学出版社）

图书在版编目(CIP)数据

肛肠手术并发症的预防与处理 / 王振宜等译. —上海：
上海浦江教育出版社有限公司,2021.1(2021.4 重印)
书名原文：Complications of Anorectal Surgery
ISBN 978 - 7 - 81121 - 694 - 3

Ⅰ.①肛… Ⅱ.①王… Ⅲ.①肛门疾病—外科手术
②直肠疾病—外科手术③肛门疾病—外科手术 —并发症—
防治④直肠疾病—外科手术—并发症—防治 Ⅳ.①R657.1

中国版本图书馆 CIP 数据核字(2021)第 017394 号

First published in English under the title
Complications of Anorectal Surgery：Prevention and Management
edited by Herand Abcarian，Jose R. Cintron and Richard L. Nelson，
edition：1
Copyright © Springer International Publishing AG，2017*
This edition has been translated and published under licence from
Springer Nature Switzerland AG.
Springer Nature Switzerland AG takes no responsibility and shall not be
made liable for the accuracy of the translation.
* to be reproduced exactly as it appears in the original work
版权登记号：图字 09 - 2020 - 1204
版权所有,侵权必究

GANGCHANG SHOUSHU BINGFAZHENG DE
YUFANG YU CHULI
肛肠手术并发症的预防与处理

上海浦江教育出版社(原上海中医药大学出版社)出版发行
社址：上海海港大道 1550 号上海海事大学校内　邮政编码：201306
分社：上海蔡伦路 1200 号上海中医药大学校内　邮政编码：201203
电话：(021)38284912(发行)　38284923(总编室)　38284910(传真)
E-mail：cbs@shmtu.edu.cn
上海盛通时代印刷有限公司印装
幅面尺寸：155 mm×235 mm　印张：20.5　字数：343 千字
2021 年 1 月第 1 版　2021 年 4 月第 2 次印刷
策划编辑：黄　健　责任编辑：张　怡　封面设计：刘　严
定价：208.00 元

编译委员会

主　译　王振宜　郭修田　邵万金　吴　炯

编译者　（按姓名音序排列）

贝绍生　陈文平　崔　喆　杜　鹏

韩昌鹏　林宏城　汪庆明　王　琛

王　颢　许　晨　姚一博　张正国

章　阳　竺　平

To Professor Zhenyi Wang

Prof. Zhenyi Wang,

I am honored by your appreciation of our book on *Complications of Anorectal Surgery* and your seeing it through translation for Chinese colorectal surgeons. This project began with a paper I wrote in 1986 with the same name. I was only six years out of my surgical training. I found that many publications described how to perform surgery, and almost none described real everyday problems and how to avoid them. Even by then I had had my share of these problems and I wanted to facilitate their recognition and treatment. This was always in the back of my mind. With my esteemed coauthors, Herand Abcarian and Jose Cintron, the idea was finally reborn and completed. Many professions are not burdened with the daily risk of complications, that can be horrible for a patient. Surgery, especially of the anorectum, is not one of those professions. We constantly face the risk of incontinence, sepsis, pain, bleeding, itching, dermatitis, social isolation and recurrence or persistence of the primary condition. To suffer with a patient a complication is very lonely. To realize that someone had been there before was our goal. So thank you Zhenyi for the great honor you have bestowed on us by this translation and for the friendship we have now had for 18 years, since I was lucky enough to visit China. I hope this book is found to be useful.

Rick Nelson

October 2020

致王振宜教授

王振宜教授:

很荣幸您对《肛肠手术并发症的预防与处理》一书的赏识,也感谢您致力于把本书翻译成中文,推荐给更多的中国结直肠外科医生。

本书缘起于我在 1986 年写的一篇同名论文,当时距我外科实习结束才 6 年。我发现有许多专业著作介绍了手术的操作,却几乎没有著作提到临床并发症的预防和治疗。不久,在外科实践中我自己也遭遇了并发症的困扰,由此萌生了希望能增加对这些问题的认识和寻找治疗对策的想法。这个想法始终萦绕在我脑海。如今,在 Herand Abcarian 和 Jose Cintron 两位合著者的共同努力下,得偿夙愿,完成了本书。许多医学专业不需要天天面对让患者无法忍受的并发症的风险。然而对外科,尤其是肛肠外科来说显然不同。我们不断地面临各种风险,包括失禁、败血症、疼痛、出血、瘙痒、皮炎、社会孤立以及疾病的复发和经久不愈。医生同患者共同忍受并发症的过程令人感到孤立无援。我们的目标是让同行了解曾经有其他医生和我们面对同样的困境,以及如何找到预防和解决之道。因此很荣幸您能够为我们翻译此书。从我有幸来访中国至今,我们之间的友谊已持续了 18 年,这一切令我心存感激。我希望这本书能够为大家提供帮助。

理查德·尼尔森

2020 年 10 月

序

由王振宜教授领衔主译的《肛肠手术并发症的预防与处理》（英文原书由美国的 Herand Abcarian、Jose Cintron 和 Richard Nelson 三位学者合著）一书，业已完稿，并将付梓。

借此先机，有幸先睹为快，阅后深感这是一部完美的译作！

一是本译作所著述的肛肠病症齐全，既有广大肛肠病工作者日常所接触的病症，也有仅耳闻而无目睹，更无经手诊疗过的罕见急危疑难病症。本书撰述翔实，表达细腻周详，相当于给我们上了一堂完善的理论课。

二是参与本书翻译的 18 位译者，既有良好的外文功底，更有底蕴深厚、扎实牢靠的临床肛肠专业学术水准，加之其平素亦经常阅读多类型的中外文献资料，积累的知识量既全面又深邃，故将原著的所有论述在译作中体现得尤为贴近真实，能让读者在字里行间毫无陌生感，从而大受裨益。

三是本译作选择的原著很得体，诸多病症的手术操作时代感强，部分病症手术的阐述包含了历史沿革、时代节点和研究成果。

本译作的出版发行，给了国内每一位从事肛肠专业的人士一大福祉，尤其对外文底子相对薄弱一些的同道来说定将受益匪浅。大凡从事专业的人士，都渴望将自身的专业工作做得更好，通过自己科学、精准的诊治让患者早日康复。

深切地感谢王振宜教授，以及诸位译者。

感谢你们的辛劳付出，感谢你们为传播学术、推进国内学术发展创造了一笔新的财富！

以上感言，权以为序。

上海中医药大学附属龙华医院终身教授

上海市名中医

2020 年 11 月

前 言

    纵观肛肠外科领域,各类介绍外科手术的图谱、教材众多。随着电子产品的飞速发展,国内同行的各类会议现场手术演示、视频交流也越来越多,了解临床手术技术变得容易,但关于各类手术技术围手术期的一些细节,尤其是如何预防和面对术后出现各类并发症的著作却仍旧较少。因为缺少这些细节,所以即便我们已经能够很好地掌握手术步骤,有时也难收到同样满意的效果,甚至面对出现的并发症束手无策。

    本书缘起 18 年前我和 Nelson 教授的一面之缘。他是负责参与 COCHRANE 关于肛肠疾病荟萃分析研究的主要研究者。之后数年笔者自己也有幸参与 COCHRANE 关于肛肠病的一些翻译工作,便与他结下了友谊。2017 年蒙 Nelson 教授送赠他主编的 *Complications of Anorectal Surgery：Prevention and Management* 一书,读后觉得十分值得推荐给国内肛肠界的同行。此想法得到了邵万金教授、郭修田教授、吴炯教授的大力支持,于是联合国内一批中青年时期曾留学海外的肛肠界同仁,历时 2 年翻译成书。今终于得以付梓,希望其能对同行读者有所助益。

    感谢 Nelson 教授的来信,与陆金根教授为本书作序;感谢为本书付出辛勤劳动的各位译者和负责出版的张怡及其他老师。

2020 年 11 月 16 日上海

主译简介

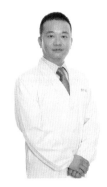

王振宜　医学博士，上海中医药大学附属岳阳中西医结合医院肛肠科主任，主任医师，教授，硕士研究生导师。法国波尔多第二大学附属 bagatelle 医院访问学者（2006—2007），并获得法国国家肛肠病专业大学文凭；香港中文大学附属广华医院肛肠外科微创中心访问学者（2010）；英国伦敦圣马克肛肠病教学医院访问学者（2011）；澳大利亚昆士兰科技大学教学部访问学者（2011）。

任世界中医药学会联合会肛肠病专业委员会理事，世界中医药学会联合会盆底疾病专业委员会常务理事，中华中医药学会肛肠专业委员会理事，中华预防医学会结直肠肛门病防控专委会常务理事，中国中医药高等教育学会临床教育研究会肛肠分会副秘书长，中国中西医结合大肠肛门病专业第四届委员会委员，中国医师协会肛肠医师分会肛门疾病专业委员会委员，中国民族医药学会肛肠病分会理事，上海市中西医结合大肠肛门病专业委员会副主任委员，上海市中西医结合学会消化内镜专业委员会常务委员兼秘书，上海社会医疗机构协会消化分会中医外科专委会副会长，上海市医学会医学鉴定专家库成员，上海市浦东新区科技发展基金专家，《健康财富报》特约肛肠病专家；*Omics International Journals* 特约审稿专家，CCCG（*Cochrane Colorectal Cancer Group*）特约审稿专家，*The International Journal of Practice* 特约审稿专家等。

主持和参与国家和省部级等课题 30 余项，以第一和通信作者发表 SCI 论文 12 篇、核心期刊论文 30 余篇，副主编专著 1 部，参编和参译著作 5 部。历年获得国家教育部科技进步奖、上海市科技进步奖、中国中西结合学会科技进步奖等 6 项。

擅长中西医结合药物治疗各种肛肠良性疾病；中医调治慢性便秘，溃疡性结肠炎，大肠癌术后调理，保守治疗大肠息肉；中西医结合手术治疗痔疮、高位复杂性肛瘘、陈旧性肛裂、藏毛窦、肛门狭窄、肛管息肉等，及肛周皮肤病、化脓性汗腺炎、大肠气囊肿等肛肠科疑难杂病。

主译简介

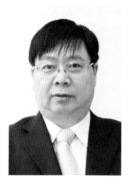

郭修田　医学博士,上海中医药大学附属市中医医院肛肠科主任,主任医师,博士研究生导师。美国克利夫兰医院访问学者,国家自然科学基金评审专家,上海市中医药领军人才,上海中医药大学"创新团队"肛肠病学术带头人。

任世界中医药学会联合会肛肠病专业委员会副会长,中国中医药研究促进会肛肠分会副会长,全国中医药高等教育学会临床教育研究会肛肠分会副会长,中华中医药学会肛肠分会常务理事,中国中西医结合学会大肠肛门病专业委员会委员,上海市中西医结合学会大肠肛门病专业委员会副主任委员等。

先后主持国家自然科学基金课题3项,上海市自然科学基金,上海市教委、上海市卫生局及"申康"课题多项。参加国家"十一五"科技支撑计划、"十二五"科技支撑计划、国家中医药管理局课题,及国家中医药管理局"百项诊疗技术推广项目"等多项研究。发表论文40余篇,其中SCI论文7篇;主编专著1部,副主编专著2部,参编专著6部。

擅长中西医结合诊治环状混合痔、复杂性肛瘘、肛周脓肿、肛裂、炎症性肠病及其肛周并发症、便秘、肛门失禁、结直肠肿瘤术后调理、难愈性创面等。

主译简介

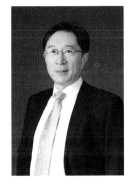

邵万金　江苏省中医院肛肠外科主任医师,美国 Cleveland 医学中心和 Minnesota 大学医院访问学者。

任美国结直肠外科医师学会院士(FASCRS)、国际大学结直肠外科医师学会(ISUCRS)会员;中国医师协会肛肠医师分会常委,中国医师协会肛肠医师分会盆底外科专业委员会副主任委员,中国医师协会肛肠医师分会临床指南工作委员会副主任委员,中国中西医结合学会普通外科分会加速康复专家委员会副主任委员;《世界华人消化杂志》《结直肠肛门外科杂志》编委;*International Journal of Colorectal Diseases*、*Surgical Innovation* 审稿人。

2009 年应邀参加美国结直肠外科医师学会(ASCRS)年会并作大会报告;荣获 2018 年中国-东盟胃肠肛门外科峰会手术演示大师奖;执笔起草《肛周脓肿、坏死性筋膜炎和藏毛疾病临床诊治中国专家共识》;首创盆底外科专科医生培养制度。

擅长保留括约肌手术(推移瓣、LIFT 手术和松挂线技术)治疗复杂性肛瘘,推移瓣技术和会阴直肠切开术治疗直肠阴道瘘,经腹直肠固定或经会阴手术(Altemeier 手术、Delorme 手术)治疗直肠脱垂,前侧或后侧提肛肌成形术和括约肌重叠修补术治疗外伤和产伤性肛门失禁;应用 STARR 手术治疗排便梗阻综合征引起的便秘;应用各种皮瓣技术(Limberg、Karydakis 和 Bascom 臀沟抬高技术)治疗藏毛疾病;炎症性肠病和克罗恩病肛瘘的中西医结合治疗;骶前肿瘤经骶尾旁入路和腹骶联合切除手术;低位直肠癌各种保肛门手术以及各种皮瓣肛门成形术、会阴成形术、提肛肌和括约肌成形术等盆底的修复和重建手术。

主译简介

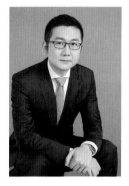

吴炯 医学博士,上海中医药大学附属岳阳中西医结合医院肛肠科副主任医师,副教授,硕士研究生导师。英国 St. Mark's 医院访问学者(2014.6—2015.6),上海市卫生局首批优秀青年医师、上海市"杏林新星"人才培养项目及第四批上海近代中医流派临床传承项目入选成员。

任中医药高等教育学会临床教育研究会肛肠分会常务理事,世界中医药学会联合会盆底医学专业委员会理事,世界中医药学会联合会肛肠专业委员会委员理事,中国医师协会外科医师分会肛肠专科医师委员会青年委员,上海市中西医结合学会大肠肛门病专业委员会常务委员,上海市中西医结合学会消化内镜专业委员会委员,上海市中西医结合学会青年委员会委员,上海市医药卫生青年联合会第二届委员会委员等。

主持、参与包括国家自然科学基金在内的各级各类课题 10 余项;以第一作者及通信作者发表 SCI 论文 5 篇、核心期刊论文 20 余篇,授权专利 5 项,参译著作 3 部;参与获得中国中西医结合学会科学技术奖三等奖(2018)及上海中西医结合科学技术奖二等奖(2017)。

擅长肛门直肠良性疾病的微创治疗,内镜下结直肠良性息肉(早癌)、功能性便秘及炎症性肠病的中西医诊治。

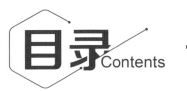

目录 Contents

1

肛管直肠周围脓肿手术

Adrian E. Ortega，Timothy F. Feldmann，Ariane M. Abcarian and Herand Abcarian[①]

郭修田 译 陈文平 校[②]

1.1 腺源性肛周感染手术并发症

　　与许多古代作者一样,希波克拉底认为肛管直肠周围感染是由创伤所致,包括骑马、划船。他将其称为"结节",并写道:"只要观察到此类结节形成,应在脓腔穿透直肠前尽早切开。"[1]

　　19 世纪末至 20 世纪初,外科学者提出了许多在当今肛肠病临床实践中仍被普遍认可的观点。例如,引流是针对脓肿最直接的处理方法,"十"字形切口加皮缘切除可避免创口过早闭合和脓毒症的发生。

① A. E. Ortega：LAC＋USC Medical Center，University of Southern California，Clinic Tower Room，6A231‑A，1200N. State Street，Los Angeles，CA 90033，USA；e‑mail：sccowboy78 @ gmail. com

T. F. Feldmann：Capital Medical Center，3900 Mall Dr. SW，Olympia，WA 98502，USA

A. M. Abcarian：Division of Colon and Rectal Surgery，John H. Stroger Hospital of Cook County，1 900 W. Polk Street，Chicago，IL 60612，USA

H. Abcarian：Division of Colon and Rectal Surgery，University of Illinois at Chicago，840 S. Wood Street，Chicago，IL 60612，USA

© Springer International Publishing AG 2017；H. Abcarian et al. (eds.)，*Complications of Anorectal Surgery*，DOI 10. 1007/978‑3‑319‑48406‑8_1

② 郭修田：上海中医药大学附属市中医医院主任医师
　　陈文平：西安大兴医院副主任医师

同样：术中也应该积极打开脓腔；术后创面填塞可用于止血；在切开引流阶段同时行瘘管切开术是不必要的，因为多数急性脓肿并不会导致慢性肛瘘，并且瘘管切开术可能导致医源性瘘管形成和大便失禁；在少部分的患者中，肛瘘是肛门直肠感染自然进程中不可避免的一部分。

目前对于肛管直肠感染的理解，一般认为其不良后果和部分操作方法有关，应慎重考虑。本节的主要内容是：①介绍急性腺源性肛周感染手术方式相关的常见与罕见并发症(1.1.1)；②作者提供了基于证据的新观点，侧重于预防手术严重并发症和获得最佳结果所需的临床策略(1.1.2)。

1.1.1 并发症

(1) 神经血管损伤

外科手术中均有出血的可能，但肛周脓肿切开引流术发生出血似乎并不常见。深部脓肿的广泛渗血较多见，经过脓腔冲洗后多能止血。然而，手术钳在坐骨肛门窝或更高的位置破坏脓腔时可引起单侧或双侧直肠下或阴部内血管和神经的损伤。最好用示指轻柔探查，显性活动性出血可能与脓腔中假性动脉瘤破裂有关(但极其罕见)。大样本研究显示，术后出血发生率为 0.6%[2]。同样，创面延迟愈合、括约肌损伤或继发性神经损伤与创口内大量填塞有关，轻微的填塞或不作填塞效果更佳[3]。

(2) 持续性脓毒症

持续性脓毒症是指急性感染通过外科手术干预失败后仍存在反复感染的状态。在一项包含 500 例肛周脓肿患者二次手术的报道中，Onaka 等人指出持续脓毒症的总发生率为 8.2%。他们研究发现，这种情况与引流不通畅(4.6%)、脓腔残留(3.0%)、脓肿漏诊(0.6%)有关。虽然罕见，但持续性脓毒症也是一种可预防的并发症[2](图 1.1)。

手术引流术后引起的持续性脓毒症是由多种因素导致的。在上述因素中，肛周感染具有最高的二次手术率，其次为坐骨直肠窝脓肿、括约肌间脓肿、肛提肌上脓肿。虽然这个观察结果与直觉相悖，但也能理解。特别是那些缺乏经验的外科医生常常更多地关注肛周表浅体征，而忽视患者病史与体格检查的重要性。大多数肛管直肠周围感染似乎很简单，然而它们可能是复杂感染的"冰山一角"。

很多作者试图阐述多腔隙脓肿概念的合理性。大量文献也报道了多腔隙感染，例如肛管后深间隙与提肌上间隙导致的继发性坐骨肛门窝感染。视诊时也可发现提肌上感染同时伴有肛周感染，但直观证实这一概念非常困难。

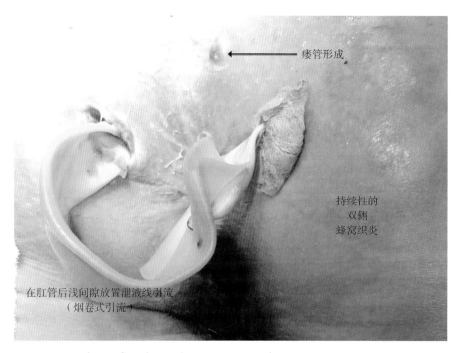

双侧坐骨直肠窝可采用烟卷式泄液线经肛管后浅间隙贯通引流,但不能处理肛管后深间隙的感染。

图 1.1 持续性脓毒症与瘘管的形成

虽然持续性感染的发生率比较小,但在临床实践中也是一个不可忽视的问题。在糖尿病患者中,即使引流充分,持续性感染也仍较常见。这些患者通常需要一段时间的抗生素治疗、血糖控制及局部创面护理(坐浴)。此外,持续性脓毒症的患者也可能仅引流了继发脓腔而遗漏了原发脓腔。如怀疑仍有感染,最好先行做影像学检查,并在手术室里根据病灶的解剖特点进行引流。

(3)脓毒症的进展

"脓液压力"学说认为,脓液会沿各组织平面扩散至潜在的腔隙。腺源性感染可通过多种路径播散至提肌上间隙(将在下面讨论)。一旦被感染,脓液会播散到腰大肌或脊旁肌组织。治疗这些并发症一定要控制原发病灶和引流现有感染病灶。坏死性筋膜炎是一个相对罕见的腺源性感染疾病的并发症,见于免疫功能低下的个体[3]。

(4)脓肿的复发

脓肿复发常见于腺源性感染,25%～50% 的腺源性脓肿会复发,应通过详细询问病史和患者自述症状区分脓肿复发与持续性脓毒症。 如果脓肿没有从初始治疗中得到解决,一般会持续存在。而真正的脓肿复发也许与肛瘘有关。与简单的切开引流相比,在脓肿与肛瘘原发病灶确定的情况下行根治性手术,复发感染会明显减少[4]。与简单的引流相比,根治性手术可减少手术次数[5]。

(5) 创面延迟愈合

会阴部血供丰富,髂内动脉分支丰富的血供可提供良好的愈合条件。尽管可能有频繁的粪便污染,但创面仍愈合较快。营养状况差与免疫力低下也许会引起创面延迟愈合,粗暴填塞包扎可延缓创面愈合[6],有放疗史、潜在的恶性肿瘤或盆腔骨髓炎以及携带人类免疫缺陷病毒(HIV)的患者可能会出现伤口延迟愈合或愈合不良。然而,感染症状均可通过手术缓解。

(6) 创面挛缩畸形

创面挛缩畸形或"瘢痕增生"是十字形或垂直引流切口的结果,这两种方法都不能防止创面过早愈合。然而,一项大型病例序列研究表明,放射状切口有效率达到 99.6%[7]。Ayers 在 1886 年首次提出放射状切口引流方式,并指出这种切口可预防创面挛缩畸形[8]。

(7) 医源性肛瘘

5%~85%的肛周脓肿可继发形成肛瘘[9],复杂性肛周脓肿的错误引流可导致医源性肛瘘。例如:经肌间途径播散的提肌上脓肿采用肌外引流可引起括约肌上肛瘘。相反,经括约肌外播散至提肌上的脓肿如果采用直肠内引流可导致括约肌外肛瘘。从理论上讲,脓肿与原发性瘘管的不正确治疗可导致医源性肛瘘。然而,后者并发症的发生率却不得而知。对于多腔隙感染病例,仅采取简单的引流可能会导致复杂性肛瘘,脓肿自发破溃流脓者,也会导致复杂性肛瘘。

(8) 慢性肛瘘

传统观点认为,一定比例的急性肛周感染患者可进展为慢性肛瘘。何种程度的慢性肛瘘可以预防还不得而知。然而,原发性瘘管的根治性治疗和充分引流与随后脓肿的复发及肛瘘的再手术次数密切相关。大便失禁的发生率并不会因联合治疗而增加[10],在大多数情况下肛管后深间隙脓肿的确定性治疗可预防马蹄形、半马蹄形、括约肌上型及括约肌外型肛瘘的形成。

(9) 大便失禁

肛周感染及治疗有导致患者大便失禁的风险。Knoefel 指出,反复感染对肛门功能的影响大于肛瘘切开加引流治疗及单纯切开引流治疗[11]。在任何涉及可能造成括约肌损伤的手术前,医生应主观及客观地评价括约肌功能。询问患者当前肛门对粪便及气体的控制情况,并评估肛管直肠环的静息压与收缩压。经验丰富的临床医生通过指诊即可判断,无须特定的压力检测。但在急性期由于感染引起的疼痛,这种方法并不适用,医生应在非感染期指检评估肛管直肠环的收缩力。如果肛瘘需进行治疗,在手术决策前应进行术前评估。由于肛瘘外口有分泌物,许多患者可能会对其肛门自制功能产生错觉,不能正确分辨失禁与瘘管分泌物。在目前的技术状态下,单纯引流与瘘管脓肿期的根治性手术也许会造成肛门自制功能的下降。幸运的是,这并不是一个常见的问题(1% ～ 2%)[10]。而且,这些改变也许只局限于气体或液体的失禁。在任何情况下,充分评估潜在风险(即使非常小)都是必要的。

1.1.2 预防策略

预防急性肛管直肠周围感染的并发症需要系统的临床管理。疼痛是最常见的症状,不同疼痛性质的演变和持续时间有助于判断脓肿的类型。肛周感染性疼痛表现为发病迅速,这是由于脓液穿透致密的肌筋膜间隔到达肛周皮肤的过程所致。

排便时疼痛加剧与括约肌间感染有关,这种感染的脓液在内外括约肌间播散。长时间持续性疼痛多见于较大的肛周间隙,如坐骨肛门窝或多个间隙(如肛提肌上脓肿)。排便时胀痛与里急后重也是肛提肌上脓肿的特征。

肛周视诊尤为重要。在肛腺隐窝急性梗阻的情况下,视诊可发现随时间推移的炎症变化。蜂窝织炎通常在淋巴水肿与淋巴管阻塞之前出现,波动感的发生则相对较晚。因此,医生不能忽视这些阳性体征,因为它们也许是深部感染的先兆。临床症状不明显则提示为一种隐匿性感染,黏膜下脓肿、括约肌间脓肿、肛管后深间隙脓肿、肛提肌上脓肿均属于这一类。

肛门指检也应作为常规检查。括约肌上方触及波动性包块是确诊提肌上脓肿的必要条件。黏膜下脓肿起自肛管并向近端延伸一小段距离,括约肌间提肌上脓肿可在耻骨直肠肌上方触及。双指合诊,即检查者将示指置于直肠中,拇指置于坐骨肛门窝表面,进行坐骨肛门窝的触诊。触诊肛管可发现肛隐窝区域的硬结或凹陷。肛管脓性分泌物溢出有三种解释:①脓肿的原发隐窝腺破溃;②提肌上脓肿自发破溃,脓液流入直肠;③结直肠炎。检查脓肿时,应在麻醉状态下对其进行按压,可明确原发病灶和瘘道走行。

除非有经验的医生提早处理,否则肛周感染的自然进程是皮肤黏膜的坏死破溃,而自行破溃引起的感染可能会产生不良后果,包括复杂性瘘管等。因此,尽早引流仍是有效处理肛周感染的基本原则。

隐匿性肛周感染四联症包括疼痛、脓毒症、缺乏阳性体征及感觉过敏,这常常使医生的检查变得非常局限。感染多见于黏膜下脓肿、括约肌间脓肿、肛管后深间隙脓肿及提肌上脓肿。这种情况下影像学检查对于手术方案制定很有必要。

(1) 诊断肛周感染的实用方法

腺源性感染包括以下三种途径:①浅表型;②括约肌间型;③经括约肌型。括约肌外型是指感染经坐骨肛门窝穿越肛提肌播散至提肌上。浅表感染易致黏膜下脓肿和皮下脓肿。如果诊断正确,治疗上几乎不会有什么问题。黏膜下脓肿在肛周可能没有明显异常,但可在肛管内触及类似核桃大小的柔软包块。括约肌间感染可有肛周表现,病灶局限于肛管周围,也可向近端延伸至提肌上。以上三个间隙的感染或联合间隙感染均有括约肌间感染通道的存在。经括约肌途径感染较少见,但也最复杂。最单纯的间隙感染是原发性单侧坐骨肛门窝脓肿。后侧的经括约肌途径感染可导致肛管后深间隙脓肿。早期肛管后深间隙脓肿可能是孤立的,症状轻微。然而,它可穿透前外侧进而继发坐骨肛门窝脓肿。若穿透两侧则会形成"马蹄形"脓肿。肛管后深间隙的感染可在耻骨尾骨肌水平肌间隙延伸至尾骨两侧。沿这一途径可导致后位的括约肌外的提肌上脓肿。也存在一种很罕见的播散途径,肛管后深间隙脓肿播散至双侧提肌上间隙和坐骨肛门窝。坐骨肛门窝的继发性感染可沿着闭孔内肌筋膜的内侧面径自扩散到提肌上间隙。肛管后深间隙原发性感染或坐骨肛门窝继发性感染均可播散引起提肌上脓肿。Ortega 等根据以上播散特点提出一种新的提肌上脓肿的分类方法:Ⅰ型,经括约肌间型;Ⅱ型,经坐骨肛门窝向前外侧播散型;Ⅲ型,经肛管后深间隙后侧播散型;Ⅳ型,Ⅱ和Ⅲ并存型[12](图 1.2)。

提肌上脓肿正确诊断和治疗需要评估三个间隙:提肌上间隙、坐骨肛门窝、肛管后深间隙。需要特别指出的是,肛管后深间隙是超过一半的腺源性提肌上脓肿的原发感染灶。图 1.3 为正确处理提肌上感染时需遵循的诊断和治疗原则。

简单的低位浅表感染从短期和长期来看预后良好,而更深的以及多间隙感染则明显有所不同。后者更容易出现持续性脓毒症、复发性和慢性脓毒症(如复杂性肛瘘)。因此,马蹄形肛瘘、坐骨肛门窝脓肿、肛管后深间隙脓肿及肛提肌上脓肿都需要特别重视。

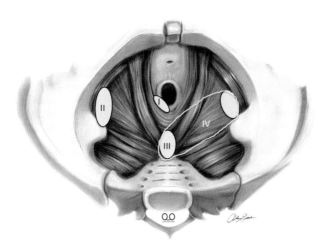

　　Ⅰ型——经括约肌间向提肌上拓展；Ⅱ型——源于原发性坐骨直肠间隙脓肿，在括约肌外向提肌上拓展；Ⅲ型——源于原发性肛管后深间隙脓肿，在后侧括约肌外向提肌上拓展；Ⅳ型——同时源于肛管后深间隙和坐骨直肠间隙（单侧或双侧）感染，在括约肌外向提肌上拓展。

图 1.2　提肌上脓肿的分类

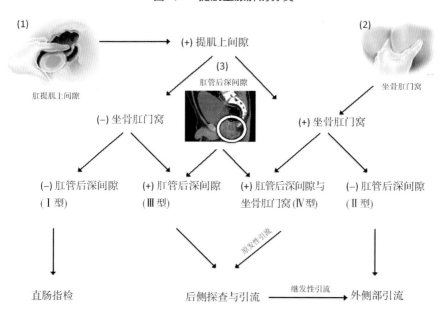

© A. Ortega

　　对三个间隙进行评估：提肌上间隙、坐骨肛门窝、肛管后深间隙。各间隙的探查结果决定了不同类型提肌上脓肿正确的干预措施，预防复发性或持续性脓毒症，以及复杂性肛瘘。

图 1.3　提肌上脓肿的治疗原则

坐骨肛门窝感染是排在肛周(浅表间隙)脓肿之后的第二类常见脓肿。相比之下,其进展期更长、范围更大。在进展早期很少有肛周形态学改变,然而,可通过检查者示指与拇指之间的饱满感加以识别;后期最常见的表现为大片蜂窝织炎,通常在肛缘外延伸数厘米,覆盖臀部组织。虽然通常采用床旁引流,但这种方式值得商榷。原发性坐骨肛门窝脓肿是感染穿过括约肌到达了一个相对独立的间隙。

继发性坐骨肛门窝感染起源于肛管后深间隙,然后播散到一侧或双侧的坐骨肛门窝,这种双侧的感染可以同步或先后出现。由于这些原因,作者建议应对坐骨肛门窝脓肿进行影像学检查以有利于最终治疗方案的确定。这种情况下,这一策略对于持续或复发性脓毒症和慢性肛瘘的预防似乎更为合理。

原发性坐骨肛门窝脓肿可在门诊治疗室引流或手术室手术。继发性坐骨肛门窝感染如果采用根治性治疗,可消除持续性感染或把复发率降到最低。肛管后深间隙的手术入路需在隐窝到尾骨之间作一中线切口,在中线垂直切开肛尾韧带,可在原发性后位瘘道放置穿过括约肌的松弛挂线。

需要重新审视"提肌上脓肿较为罕见"这一观点。在一项大型病例序列研究中,发现提肌上脓肿占全部脓肿的9.1%。因此,提肌上脓肿虽不常见,但却近乎占腺源性感染的十分之一[13]。视诊时一半以上提肌上脓肿是没有明显阳性表现的,触诊直肠内塌陷性肿块(boggy mass)是诊断的必要条件,超过一半的提肌上脓肿的原发性病灶为肛管后深间隙。

直肠内引流是Ⅰ型提肌上脓肿的标准治疗方案。如果在括约肌间发现原发性瘘道,可一并行内括约肌切开术。对于女性前侧瘘道或男女后正中瘘道,最好在括约肌间放置引流挂线,对于后者来说,可减少后侧形成锁孔畸形而导致肛门溢液的风险(图1.4)。

Ⅱ型,经坐骨肛门窝向上播散的提肌上脓肿需采用经坐骨肛门窝途径的外引流,可联合或不联合经括约肌挂线处理原发性肛瘘。由于引流位置较深,多数医生会选择在提肌上脓腔内放置引流管。几周后,当脓腔收缩变小时拔除。一些医生并没有明确原发性瘘管的位置,因此只采用简单的创面护理和引流管引流(图1.5)。

Ⅲ型提肌上脓肿的处理方式与肛管后深间隙感染类似,将肛尾韧带垂直切开。在较大的直肠后间隙脓腔中可放置引流管,如果原发肛瘘确定,也可放置挂线(图1.6)。

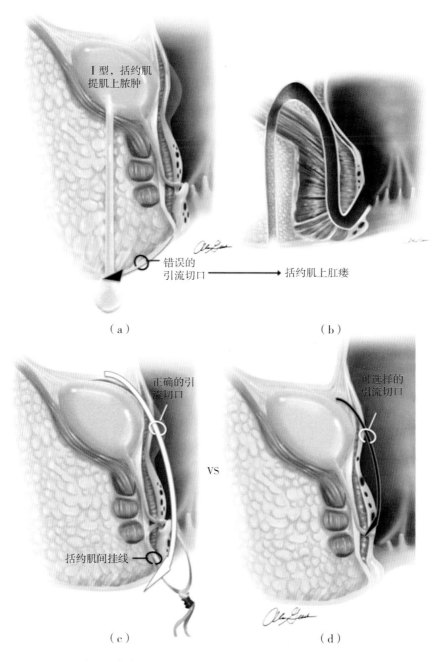

（a）

（b）

（c）

VS

（d）

a 通过坐骨直肠窝采用不恰当的外引流，导致 b 图中的括约肌上肛瘘。c 在括约肌间放置泄液线对脓肿进行正确的内引流。d 选择性内引流联合内括约肌切开术。

图 1.4　Ⅰ型，经括约肌间播散的肛提肌上脓肿

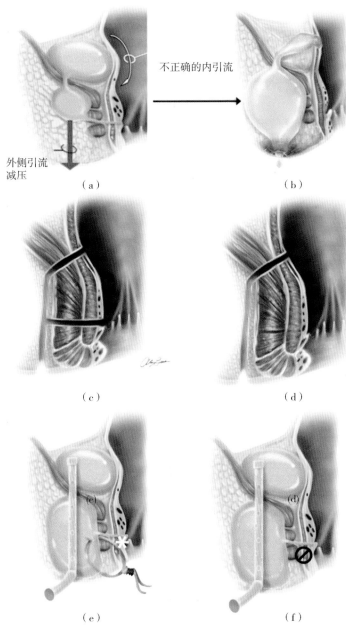

不正确的内引流

外侧引流
减压

（a）　　　　　　　　　　　　（b）

（c）　　　　　　　　　　　　（d）

（e）　　　　　　　　　　　　（f）

　　a 不正确的内引流可引起如 **b** 所示的坐骨肛门窝自发性减压，这种干预方法可导致如图 **c** 所示的 F 型肛瘘或括约肌外肛瘘（**d**）。如果原发瘘管确定，可放置经括约肌的松弛挂线与引流管（**e**）；如果没有确定，仅放置引流管（**f**）。

图 1.5　Ⅱ型，源于坐骨肛门窝脓肿向上播散的提肌上脓肿

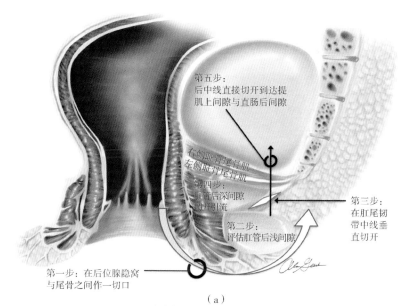

（a）

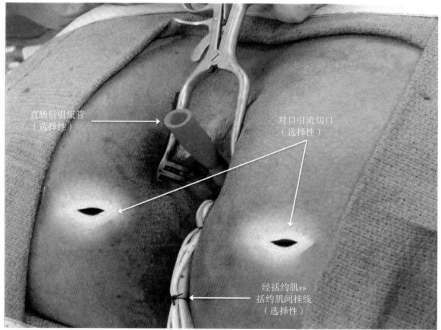

（b）

a 作一后正中切口探查肛管后深间隙,评估肛管后浅间隙并切开肛尾韧带进入肛管后深间隙,穿过耻骨尾骨肌排除肛提肌上脓肿。b 如果确认内口,应放置挂线;可选择性地在坐骨肛门窝作对口引流切口;通过直肠后置管以解决肛提肌上脓肿。

图 1.6　源于后正中线的Ⅲ型肛提肌上脓肿

Ⅳ型提肌上脓肿的原发感染灶为肛管后深间隙,肛管后深间隙感染蔓延至坐骨肛门窝引起继发性感染,肛管后深间隙与坐骨肛门窝感染同时向上播散引起提肌上脓肿。手术入路主要应针对肛管后深间隙的原发感染灶,并对坐骨肛门窝采用外引流(图1.7)。

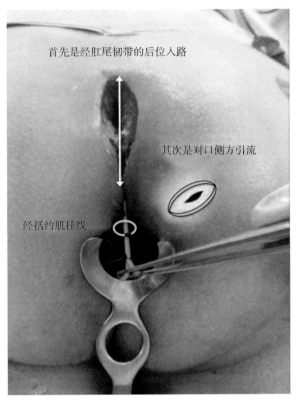

采用后位探查(隐窝到尾骨)以评估肛管后间隙与提肌上间隙。后位处理采用引流管引流,联合或不联合挂线。作一对口引流切口对坐骨肛门窝进行外引流,经此处引起的提肌上脓肿可采用置管引流。

图1.7 Ⅳ型源于后中线感染导致的提肌上脓肿合并坐骨肛门窝脓肿

直肠后壁饱满的脓肿需要慎重考虑,可能为提肌上脓肿的Ⅰ型与Ⅲ型。鉴别诊断的关键点是:肛管后深间隙是否为原发感染灶(图1.8)。

后位提肌上脓肿的术前影像检查是非常必要的,术前明确肛管后深间隙是否为原发感染灶对手术方式影响较大。如果术前缺乏影像学检查,也可以通过对肛管后深间隙经皮穿刺以确诊。作者推荐一种方法:后中线部分切开以识别肛尾韧带,将大孔针头沿肛管长轴方向插入,不要

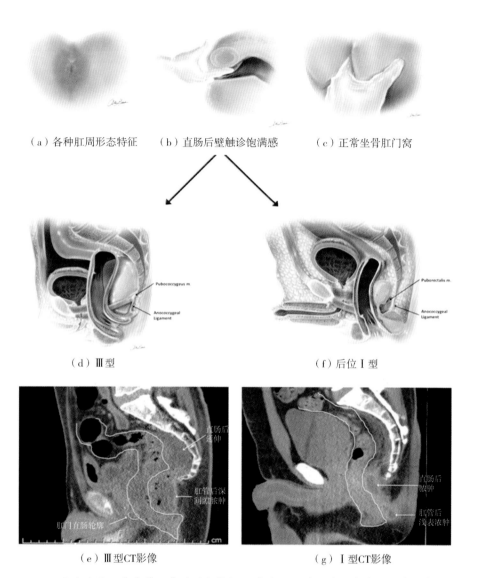

（a）各种肛周形态特征　　（b）直肠后壁触诊饱满感　　（c）正常坐骨肛门窝

（d）Ⅲ型　　　　　　　　　　　　　　（f）后位Ⅰ型

（e）Ⅲ型CT影像　　　　　　　　　　　（g）Ⅰ型CT影像

a 这些脓肿可能有着正常的形态特征;**b** 在直肠后作触诊通常有饱满膨胀感;**c** 坐骨肛门窝是正常的。临床表现可呈现为Ⅲ型（**d**）或Ⅰ型（**f**）的结构特征。CT 可用来分辨Ⅲ型（**e**）或Ⅰ型（**f**），进而指导引流方式。

图 1.8　直肠后侧肛提肌上脓肿（Ⅰ型、Ⅲ型）

在尾骨方向抽吸,这一点很重要。深部穿刺只能确定直肠后方的提肌上脓肿是否存在,但并不能判断感染是否波及肛管后深间隙（图 1.9）。如果退针时肛管后深间隙抽吸到脓液提示为Ⅲ型,需行后位探查及引流;若没有脓液即为Ⅰ型,需进行内引流（直肠内）。

马蹄形肛周脓肿是一种多腔隙并存的化脓性感染,肛周炎症改变以蜂窝织炎,波动性、橘皮样改变为特征。前正中位原发性肛腺感染远没有后位感染常见,前部感染也可表现为马蹄形,也会波及阴囊或阴唇。

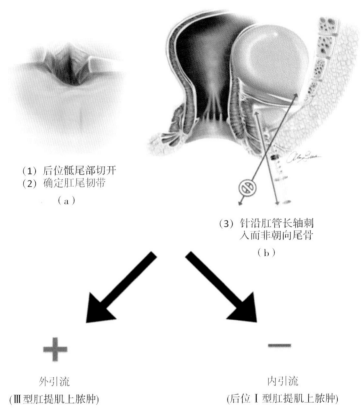

(1) 后位骶尾部切开
(2) 确定肛尾韧带
（a）

(3) 针沿肛管长轴刺
入而非朝向尾骨
（b）

＋

外引流

（Ⅲ型肛提肌上脓肿）

－

内引流

(后位Ⅰ型肛提肌上脓肿)

（c）肛管后深间隙的入路选择

a 作一后位切口确定肛尾韧带。b 针穿透肛尾韧带进入肛管后深间隙,注意针应沿着与肛管长轴平行前进。c 肛管后深间隙有脓液即为Ⅲ型脓肿,之后采用外部探查与引流;无脓液吸出即为Ⅰ型括约肌间脓肿,应采用直肠内引流。

图 1.9 无术前辅助影像检查的直肠后侧提肌上脓肿的评估

后位感染最常见[14],治疗失败率高达 50%[2]。医生需要考虑以下四个间隙均可导致马蹄形病变:①肛管后浅间隙;②肛管后深间隙;③提肌上间隙;④直肠后间隙。众多学者使用"马蹄形"这一术语是因为观察到的炎症波及范围类似马蹄形,而非单纯脓肿范围,如:局部多表现为蜂窝织炎而不是非常明显的脓肿波动感,这些改变都提示为深部感染。马蹄形脓肿治疗最关键的是控制原发感染灶。

此外,并不是所有坐骨肛门窝的炎症改变都需要对口引流。治疗马蹄形脓肿最常见的错误是仅处理双侧的坐骨肛门窝脓肿而未处理原发性的后位感染。因此,医生应考虑对坐骨肛门窝感染行术前影像学检查,以便对原发性瘘管行根治性治疗(图1.10)。

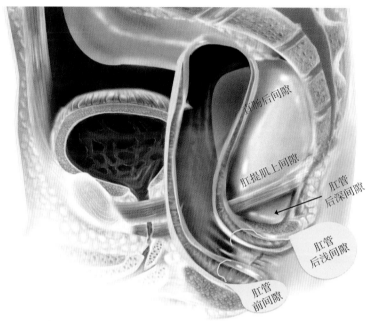

马蹄形脓肿也许会出现多间隙感染,包括肛管前间隙、肛管后浅间隙、肛管后深间隙、提肌上间隙、直肠后间隙。术前影像学检查可帮助判断涉及哪种间隙

图1.10

(2) 辅助影像技术的作用

影像技术在许多外科领域都发挥重要作用。对于其在急性肛门直肠周围感染的评估与治疗中发挥的作用,在很大程度上仍缺乏认识。首先,影像检查对四类患者有显著益处:①隐匿性肛门直肠周围感染四联症;②原发性与继发性坐骨肛门窝感染的鉴别;③肛提肌上脓肿;④马蹄形脓肿(图1.11)。隐匿性肛门直肠周围感染四联症包括疼痛、脓毒症、缺乏阳性体征,及由于感觉敏感而导致体格检查受限。其次,坐骨肛门窝脓肿原发病灶的鉴别与它的手术方式密切相关,能否识别肛管后深间隙为感染的原发病灶,是手术成败的关键。同样,原发感染灶的确认不仅有助于马蹄形瘘管的诊断,还有助于鉴别继发性脓肿和蜂窝织炎(脂肪团块、淋巴水肿及淋巴回流障碍)。前者需手术切开引流而后者可能并不需要,两

者鉴别诊断仅靠临床检查是很难区分的。最后，提肌上脓肿需要评估三个间隙：①提肌上间隙；②坐骨肛门窝；③肛管后深间隙。对原发性肛管后深间隙联合提肌上脓肿的误诊是治疗失败最重要的因素。

MPR-CT 在肛管直肠周围感染中的应用

肛直肠脓毒症的四联症

肛门直肠痛
脓毒症
缺乏阳性体征
局部敏感检查受限

"马蹄形"表现形式

后侧
· 肛管后浅间隙
· 肛管后深间隙
· 提肌上间隙/直肠后间隙前侧
前侧

提肌上脓肿

Ⅰ-Ⅳ型提肌上脓肿
腹腔骨盆的病因
非腺源性重复感染
肿瘤坏死

坐骨肛门脓肿

原发性单侧坐骨肛门脓肿
继发于肛管后深间隙

图 1.11　CT 和多平面影像重建(MPR)在肛门直肠周围感染中的应用

每种影像学检查都有其支持者：超声的迷人之处在于其成本低廉和便捷性，但插入探头引起的不适使其应用受限。磁共振成像可用于评估深层与多腔隙感染，它的可用性也相对受限。CT 多平面影像重建(MPR CT)正在成为一种潜在的可诊断复杂性肛门直肠周围感染的重要方式，它能有效鉴别肛管后深间隙的脓肿。此外，它有助于鉴别体检时发现的脓肿和促炎改变(蜂窝织炎与淋巴的改变)。

在感染侵袭腹盆腔及提肌上间隙时，术前影像检查是不可或缺的。作者并不支持对所有患者进行影像学检查。然而，通过系统地了解患者的病史、体格检查，以及运用辅助影像检查可帮助鉴别，尤其可使那些复杂的多腔隙感染患者获益。

1.1.3　结论

自古以来，肛门直肠周围感染是众多临床工作者需要面对的一个常见问题，但对其认识的不足仍普遍存在。系统的病史分析与全面的体格检查能明晰病情，使治疗获得最佳的效果。辅助影像学检查在临床中发挥的作用越来越重要。"急性肛门直肠周围感染不可避免地形成慢性肛瘘"这一观点还有待商榷。幸运的是,当复杂性脓肿采取恰当的评估与手术处理时,可以避免形成复杂性肛瘘。

1.2 Fournier 坏疽的并发症、预防及治疗

1.2.1 病因

Fournier 坏疽是一种涉及肛周、坐骨直肠间隙、会阴、生殖器、腹股沟的软组织坏死性感染,偶有波及到下腹壁、大腿及腰背部。这种疾病最初由 Jean Alfred Fournier 在 1883 年描述,后被一致认为是致命性疾病[15]。近些年,由两个术语替代:协同性坏疽与坏死性筋膜炎。

"协同性坏疽"是指多种细菌参与的疾病过程,而"坏死性筋膜炎"是指在坏死过程中累及多处筋膜。Fournier 坏疽必须与梭状芽孢杆菌引起的"肌皮坏死"相鉴别,其治疗方法各异。

肛管直肠周围感染与尿路感染是非常常见的,然而,至今仍不清楚为什么在一些患者中,一个看似很小的组织腐败过程会发展为危及生命的坏死性感染。据说糖尿病或免疫宿主抵抗(如 AIDS、化疗、免疫抑制疗法)易导致远端动脉闭塞,从而导致多种细菌快速生长与传播,最终导致组织坏死,因此称之为"协同性坏疽"。在选择合适的治疗和预防致命性结局时,理解疾病的病因与潜在的病理过程尤为重要。

侵袭性细菌也许是通过下消化道或泌尿生殖系统进入人体的。腺隐窝源性的肛直肠感染已被证实,并且 Fournier 坏疽中常见的肛瘘也为这一理论提供了依据[16]。继发于痔疮胶圈套扎引起的盆腔脓毒症也表现为同样的病理过程[17-18]。除非患者的免疫功能严重受损,否则在传统痔切除术后很少出现坏死性脓毒症[19]。

泌尿生殖道是细菌进入人体的另一个重要通路。如导尿、扩张、膀胱镜检查,乃至一种简单的尿路感染也许会成为原发因素[20-21]。无论是否是由于获得性免疫缺陷综合征(AIDS)、化疗或源于移植的免疫抑制导致的免疫损伤,均可能是脓毒症快速播散的因素[18,22-23]。

Stephens 等人报道了大量的案例[24]。他们比较了不同历史时期,所谓"过去"(1964—1978、1979—1988)的 449 例 Fournier 坏疽的病因与临床表现。平均年龄为 50 岁的男性发病率较高(M/F 率:86%vs14%)。最常见的病因为结直肠感染(33%)与泌尿生殖系感染(21%)。26%的患者无法确定原发感染灶,只能标记为自发的。因结直肠疾病引起的

Fournier 坏疽发病率为 22%，且患者明显预后较差(死亡率为 33%)[24]。

1.2.2 症状与体征

Fournier 坏疽的临床表现为疼痛、肿胀、流脓，"黑点"的出现表明存在坏疽，同时即将沿解剖平面进行播散(图 1.12)[25]。

中心肿胀处及周围可触及蜂窝织炎与波动感(图 1.13)。

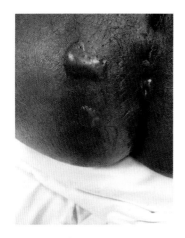

图 1.12　典型的 Fournier 坏疽，中心有"黑点"与大疱

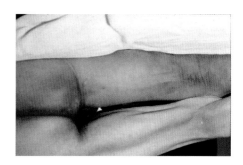

图 1.13　Fournier 坏疽沿着组织平面到达臀部与大腿部

其他的表现包括发热、白细胞升高伴核左移及无法控制的高血糖症。感染组织边缘活检或脓培养通常包含混合菌群，包括链球菌、金黄色葡萄球菌、类杆菌、克雷白杆菌、大肠杆菌、变形杆菌、肠球菌、消化链球菌及在糖尿病患者中最高浓度的柠檬酸杆菌[20]。除常见的需氧菌与厌氧菌外，也可在细菌标本中发现梭状芽孢杆菌[25]。

1.2.3 并发症的治疗及预防原则

一般应遵循以下原则：①频繁的外科清创；②广谱抗生素的使用；③相关疾病的控制；④粪便/尿液改道；⑤营养支持；⑥高压氧疗；⑦后期创面护理/重建手术。

(1) 手术清除所有坏死组织直到出现正常的出血性组织是 Fournier 坏疽治疗中必不可少的步骤。在进行广泛的清创时无须考虑结构、功能及随后的重建，不要尝试保留任何可疑的病变组织。需每天进行检查，如有任何化脓迹象应重返手术室，在麻醉状态下进行更进一步的清创。

对发热或白细胞增多的患者也应如此处理[15,25-27]。必要时，切除外阴与阴囊部皮肤。睾丸肉膜致密的筋膜层能够阻挡感染，确保不波及睾丸，因此无须行睾丸切除术。如果已经切除阴囊皮肤，可将睾丸暂时移植到大腿袋,以行后续重建(图1.14)。

脉冲盐水冲洗有助于清创。应开放手术创面以便于后续检查或必要时返回手术室。在手术室可采用稀释的Dakins或双氧水溶液进行创面包扎,有助于清除残余坏死组织。

(2)广谱抗生素治疗必不可少。在确定性培养与敏感性结果可用之前必须立即使用广谱抗生素治疗需氧菌、厌氧菌及梭状芽孢杆菌感染。感染组织边缘活检对抗生素的选择以及确保手术清创的彻底性有非常重要的价值。尽管担心有艰难梭状芽孢杆菌超级感染的可能,但在患者发热缓解、白细胞增多好转及创面足够干净无须重返手术室清创之前仍应持续使用抗生素[28-29]。

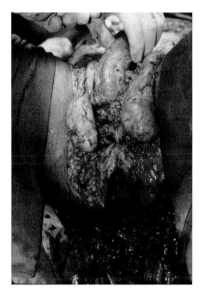

图 1.14 会阴、坐骨直肠窝及阴茎的广泛清创。注意保留睾丸

(3)相关疾病的控制

糖尿病仍是主要的相关疾病,在 $50\%\sim70\%$ 的 Fournier 坏疽患者中可见。若糖尿病患者在入院时为极高血糖状态,则会使糖尿病的控制变得更加困难。Fournier 坏疽很少作为导致糖尿病诊断的初始疾病。在任何情况下都应强制性地控制血糖,甚至使用胰岛素滴注。合并 AIDS 的 Fournier 坏疽患者,治疗时应联合使用高效抗逆转录病毒疗法治疗 AIDS,这是一种影响 HIV/AIDS 进程最有效的方法。当移植引起的免疫抑制导致机体免疫损害时,应咨询移植专家改变或减轻免疫抑制药的用量,再配合手术或广谱抗生素对 Fournier 坏疽进行治疗。如果癌症化疗导致免疫损害,应咨询肿瘤医师改变或减少化疗药的用量。若患有严重的粒细胞缺乏症,应合理选用药物以升高白细胞数量,必要时行血小板输注[30]。

(4)肛门/尿道改道术

一般来说,Fournier 坏疽患者无须粪便改道。尽管肛周软组织破坏严重,但肛门括约肌却是幸免的[31],并以一种活性组织岛漂浮在坏死组织中央。因此,不能随意切断肛门括约肌[31]。如果发现肛瘘,应放置松弛挂线,日后再行确定性治疗。在作者医院接诊的 83 例 Fournier 坏疽患者中仅有 2 例行结肠造口术,并且他们都是在外院行结肠造口术后转入的。通常,结肠造口术不能替代坏死组织清创术。

在患者尿道损伤而不能插入导尿管时应行尿路改道术。Clayton 等人报道的 57 例生殖器坏死性筋膜炎患者[21]（图 1.15）中 47 例患者（87%）存活了下来。患者良好的预后与年轻、入院时 BUN 小于 500 mg/L 及初次清创后更少的并发症密切相关。在这项研究中，局部病变患者的生存率并不比坏死扩展到腹壁或大腿的患者高[21]。

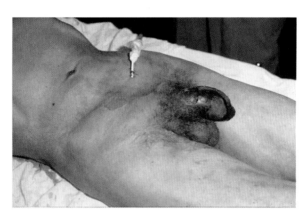

图 1.15　对尿道损伤导致 Fournier 坏疽进行尿流改道术
（耻骨弓上的导管膀胱切开术）

（5）支持疗法

几乎所有 Fournier 坏疽患者都合并有体虚的症状。随着手术创伤的增加和代谢条件的恶化，通过二次手术干预后创面形成肉芽并愈合是不可能的。因此，在首次清创术后立即改善患者的营养状态是非常必要的。经口营养摄入是可取的，但若患者不能经口摄入足够的热量，应考虑鼻饲；如果失败，应通过 PICC 输入 TPN 以保证患者足够的热量。注册营养师及营养支持团队的帮助非常重要。

（6）高压氧疗

一些医学中心提倡高压氧疗（HbO），其不仅能够对抗主要的厌氧菌，还可通过提高氧含量以促进创面愈合[19]。基于实验与人体的研究显示，创面有梭状芽孢杆菌产生的内毒素的聚集[32]。然而，HbO 疗法在大多数医院是不可行的，反复运送危重患者耗时较多，也许会花费一天时间，这些都是不可取的。在一项对两家医院坏死性筋膜炎的疗效进行回顾性分析的研究中，结果显示接受高压氧治疗的患者并没有明显的生存优势[33]。

（7）后期创面护理与重建手术

Fournier 坏疽广泛清创后遗留的巨大创面应保持开放，定期检查，并用生理盐水或抗菌药浸渍的湿敷料包扎（如过氧化氢，Dakins）（图1.16）。

近年来已有报道采用真空辅助闭合技术(VAC)处理这些巨大创面。只有彻底清除坏死组织后,在健康的肉芽组织创面使用 VAC,前提是要能够做到完全密封[34]。当创面基底部干净,并能耐受手术干预时,可邀请整形与重建团队进行组织重建手术(图 1.17)。

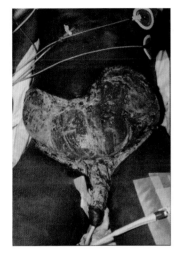

图 1.16　Fournier 坏疽清创后

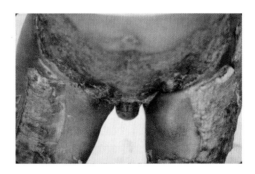

图 1.17　图 1.16 中的患者被不同厚度的皮片植皮覆盖创面

1.2.4　结果

所有文献都一致报道该病是可致命的[15],Fournier 坏疽多学科团队(MDT)管理已获得更高的生存率。Stephens 及同事报道了结直肠病例的高死亡率(33%),而 11 例患者的总体病死率为 22%[24]。近年来建议采用 Fournier 坏疽严重指数(FGSI)来预测该病的预后结果。FGSI>9 分死亡率为 75%,FGSI≤9 分生存率为 78%[35-36]。在过去十年中,有更多关于 FGSI 预测价值的文章在泌尿外科杂志[37-38]上发表。有作者将 LRINE(坏死性筋膜炎实验室危险指标)作为一种工具以鉴别坏死性筋膜炎与其他软组织感染疾病[39],同时也可用于预测治疗结果[40]。在该评分系统中,分数被分配到 C 反应蛋白、白细胞计数、血红蛋白、钠、肌酐及葡糖糖等多项参数。虽然最初发现阳性与阴性预测值具有预后价值,但随后的分析未能证实最初的结果,因此,该工具已不再被广泛使用[41]。

Light 及其同事报道了一项关于坏死性软组织感染患者的研究,将其与人群死亡率进行比较分析[42]。在初次入院存活至少 30 天的患者中,平均随访时间 3.3 年,25% 的患者死亡,中位生存时间为 10 年。最常见的死亡原因为心肺疾病、糖尿病、恶性肿瘤及感染性疾病。与一般人群相比,坏死性软组织感染的幸存者中与感染相关的死亡率较高,证实这些患者存在宿主防御的固有缺陷[42]。

1.2.5　个人经历及观点

在我看来,早期诊断是预后良好最重要的因素。这需要经验丰富的外科医生进行详细的体格检查。在不必要的 CT 检查、错误的(医疗)服务、初次外科会诊延误上浪费时间都会决定患者的命运。

一旦发现病情,在去手术室途中就应立即进行强有力的复苏。对于所有不能存活的组织进行广泛清创或脉冲冲洗,而无须考虑形态或功能,但应保留肛门括约肌与睾丸。创面开放,采用生理盐水浸渍的辅料包扎,并定期检查。如果有脓液或坏死组织,或体温升高、白细胞计数增多时,应立即返回手术室进行治疗。通常需要 3~4 次手术室治疗才能达到"感染前"的状态。应立即采用广谱抗生素治疗需氧菌、厌氧菌和梭状芽孢杆菌感染,并在 48 小时内根据脓液培养或组织活检结果进行抗生素的调整或替换。高压氧疗不具备治疗优势,而且危重的患者不应转移至其他医院进行高压氧疗。通常由泌尿外科医生决定患者是否需要尿路改道。除了一些不能活动、不能自行排便的极度虚弱患者,通常无须粪便改道。相关疾病的处理中,通常需要控制血糖,如果由于化疗或免疫抑制导致白细胞与血小板降低,应咨询肿瘤科医师或移植团队以调整化疗药与免疫抑制制剂。此外,应在第一次清创完成后及时给予营养支持。推荐口服或鼻饲途径,如若失败,应采取中央通路(PICC)给予肠外营养以改变患者的营养状态。注册营养师与营养支持团队的帮助非常重要。

近年来,由结直肠外科医生、泌尿科医生、内科医生、传染病专家及营养师组成的 MDT 团队在该病的管理中取得良好效果,使得整形修复团队能够可参与大范围 Fournier 坏疽患者的最终护理(图 1.18)。

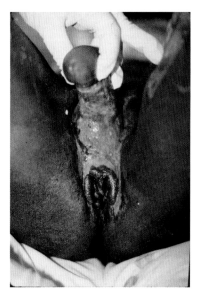

二次干预后患者恢复极佳(图 1.14 中的患者)。睾丸被保护在大腿内侧的皮肤袋中。此阶段创面可行植皮。要时刻谨记,在该病的进展中,最佳手术的失败会导致严重并发症,如死亡。

图 1.18　二次干预后的效果

参考文献：

［1］Hippocrates. Hippocrates d' Fistulis［M］//Potter P. Hippocrates Volume VIII. Cambridge：Harvard University Press，1995：387.

［2］ONACA N，HIRSHBERG A，ADAR R. Early reoperation for perirectal abscess ［J］. Diseases of the Colon & Rectum，2001，44(10)：1469-1472.

［3］BODE W E，RAMOS R，PAGE C P. Invasive necrotizing infection secondary to anorectal abscess［J］. Diseases of the Colon & Rectum，1982，25(5)：416-419.

［4］Bizos DB. Evaluation of a policy of primary fistulotomy for acute anorectal abscesses. Johannesburg，South Africa：University of Witwatersrand，1997：65.

［5］TANG C L，CHEW S P，SEOW-CHOEN F. Prospective randomized trial of drainage alone vs. drainage and fistulotomy for acute perianal abscesses with proven internal opening［J］. Diseases of the Colon & Rectum，1996，39(12)：1415-1417.

［6］KYLE S，ISBISTER W H. Management of anorectal abscesses：comparison between traditional incision and packing and de Pezzer catheter drainage［J］. The Australian and New Zealand Journal of Surgery，1990，60（2）：129-131. ［PubMed］

［7］READ D R，ABCARIAN H. A prospective survey of 474 patients with anorectal abscess［J］. Diseases of the Colon & Rectum，1979，22(8)：566-568.［LinkOut］

［8］AYRES M，Abscess of therectum［M］//Some of the diseases of the rectum and their homeopathic surgical treatment. Chicago：Duncan Brothers，1884：62.

［9］RICKARD M J. Anal abscesses and fistulas［J］. ANZ Journal of Surgery，2005，75(1/2)：64-72.

［10］MALIK A I，NELSON R L，TOU S. Incision and drainage of perianal abscess with or without treatment of anal fistula［J］. Cochrane Database of Systematic Reviews，2010. DOI：10.1002/14651858. cd006827.

［11］KNOEFEL W T，HOSCH S B，HOYER B，et al. The initial approach to anorectal abscesses：fistulotomy is safe and reduces the chance of recurrences ［J］. Digestive Surgery，2000，17(3)：274-278.

［12］ORTEGA A E，BUBBERS E，LIU W，et al. A novel classification，evaluation，and treatment strategy for supralevator abscesses［J］. Diseases of the Colon and Rectum，2015，58(11)：1109-1110.

［13］PRASAD L M，READ D R，ABCARIAN H. Supralevator abscess［J］. Diseases of the Colon & Rectum，1981，24(6)：456-461.

［14］HELD D，KHUBCHANDANI I，SHEETS J，et al. Management of anorectal horseshoe abscess and fistula［J］. Diseases of the Colon & Rectum，1986，29 (12)：793-797.

［15］FOURNIER J A. Gangrene foudroyante de la verge（overwhelming gangrene）. Med Pract，1883，4：589-597.

［16］FALCO G，GUCCIONE C，D'ANNIBALE A，et al. Fournier's gangrene following a perianal abscess［J］. Diseases of the Colon & Rectum，1986，29（9）：582-585.

［17］CLAY L D，WHITE J J Jr，DAVIDSON J T，et al. Early recognition and successful management of pelvic cellulitis following hemorrhoidal banding［J］. Diseases of the Colon & Rectum，1986，29（9）：579-581.

［18］QUEVEDO-BONILLA G，FARKAS A M，ABCARIAN H，et al. Septic complications of hemorrhoidal banding［J］. Archives of Surgery（Chicago，Ill.，1988，123（5）：650-651.

［19］CIHAN A，MENTEŞ B B，SUCAK G，et al. Fournier's gangrene after hemorrhoidectomy：Association with drug-induced agranulocytosis［J］. Diseases of the Colon & Rectum，1999，42（12）：1644-1648.

［20］JONES R B，HIRSCHMANN J V，BROWN G S，et al. Fournier's syndrome：necrotizing subcutaneous infection of the male genitalia［J］. The Journal of Urology，1979，122（3）：279-282.

［21］CLAYTON M D，FOWLER J E，SHARIFI R，et al. Causes，presentation and survival of fifty-seven patients with necrotizing fasciitis of the male genitalia［J］. Surgery，Gynecology & Obstetrics，1990，170（1）：49-55.

［22］RAJBHANDARI S M，WILSON R M. Unusual infections in diabetes［J］. Diabetes Research and Clinical Practice，1998，39（2）：123-128.

［23］BARKEL D C，VILLALBA M R. A reappraisal of surgical management in necrotizing perineal infections［J］. The American Surgeon，1986，52（7）：395-397.

［24］EKE N. Fournier's gangrene：a review of 1726 cases［J］. British Journal of Surgery，2000，87（6）：718-728.

［25］HEJASE M J，SIMONIN J E，BIHRLE R，et al. Genital fournier's gangrene：experience with 38 patients［J］. Urology，1996，47（5）：734-739.

［26］LAMERTON A J. Fournier's gangrene：non-clostridial gas gangrene of the perineum and diabetes mellitus［J］. Journal of the Royal Society of Medicine，1986，79（4）：212-215.

［27］STEPHENS B J，LATHROP J C，RICE W T，et al. Fournier's gangrene：historic（1764—1978）versus contemporary（1979—1988）differences in etiology and clinical importance［J］. The American Surgeon，1993，59（3）：149-154.

［28］KHAN A S，SMITH N L，GONDER M，et al. Gangrene of male external genitalia in a patient with colorectal disease［J］. Diseases of the Colon & Rectum，1985，28（7）：519-522.

［29］ENRIQUEZ J M，MORENO S，DEVESA M，et al. Fournier's syndrome of urogenital and anorectal origin a retrospective, comparative study[J]. Diseases of the Colon & Rectum, 1987, 30(1): 33-36. [LinkOut]

[30] KORALCIK D J, JONES J. Necrotizing perianal infection[J]. The American Surgeon, 1983, 49(3): 163-166.

[31] DIETTRICH N A, MASON J H. Fournier's gangrene: a general surgery problem[J]. World Journal of Surgery, 1983, 7(2): 288-294.

[32] ABCARIAN H, EFTAIHA M. Floating free-standing anus. A complication of massive anorectal infection[J]. Diseases of the Colon and Rectum, 1983, 26(8): 516-521.

[33] JALLALI N, WITHEY S, BUTLER P E. Hyperbaric oxygen as adjuvant therapy in the management of necrotizing fasciitis[J]. The American Journal of Surgery, 2005, 189(4): 462-466.

[34] KAYE D. Effect of Hyperbaric Oxygaen on Clostridia *in vitro* and *in vivo*[J]. Experimental Biology and Medicine, 1967, 124(2): 360-366.

[35] HUANG W S, HSIEH S C, HSIEH C S, et al. Use of vacuum-assisted wound closure to manage limb wounds in patients suffering from acute necrotizing fasciitis[J]. Asian Journal of Surgery, 2006, 29(3): 135-139.

[36] OZDEN YENIYOL C, SUELOZGEN T, ARSLAN M, et al. Fournier's gangrene: Experience with 25 patients and use of Fournier's gangrene severity index score[J]. Urology, 2004, 64(2): 218-222.

[37] UNALP H R, KAMER E, DERICI H, et al. *Fournier's gangrene*: Evaluation of 68 patients and analysis of prognostic variables[J]. Journal of Postgraduate Medicine, 2008, 54(2): 102.

[38] CORCORAN A T, SMALDONE M C, GIBBONS E P, et al. Validation of the fournier's gangrene severity index in a large contemporary series [J]. The Journal of Urology, 2008, 180(3): 944-948.

[39] KABAY S, YUCEL M, YAYLAK F, et al. The clinical features of Fournier's gangrene and the predictivity of the Fournier's Gangrene Severity Index on the outcomes[J]. International Urology and Nephrology, 2008, 40(4): 997-1004.

[40] WONG C H, KHIN L W, HENG K S, et al. The LRINEC (Laboratory Risk Indicator for Necrotizing Fasciitis) score: a tool for distinguishing necrotizing fasciitis from other soft tissue infections[J]. Critical Care Medicine, 2004, 32(7): 1535-1541.

[41] SU Y C, CHEN H W, HONG Y C, et al. Laboratory risk indicator for necrotizing fasciitis score and the outcomes[J]. ANZ Journal of Surgery, 2008, 78(11): 968-972.

[42] USTIN J S, MALANGONI M A. Necrotizing soft-tissue infections[J]. Critical Care Medicine, 2011, 39(9): 2156-2162.

[43] GEORGE M E，RUETH N M，SKARDA D E，et al. Hyperbaric oxygen does not improve outcome in patients with necrotizing soft tissue infection［J］. Surgical Infections，2009，10(1)：21-28.

[44] LIGHT T D，CHOI K C，THOMSEN T A，et al. Long-term outcomes of patients with necrotizing fasciitis［J］. Journal of Burn Care & Research，2010，31(1)：93-99.

[45] ABCARIAN H. Fournier's gangrene—Unpublished Data.

译者注：文献［43］—［45］正文未见标注

2

肛瘘切开术

Richard Nelson[①]

汪庆明 译　王振宜 校[②]

2.1　简介

fistula 一词最早是由 John of Arderne(1307—1392)用来命名肛瘘的(牛津英语字典 CDROM，Oxford，1995)，他有关肛瘘治疗的经典之作仍在版中。但令人费解的是，尽管 John 的著作明显早于历代有相关症状记录的文献，但他们在自己的文章中都没有使用 fistula 一词。对于结直肠外科医生来说，肛瘘是结直肠外科领域的难治病，被称为疾病中的王后，肛瘘切开术是它的标准治疗。与肛裂及痔疮一样，肛瘘应该就是人一生中的小问题。表面上看肛瘘微不足道，对生活影响轻，但对外科医生的影响却比肩于结直肠癌、溃疡性结肠炎抑或憩室炎。那么，这是为什么呢？

---

① R. Nelson：Epidemiology/Biometry Division，School of Public Health，University of Illinois at Chicago，1603 West Ashland，Room 956，Chicago，IL 60612，USA；e-mail：altohorn@uic.edu

© Springer International Publishing AG 2017；H. Abcarian et al. （eds.），*Complications of Anorectal Surgery*，DOI 10.1007/978-3-319-48406-8_2

② 汪庆明：上海中医药大学附属曙光医院主任医师

　王振宜：上海中医药大学附属岳阳中西医结合医院主任医师

你可能会发现，没有任何疾病会像肛门直肠脓肿和肛瘘一样在如此漫长的历史长河及如此广阔的范围内被外科医生记录和描述。极少有外科巨匠不在其著作中提到它：Sushruta 应该是最早描述肛瘘切开术的医生[1]；Hippocrates 用切割挂线治疗肛瘘；Celsius，Galen[2]，al Razi，记录了瘘管的搔刮和腐蚀[3]；John of Ardern 撰写了关于肛瘘的整整一大本专著[4-5]；还有 Boyer、Brodie、Bodenhamer 等；直至今日。[6]

他们的许多治疗方法至今依然被广泛使用。肛瘘被广为关注的原因在于此病的高发病率以及外科医生在确定基本治疗方案上的难度。确定治疗方案困难的原因显而易见：一方面需要解除脓肿和肛瘘相关的疼痛等症状；同时也要确保使用的治疗手段能保护肛管的正常功能，避免肛门失禁的发生。

此外，外科发展史也深受肛瘘影响。著名的阿金库尔战役的胜利者——英国亨利五世，34 岁（抑或 36 岁）死于肛瘘引起的感染[2]。太阳王路易十四，自 1684 年起就深受肛瘘引起的疼痛及臭味的折磨，他的御医每天用各种能够延年益寿的甘露为他冲洗瘘道，但没有任何效果。他会时常询问当地的肛瘘患者是否有好的治疗肛瘘的办法，并会派遣御医到法国各个地方去寻找治疗肛瘘的神丹妙药，依旧徒劳无功。直到最后找到外科医生 M. Charles Antoine Felix。他实际上并非是此领域的知名专家，之前也没有肛瘘手术的经验。所以他首先恳请国王给他足够的时间学习熟悉手术操作，并在当地的囚犯及贫民肛瘘患者身上练习操作。终于，当他自信自己万无一失时，他再次来到凡尔赛宫，于 1686 年 11 月 18 日给路易十四做了手术。从记述的情况来看，应是肛瘘切开之类的手术，术中还进行了搔刮和腐蚀药物的冲洗。

自感万分幸运的国王在肛瘘痊愈后赐予 Felix 奖赏，包括一套位于 Bougival 的别墅、一笔数目可观的钱。靠着这笔钱，法国外科学院籍此而成立。外科医生最终穿着白大衣入读医科学校。此外，1687 年 1 月，国王到巴黎城郊的一座女修道院访问，修道院主持为他奇迹般的康复特意赋诗一首以示祝贺，宫廷作曲家 Jean Baptiste Lulli 为之谱曲，词曲略做修改后最终成为了英国国歌[2,7]。

2.2　肛瘘切开术的并发症

如果要罗列肛瘘切除术后的前十个并发症，肛门失禁一定排名前七以内。如何避免肛门失禁是个问题，针对这个问题，我们最好看看美国结直肠外科医师协会的数据是怎么说的。介绍中提到,肛瘘切开术后失禁发生率从 0 到 70％不等[8]。

一篇视角略有狭隘但颇能说明这种可能性的文献已经发表,该文是关于肛门括约肌切开术治疗肛裂的。在本书关于肛裂的外科治疗这一章里,这种数值上的差异可以通过参考侧方内括约肌部分切开术的随机试验设计来解决。肛门失禁被公布的风险范围从 0 至 40％降至低于 5％的安全水平(参见"肛裂"章)。较大的数据差异主要是由于手术后过早地评估失禁所引起,此时疼痛及开放创面导致的渗出液被简单地误认为失禁。外科伤口相关功能的完全恢复需要时间。更重要的是,随机试验不只是为了让偏差减少而将患者分配到治疗组,医院和大学的伦理委员会要求在征募受试患者前,研究者必须提供证实临床试验表现的研究方案,这一点和回顾性病例分析是不同的。在项目方案里必须体现受试患者权益,包括记录此方法可以预见的负面影响。在回顾性的邮件或电话调查中,只有那些在术后恢复过程中碰到问题的的患者才会反馈。

因此,这里存在几个来源。有五项随机试验比较肛瘘切除术和肛瘘切开术,其中三项报道在任何治疗组中都没有肛门失禁发生[9-11]。一个 32 例进行肛瘘切开术的报道中,2 例患者出现轻度失禁(这说明绝大多数被报道的失禁只是气体控制困难或仅仅是伤口引起的渗出)。同样的情况见于 44 例进行肛瘘切除术中的 5 例失禁[12]。还有另一个报道:26 例进行肛瘘切开术中的 1 例出现轻度失禁;21 例进行肛瘘切除术中的 3 例出现轻度失禁[13]。

有五项随机试验是以单纯的切开引流与"切割术式"进行对照,用以治疗高位肛瘘。"切割术式"是指肛瘘切开术或是切割挂线(实质上的慢性肛瘘切开术,见下文)。在一项针对这类试验的系统性回顾及 Meta 分析中,204 例采用了此类切割术式,23 例患者发生气体或仅仅稀便失禁(有肛门直肠新鲜伤口时常见此类状况);201 例接受切开引流的患者中,7 例也出现了类似的失禁情况。失禁发生的 OR 值是 2.46,切开引流术显然优于对照组,但 95％可信区间的值为 0.75～8.06,无统计学意义[14]。

有四项试验用于比较肛瘘切开术与肛瘘切开术结合开放伤口的袋状缝合。袋状缝合用以缩小伤口的跨度并可加速愈合,这项技术与肛瘘切开术后对切开的括约肌的立即修补不同(见下文讨论部分),袋状缝合是将切开的皮肤固定在开放伤口的底部。在两项试验报道中,试验组和对照组皆无失禁发生[9,15]。有一项报道称,袋状缝合可以改善肛门自制功能,52 例经肛瘘切开术结合袋状缝合术的患者中仅有 1 例发生术后失禁,而单肛瘘切开术组中,52 例患者中的 6 例发生了失禁[16];另一项试验报道,在试验组和对照组各发生了 9% 的轻度失禁[17]。

有五项试验是对手术和瘘管内注入生物肛瘘胶进行的比较。这些试验就是个相当复杂的集合,其中只有两个给出了这一讨论的数据:一项是肛瘘胶与肛瘘切开术进行比较,另一个是与切割挂线进行比较[18-19]。在另一试验中,接受切割挂线的 48 例患者中,15 例出现了失禁,用肛瘘胶的 58 例患者中 17 例出现失禁。两项研究的失禁 OR 值是 1.0,合并 95% 可信区间是 0.43~2.34[20]。

另有比较肛瘘切开术和切割挂线的两项随机试验,用印度药物浸泡过的材料被称作 Ayurvedic 挂线。在 24 例肛瘘切开组中,1 例出现了固态大便失禁,2 例出现了轻度失禁;在挂线组中,26 例患者中有两例出现了轻度失禁[21]。在第二个研究中,46 例挂线患者中有 2 例出现了轻度失禁;54 例肛瘘切开组的患者中,1 例发生了轻度失禁[22]。

目前包含有肛瘘切开术的随机对照研究并不多。其中一项是以肛门失禁作为观察指标的研究,作者使用射频手术刀与传统器具进行对照,发现两组都没有失禁发生[23]。在另一项研究中,试验组在肛瘘切开术后立刻进行切断肌肉的修补,28 例患者中的 4 例出现了轻度失禁[24]。

总而言之,这是文献中鲜有的试验组别。数量相当惊人的研究结果表明,无论是肛瘘切开术还是肛瘘切除术都没有失禁的发生。在回顾性观察研究中,无论用什么方法,都没有报道提到有新的失禁发生。仅有一项提到一个患者发生对固态大便的失禁。多项病例序列研究和非随机对照研究所提供的与肛瘘切开术相关的失禁材料屈指可数,提供的数据让人更加糊涂。没有文献能提供比上两篇更有意义的资料,回顾性的病例序列研究结果应是与病例选择的偏差有关,极少有前瞻性研究报道过明显的高失禁发生率[25]。

2.3 挂线术——一种预防失禁的肛瘘切开术

切割挂线实际上是慢性肛瘘切开术,是逐步地将瘘管打开,而不是直接切开。通过对肌肉的缓慢切割,这项技术希冀瘢痕化过程能够固定住切开的外括约肌(当然也包括内括约肌)分开的两端,这样在肌肉完全分开之前就已接近愈合。在比较切割挂线和手术直接切开时,存在几个问题。其一,没有直接的随机研究能够提供资料支持我们的这个良好愿望;其次,我从来没有碰到使用完全相同的方法的任意两个医生。这里存在一种快速切割挂线,在 2 周内完成对肌肉的切割;而慢性切割将此过程拖延至超过 1 年;还有在此期限内的其他各种做法。每位外科医生使用的挂线各有不同,千奇百怪,从马鬃到茧丝,从硅胶到浸渍印度香料的药线。如何紧线也是各有千秋。也有研究比较了在放挂线前先切开内括约肌和不切开内括约肌直接挂线。一项系统回顾显示,用挂线切割的方法有高失禁发生率(25.2% 相比于不切割组的 5.6%)[26]。纳入的研究主要是非随机试验,仅有的序列随机试验结论是这两组在自制功能方面没有差别。回过来看有关这一方面的大量已发表的队列研究文献,我们会发现在肛门自制功能方面,无论是肛瘘切开术、挂线术或是分阶段肛瘘切开术(先期行挂线治疗),并没有很显著的差别[28]。

再有一个至今都未进行充分评估的术式就是"拖线疗法"——松松地挂线使用直至其自行脱落,听上去和慢性切割挂线极像[29-30]。它也是有着同样的问题:缺乏随机试验,且每篇文献提供的治疗方法亦迥然不同。

2.4　高位切开和低位切开

如何界定高位和低位的界限是一个非常棘手的问题。如何在自己的实践中制订出精确、可重复和有效的高位、低位瘘的评分标准? 直观认为切开过多的肌肉会增加术后肛门失禁的风险,这已被普遍发现是正确的[31]。如何避免高位瘘手术引起的失禁呢? 挂线作为这一尝试已被使用超过 2 000 年了,腐蚀和搔刮的古代运用和现在一样普遍[2]。相当数量的现代文献报道显示,瘘管切开或瘘管切除后立即进行括约肌修补通常会有不错的结果,但不会比单纯做肛瘘切开术更好[32-34]。新技术,如LIFT、VAAFT、MAFT、PERFACT、FIPS、瓣推移术、肛瘘胶或栓等,在许多随机对照试验中被作为干预措施。由于将患者分配至肛瘘切开术会面临相关的伦理问题,几乎从来未进行和肛瘘切开术的比较。对付这个令人不适、对亨利五世来说甚至是致命的疾病,肛瘘切开术依旧是能够确保治疗效果的标准手术方式。有些人依旧逆潮流而动,提倡以肛瘘切开术治疗高位肛瘘[35]。对于这个观点我必须承认,在使用推移瓣和肛瘘胶治疗肛瘘患者失败后,我不得不选用肛瘘切开术治疗高位肛瘘,其治疗结果让人印象深刻。

主要原因是在这些现有的文献中,鲜有针对肛瘘切开术后肛门失禁治疗方面的探讨。从神经学角度来看,几乎所有发生失禁的病例都与肌肉损伤无关。这种失禁与女性生产过程中的括约肌的损伤(最严重的损伤发生在第三产程[36])不同,后者的括约肌修补结果会更加好。对于这一由来已久的问题,我认为可以考虑进行两阶段肛瘘切开术。和传统的认识不同,在一阶段进行完全的肛瘘切开术(对患者来说这是一个很小的手术),伤口愈合后再进行二阶段的括约肌修补。的确这样的手术我从来没做过,就像我从来没有对侧方内括约肌切开术治疗过的肛裂患者再进行内括约肌修补术一样,因为我从来没有碰到过这样的患者。

2.5 肛瘘切开术相关的其他问题

2.5.1 发现确认内口

成功的肛瘘切开术依靠精确的内口定位,通常遵循 GOODSALL 定律(它明确表示多数肛瘘起源于后正中线),但说易做难。发现内口再进行肛瘘切开术是错误的做法,通常这样做会很困难。向瘘管管道内注射双氧水和亚甲蓝,及手术中的重复探查都是适用的技术[37]。近年来,核磁共振在此方面的运用也已树立起"金标准"的地位,它既能明确内口,又能发现确定隐匿的腔隙以便引流[38-41]。在一些医学中心它是常规检查,在另一些中心则是选择性地使用。但无论如何它只是对肛瘘诊断起指导作用,而不能替代手术中的探查。

2.5.2 癌变

尽管发生率不高,但从资料看,被忽视的肛周疾病癌变发生率正在不断增高[42-43]。在肛瘘切开术这一部分提及癌变,原因是在已披露的文献报道中发现在肛周脓肿及肛瘘患者中存在肛门直肠癌变。3 例患者在进行肛瘘切除术时并未发现有异常,但惊讶的是 3 天后的病理报道癌变[44]。在我职业生涯中,我早已习惯常规活检瘘管,即便癌变肛瘘看上去非常正常。

2.5.3 克罗恩病

没有人使用肛瘘切开术治疗克罗恩病患者,尽管没有足够的文献支持为什么不这样做。实际上,这种胆怯正慢慢消退[30,45-46]。表现为炎性水肿的肛周部位,挂线引流不失为一个明智的选择,尽管实际使用效果并不是最理想。

2.5.4 不愈性伤口

任何的肛门部伤口愈合都可能很慢。几种因素需要被考虑到,包括克罗恩病、癌变、重复性囊肿、病毒感染、结核等[47-49]。有人建议皮肤移植，但我并没有真正见识过[50]。

参考文献：

[1] KUNJA K，BHISHGRATNA L. English translation of the sushruta samhita based on the original sanskrit text[M]. Calcutta：Toronto，1907：338-345.

[2] BODENHAMER W. Practical observations of some of the diseases of the rectum，anus and contiguous structures giving their nature，seat，causes，symptoms，consequences and prevention especially addressed tot he non-medical reader[M]. New York：JD Redfield，1855.

[3] AL-HUMADI A H，AL-SAMARRAI S. Treatment of anorectal diseases by Al-rāzi[J]. JIMA. 2009，41：122-133.

[4] POWER D. Treatises of fistula in uno，hemorrhoids and clysters by John Arderne：from early 15th century manuscript translation. Early English text society of the Oxford University Press，1910.

[5] BEYNON J，CARR N. Master john of arderne-surgeon of Newark[J]. Journal of the Royal Society of Medicine，1988，81(1)：43-44.

[6] DUDUKGIAN H，ABCARIAN H. Why do we have so much trouble treating anal fistula？[J]. World Journal of Gastroenterology，2011，17（28）：3292-3296.

[7] BERNARD L. Medicine at the court of Louis xiv[J]. Medical History，1962，6：201-213.

[8] STEELE S R，KUMAR R R，FEINGOLD D L，et al. Practice parameters for the management of perianal abscess and fistula-in-ano[J]. Diseases of The Colon & Rectum，2011，54(12)：1465-1474.

[9] CHALYA P L，MABULA J B. Fistulectomy versus fistulotomy with marsupialisation in the treatment of low fistula-in-ano：a prospective randomized controlled trial[J]. Tanzania Journal of Health Research，2013，15(3)：193-198.

[10] JAIN B K，VAIBHAW K，GARG P K，et al. Comparison of a fistulectomy and a fistulotomy with marsupialization in the management of a simple anal fistula：a randomized，controlled pilot trial [J]. Journal of the Korean Society of Coloproctology，2012，28(2)：78.

[11] AHMED M. A.. Fistulotomy versus fistulectomy as a treatment for low anal fistula in infants[J]. Annals of Pediatric Surgery，2013，9(3)：103-107.

[12] KAMAL Z B. Fistulotomy versus fistulectomy as a primary treatment for low fistula in ano. The Iraqi Postgrad Med J，2012，11：1-10.

[13] KRONBORG O. To lay open or excise a fistula-inano：a randomized trial[J].

British Journal of Surgery, 1985, 72(12): 970.

[14] QUAH H M, TANG C L, EU K W, et al. Meta-analysis of randomized clinical trials comparing drainage alone vs primary sphincter-cutting procedures for anorectal abscess-fistula[J]. International Journal of Colorectal Disease, 2006, 21(6): 602-609.

[15] SAHAKITRUNGRUANG C, PATTANA-ARUN J, KHOMVILAI S, et al. Marsupialization for simple fistula in ano: a randomized controlled trial[J]. Journal of the Medical Association of Thailand, 2011, 94(6): 699-703.

[16] HO Y H, TAN M, LEONG A F P K, et al. Marsupialization of fistulotomy wounds improves healing: a randomized controlled trial[J]. British Journal of Surgery, 1998, 85(1): 105-107.

[17] PESCATORI M, AYABACA S M, CAFARO D, et al. Marsupialization of fistulotomy and fistulectomy wounds improves healing and decreases bleeding: a randomized controlled trial[J]. Colorectal Disease, 2006, 8(1): 11-14.

[18] ALTOMARE D F, GRECO V J, TRICOMI N, et al. Seton or glue for trans-sphincteric anal fistulae: a prospective randomized crossover clinical trial[J]. Colorectal Disease, 2011, 13(1): 82-86.

[19] LINDSEY I, SMILGIN-HUMPHREYS M M, CUNNINGHAM C, et al. A randomized, controlled trial of fibrin glue vs. conventional treatment for anal fistula[J]. Diseases of the Colon & Rectum, 2002, 45(12): 1608-1615.

[20] CIROCCHI R, SANTORO A, TRASTULLI S, et al. Meta-analysis of fibrin glue versus surgery for treatment of fistula-in-ano [J]. Annali Italiani Di Chirurgia, 1900, 81(5): 349-356.

[21] HO K S, TSANG C, SEOW-CHOEN F, et al. Prospective randomised trial comparing ayurvedic cutting Seton and fistulotomy for low fistula-in-ano[J]. Techniques in Coloproctology, 2001, 5(3): 137-141.

[22] DUTTA G, BAIN J, RAY A, et al. Comparing Ksharasutra (Ayurvedic Seton) and open fistulotomy in the management of fistula-in-ano[J]. Journal of Natural Science, Biology and Medicine, 2015, 6(2): 406.

[23] FILINGERI V, GRAVANTE G, BALDESSARI E, et al. Radiofrequency fistulectomy vs. diathermic fistulotomy for submucosal fistulas: a randomized trial[J]. European Review for Medical and Pharmacological Sciences, 2004, 8(3): 111-6.

[24] GUPTA P J, HEDA P S, SHRIRAO S A, et al. Topical sucralfate treatment of anal fistulotomy wounds: a randomized placebo-controlled trial[J]. Diseases of the Colon and Rectum, 2011, 54(6): 699-704.

[25] ABRAMOWITZ L, SOUDAN D, SOUFFRAN M, et al. Groupe de Recherche en Proctologie de la Société Nationale Française de Colo-Proctologie and the Club

de Réflexion des Cabinets et Groupe d'Hépato-Gastroentérologie; The outcome of fistulotomy for anal fistula at 1 year: a prospective multicentre french study. Colorectal Dis, 2016,18: 279-285.

[26] VIAL M, PARÉS D, PERA M, et al. Faecal incontinence after Seton treatment for anal fistulae with and without surgical Division of internal anal sphincter: a systematic review[J]. Colorectal Disease, 2010, 12(3): 172-178.

[27] ZBAR A P, KHAIKIN M. Should we care about the internal anal sphincter? [J]. Diseases of the Colon and Rectum, 2012, 55(1): 105-108.

[28] RITCHIE R D, SACKIER J M, HODDE J P. Incontinence rates after cutting Seton treatment for anal fistula[J]. Colorectal Disease, 2009, 11(6): 564-571.

[29] KELLY M E, HENEGHAN H M, MCDERMOTT F D, et al. The role of loose Seton in the management of anal fistula: a multicenter study of 200 patients[J]. Techniques in Coloproctology, 2014, 18(10): 915-919.

[30] GALIS-ROZEN E, TULCHINSKY H, ROSEN A, et al. Long-term outcome of loose Seton for complex anal fistula: a two-centre study of patients with and without Crohn's disease[J]. Colorectal Disease, 2010, 12(4): 358-362.

[31] GARCÉS-ALBIR M, GARCÍA-BOTELLO S A, ESCLAPEZ-VALERO P, et al. Quantifying the extent of fistulotomy. How much sphincter can we safely divide? A three-dimensional endosonographic study[J]. International Journal of Colorectal Disease, 2012, 27(8): 1109-1116.

[32] RATTO C, LITTA F, PARELLO A, et al. Fistulotomy with end-to-end primary sphincteroplasty for anal fistula[J]. Diseases of the Colon & Rectum, 2013, 56(2): 226-233.

[33] PEREZ F, ARROYO A, SERRANO P, et al. Randomized clinical and manometric study of advancement flap versus fistulotomy with sphincter reconstruction in the management of complex fistula-in-ano[J]. The American Journal of Surgery, 2006, 192(1): 34-40.

[34] ARROYO A, PÉREZ-LEGAZ J, MOYA P, et al. Fistulotomy and sphincter reconstruction in the treatment of complex fistula-in-ano[J]. Annals of Surgery, 2012, 255(5): 935-939.

[35] ATKIN G K, MARTINS J, TOZER P, et al. For many high anal fistulas, lay open is still a good option[J]. Techniques in Coloproctology, 2011, 15(2): 143-150.

[36] NELSON R L, FURNER S E, WESTERCAMP M, et al. Cesarean delivery for the prevention of anal incontinence [J]. Cochrane Database of Systematic Reviews, 2010. DOI:10. 1002/14651858. cd006756.

[37] GAJ F, ANDREUCCETTI J, TRECCA A, et al. Identification of internal fistolous orifice: evolution of methylene blue technique with a mini-probe[J]. La

Clinica Terapeutica，2012，163(2)：e57-e60.

[38] LUNNISS P J，BARKER P G，SULTAN A H，et al．Magnetic resonance imaging of fistula-in-ano[J]．Diseases of the Colon & Rectum，1994，37(7)：708-718.

[39] CHAPPLE K S，SPENCER J A，WINDSOR A C J，et al．Prognostic value of magnetic resonance imaging in the management of fistula-in-ano[J]．Diseases of the Colon & Rectum，2000，43(4)：511-516.

[40] SIDDIQUI M R S，ASHRAFIAN H，TOZER P，et al．A diagnostic accuracy meta-analysis of endoanal ultrasound and MRI for perianal fistula assessment [J]．Diseases of the Colon & Rectum，2012，55(5)：576-585.

[41] LIANG C H，LU Y C，ZHAO B，et al．Imaging of anal fistulas：comparison of computed tomographic fistulography and magnetic resonance imaging[J]．Korean Journal of Radiology，2014，15(6)：712.

[42] NELSON R L，ABCARIAN H．Do hemorrhoids cause cancer? [J]．Seminars in Colon [Amp] Rectal Surgery，1995，6：178-181.

[43] MURATA A，TAKATSUKA S，SHINKAWA H，et al．A case report of metastatic anal fistula cancer treated with neoadjuvant chemotherapy[J]．Gan to Kagaku Ryoho. Cancer & Chemotherapy，2014，41(12)：1869-1871.

[44] NELSON R L，PRASAD M L，ABCARIAN H．Anal carcinoma presenting as a perirectal abscess or fistula[J]．Archives of Surgery (Chicago，Ill.，1985，120 (5)：632-635.

[45] PAPACONSTANTINOU I，KONTIS E，KOUTOULIDIS V，et al．Surgical management of fistula-in-ano among patients with Crohn's disease：analysis of outcomes after fistulotomy or Seton placement：single-center experience[J]．Scandinavian Journal of Surgery，2017，106(3)：211-215.

[46] LEE M J，HEYWOOD N，SAGAR P M，et al．Surgical management of fistulating perianal Crohn's disease：a UK survey[J]．Colorectal Disease，2017，19(3)：266-273.

[47] KHUSHBAKHT S，UL HAQ A．Rectal duplication cyst：a rare cause of rectal prolapse in a toddler[J]．Journal of the College of Physicians and Surgeons—Pakistan，2015，25(12)：909-910.

[48] DIACONESCU I B，BERGAMASCHI R．Rectal duplication[J]．Techniques in Coloproctology，2015，19(11)：711-712.

[49] MOLLOY D，SAYANA M K，KEANE J，et al．Anal fistula：an unusual presentation of tuberculosis in a migrant health care professional[J]．Irish Journal of Medical Science，2008，178(4)：527-529.

[50] BINDA G A，TRIZI F．Treatment of unhealed wound after anal fistulotomy with full-thickness skin graft[J]．Techniques in Coloproctology，2007，11(3)：294.

3

肛瘘外科手术：保留括约肌手术

Marc Singer[①]

邵万金 译　王　颖 校[②]

3.1　简介

　　肛瘘切开术仍然是治疗肛瘘最常用的手术方式。由于其治疗肛瘘成功率高，治愈率通常大于 90％，数十年来一直是人们最热衷的选择。肛瘘切开术在技术上也很简单，不需要特殊的器械，通常在门诊就可进行。然而，普遍观点认为肛瘘切开术可引起术后大便失禁。很多危险因素与大便失禁有关，包括克罗恩病、HIV、糖尿病、产伤、慢性腹泻、多发肛瘘等，但肛瘘自身的解剖因素仍是造成术后大便失禁最重要的危险因素。显然肛瘘切开术切开括约肌的多少将影响术后肛门的功能，但不一定直接相关，也无法预测，没有明确的指南指出括约肌切开程度的安全标准。单纯的肛瘘切开术治疗经括约肌间和低位经括约肌肛瘘通常是比较安全

①　M. Singer：Division of Colon and Rectal Surgery，Rush University Medical Center，1725 W. Harrison Street，Suite 1138，Chicago，IL 60612，USA；e-mail：Marc_Singer@rush. edu
　　© Springer International Publishing AG 2017：H. Abcarian et al.（eds.），*Complications of Anorectal Surgery*，DOI 10. 1007/978-3-319-48406-8_3
②　邵万金：江苏省中医院主任医师
　　王颖：海军军医大学附属长海医院副主任医师

的,但高位经括约肌、括约肌上、括约肌外肛瘘出现术后大便失禁的风险相对较高,因为相关术式需切开较多括约肌。

不同报道中肛瘘切开术后的大便失禁率存在差异,发生率从 0～50% 不等[1-6]。文献的质量不一致,有的作者没有评估大便失禁或简单报道失禁率为零,有的提供有效的调查表或作了客观评估如肛门测压。

在肛瘘治疗的患者中,外科医生往往轻视或忽略术后大便失禁。近年来越来越重视通过规范的调查表来评估术后大便失禁,如大便失禁严重指数(FISI)或大便失禁生活质量评估(FIQL),其反映了影响患者生活质量的严重程度。人们不再接受以牺牲肛门自制功能或影响生活质量为代价来治愈肛瘘。医生术前应向患者详细交代病情,患者不愿接受大便失禁的严重后果。和外科医生一样,患者也在积极寻求替代方法。

外科医生采用多种非肛瘘切开术来替代括约肌切开治疗肛瘘,然而这些手术都不如肛瘘切开术有效。研究人员仍在寻找一种肛瘘高治愈率和低失禁率之间平衡的手术方式。这些新术式包括瘘管填充、局部组织转移和闭合瘘管本身,存在与肛瘘切开术类似的风险,也有一些手术方式或技术存在特有的风险。本章将回顾性地分析这些肛瘘切开替代手术的结果、复发率和并发症。

3.2 纤维蛋白胶

3.2.1 概述

1991 年,Hjortrup 首次提出了使用纤维蛋白胶治疗肛瘘的概念。传统的观念认为瘘管是污染的,如果没有感染,常会上皮化,因此治疗重在切开瘘管(肛瘘切开术或切开挂线术),使开放伤口或组织的肉芽生长至病理性内口(黏膜瓣)。将异物插入污染的瘘管是一个新理念,当然永久性材料的引入可能导致慢性感染,然而生物材料的应用极大地改变了这种方式,纤维蛋白胶就是这种生物材料。它最初从患者血浆中提取,后来成为商业化产品。纤维蛋白胶实质上是纤维蛋白原和凝血酶、钙离子和抑肽酶的混合物形成稳定的凝块。这些成分发生级联反应形成纤维蛋白基质,阻止粪便流向瘘管,从而起到生物支架的作用,促进成纤维细胞的生长,最终形成自身瘢痕组织。这种方法的优点是不切开任何肌纤维,通过形成瘢痕封闭瘘管。事实上这种方法仅做少量瘘管清创,没有任何肌纤维的损伤。

　　该手术在技术上很简单，应仔细检查并探查瘘管以排除支管或引流不畅的脓肿。用过氧化氢冲洗瘘管以清除粪便、碎屑，并明确是否存在其他瘘管。如果瘘管直径允许，可使用肛瘘刷、细胞刷、刮匙或纱布轻柔地清创。应用柔性导管从外口引入，通过瘘管向内口牵出。当导管置入达内口时，两种成分通过双腔导管注射，并在导管顶端混合。当注入密封胶时，导管从瘘管里被缓慢地拔出，从而使密封胶填满整个管腔（图 3.1）。嘱患者术后避免坐浴，保持轻微活动。

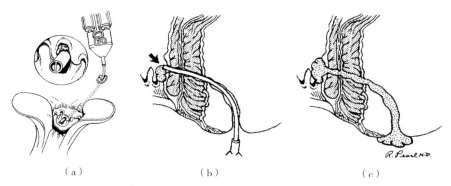

（a）　　　　　　　　　　（b）　　　　　　　　　　（c）

　　a 双腔导管从外口插入至内口；**b** 在内口处注射纤维蛋白胶；**c** 当纤维蛋白胶填满整个管腔时，从瘘管拔出导管。改编自 Singer 等人[21]。

图 3.1　纤维蛋白胶注射的外科技术

3.2.2　结果

　　各种回顾性和前瞻性研究分析了纤维蛋白胶治疗肛瘘的成功率，表 3.1 包含了抽样研究的数据。几乎所有的研究规模都相对较小，且大多数是回顾性的单中心经验。很显然纤维蛋白胶注射的成功率差异较大，成功率在 14%～84%之间。尽管不是一个正式的加权平均值，但最大样本量的研究表明成功率在 50%～70%之间。

3.2.3　大便失禁

　　虽然大多数回顾性和前瞻性研究都没有有效的调查表或肛门生理检查来明确评估肛门功能，但也没有术后失禁的报道，尽管是非随机对照研究，这与临床经验是一致的。组织损伤最小化，对括约肌纤维或阴部神经没有损伤，因此不太可能出现大便失禁。积极清除瘘管可能会损伤肌纤维，但是小心地使用刮匙或瘘管刷能避免这种并发症。大便失禁的另一个潜在因素是对纤维蛋白胶的强力纤维化反应。幸运的是，密封剂的炎症反应很小。很多作者没有报道大便失禁率，大多数报道为零（见表 3.1）。

表 3.1　纤维蛋白胶治疗肛瘘的临床研究结果

作者	患者人数	治愈率(%)	失禁率	并发症
Jurczak[7]	31	84	0	0 并发症
Tinay[8]	19	78	NR	0 并发症
Haim[9]	60	74	0	0 并发症
Vitton[10]	14	71	NR	0 并发症
Mishra[11]	30	70	0	1 例瘙痒
Sentovich[12]	48	69	0	1 例新的瘘管
De Oca[13]	28	68	0	0 并发症
Lindsey[14]	19	63	0	1 例脓肿
Maralcan[15]	46	63	0	0 并发症
Adams[16]	36	61	0	10%脓肿
Cintron[17]	79	61	NR	NR
Zmora[18]	60	57	0	4 例瘙痒,1 例皮疹,1 例引流窦道,1 例脓肿
Hjortrup[19]	23	52	NR	0 并发症
Yeung[20]	40	50	NR	0 并发症
Singer[21]	75	35	0	1 例脓肿
Lougnarath[22]	42	31	0	0 并发症
Buchanan[23]	22	14	NR	NR

注:NR 为无报道。

3.2.4　脓肿

术后形成脓肿几乎是所有肛肠手术已知的并发症,包括纤维蛋白胶注射术。大多数研究报道无感染,一些研究报道的感染率小于 5%[14,18,21]。另一项[16]研究报道有 10%的脓肿发生率,值得注意的是这些患者中大多数外口是闭合的。其他作者通常不认同这种做法,他们认为外口是专门开放引流的。纤维蛋白胶注射[12]后出现新的肛瘘可能与术后形成脓肿有关,或者与过度探查现存瘘管有关。

3.2.5　特有的并发症

纤维蛋白胶注射术存在一些特有的潜在并发症。早期排出凝块可能是失败的原因之一,其确切发生率尚不清楚,因为这种特有的并发症很难在临床研究中发现。患者无法识别是敷料上的纤维蛋白胶，或是排便后发生的。

该术式的另一个特有并发症是对密封胶中一个或多个特定成分的反应。目前可用的商业化产品如 Evicel®（Ethicon，Somerville，NJ）或 Tisseel®（Baxter Healthcare Corporation，Deerfield，IL)含有人体组织。对抑肽酶过敏是一种潜在并发症，尽管在肛瘘治疗中没有出现此类并发症的相关报道。另一个潜在并发症是传染性病原体的传播，如引起 Creutzfeldt‐Jakob 病的朊病毒。由于担心对牛蛋白过敏或牛海绵状脑病等传染病的传播，大多数纤维蛋白胶制造商已去除牛蛋白成分。同样该并发症从未被报道过，但它们仍然是纤维蛋白胶本身的潜在并发症。

3.2.6 对进一步治疗的影响

由于纤维蛋白胶注射术不需要任何切口或组织转移，因此几乎不存在肛门畸形、括约肌损伤或软组织纤维化的情况。这意味着该技术是可重复的，尽管重复治疗的治愈率通常低于首次治疗，但有一项研究报道了不同的结果[21]：纤维蛋白胶注射也几乎不影响使用其他技术进行后续治疗。这使其成为一种安全、合理的首选治疗方案，尤其适用于克罗恩病或大便自制障碍的高危患者。纤维蛋白胶注射术基本没有大便失禁的风险，如有必要再次手术，也不会对后续治疗产生负面影响。

3.3 肛瘘栓

3.3.1 概述

虽然纤维蛋白胶治疗肛瘘的效果并不理想，但确立了将一种材料导入瘘管促进愈合以治疗肛瘘的理念。纤维蛋白胶是一种促进成纤维细胞生长和瘢痕形成的生物支架，这种治疗策略为应用新型材料打下基础，如肛瘘栓。第一个商业化产品是 Biodesign® 肛瘘栓，前身是 Surgisis® 肛瘘栓(Cook Medical，Bloomington，IN)。Biodesign® 以猪小肠黏膜下层为材料制成，将细胞从材料中去除，留下富含胶原蛋白的细胞外基质，促进带血管的组织生长。Biodesign® 已被用于污染伤口的腹壁重建，能有效抵抗感染，表明其对明显污染的肛瘘是一种较好的选择。将肛瘘栓插入瘘管，固定在内口，作为瘢痕生长的生物支架，植入后数月，瘢痕组织取代 Biodesign®。

Biodesign® 肛瘘栓的成功应用证实了肛瘘栓治疗的可行性，然而其成功率尚无一致结论。外科医生认为，部分失败案例是由于肛瘘栓过早排出、肛瘘栓大小与瘘管直径不匹配，以及 Biodesign® 材料在严重细菌污染环境下的性能不佳。为了解决这些具体问题，第二代肛瘘栓应运而生。GORE® BIO - A® 肛瘘栓（W. L Gore & Associates，Newark，DE）由聚乙醇酸制成，是一种由三亚甲基碳酸纤维构成的开放的、高度交织的三维基质。这种完全合成的材料在植入后 3～6 个月内水解。材料水解后，瘘管内无异物残留。此外，BIO - A® 肛瘘栓没有采用简单的锥形设计，而是进行了两个显著的改变：首先，在内口处放置一个圆盘材料，以便更稳定地固定在内括约肌的表面；第二，肛瘘栓的主体由六个管形栓组成，外科医生可移除其中一些管形栓，从而使肛瘘栓的大小适合瘘管的直径。

通常在肛瘘栓治疗前 6～12 周内采用松弛挂线引流。瘘管的治疗方法同纤维蛋白胶注射术：仔细探查、轻柔地清创和冲洗。Biodesign® 肛瘘栓用缝线从内口拖至外口，因其主体部呈锥形，故应轻柔地牵引直到肛瘘栓紧贴瘘管，用可吸收线固定在内括约肌上。BIO - A® 肛瘘栓也可用缝线通过内口拉出，内侧面的圆盘材料可以简单地缝合固定，也可以包埋在黏膜下。患者通常在术后出院，指导其轻微活动。避免坐浴以免 BIO - A® 材料水解。

3.3.2 结果

肛瘘栓治疗的结果存在差异，表 3.2 引用的文献显示 Biodesign® 肛瘘栓的治愈率从 14% 到 80% 不等，GORE BIO - A® 肛瘘栓的治愈率为 16%～73%。最初报道其有一定疗效[25-26,28]，但这些数据来自单中心，后来的结果显示成功率偏低。O'Riordan[24] 发表了一篇系统综述，囊括了 20 项研究，包括了 530 名患者，显示 Biodesign® 肛瘘栓的治愈率从 20% 到 86% 不等。非克罗恩病患者的加权平均治愈率为 54%，克罗恩病患者的为 55%。由于 BIO - A® 肛瘘栓是一种相对较新的技术，因此很少有文献报道其成功率。大多数文献表明 BIO - A® 肛瘘栓的疗效与 Biodesign® 肛瘘栓相似[40-45]。

3.3.3 大便失禁

由于肛瘘栓手术不需要切开括约肌纤维，因此失禁的风险很小。事实上，几乎没有证据表明这两种类型的肛瘘栓会导致术后大便失禁。与纤维蛋白胶一样，大多数文献都没有使用有效的调查表或生理测试对其进行正式评估，但术后大便失禁的患者很少。O'Riordan 等人回顾了 8 项研究，包括 196 例患者，未发现肛门功能减退。Narang[47] 系统回顾了 6 项研究，包括 221 例使用 BIO - A® 肛瘘栓治疗的患者，其中 5.8% 的患者出现肛门功能减退。有趣的是，Stamos[45] 等人采用 Wexner 评分对患者进行评估，发现在总人群中使用 BIO - A® 肛瘘栓治疗后，患者的术后评分有所改善，但 11% 的患者评分在不断恶化。作者认为患者可能无法准确区分是真的大便失禁还是瘘管分泌物。

3.3.4 脓肿

肛瘘栓可引起术后脓肿。肛瘘外口用于开放引流；事实上对存在感染的瘘管应进一步开放引流。表 3.2 中的研究显示脓肿的发生率为 $5\%\sim14\%$[30,35,39,42,45-46]；Garg[48] 对 25 篇文献共 317 名患者进行系统分析，研究报道并发症中脓肿的发生率为 10%。

表 3.2 肛瘘栓治疗肛瘘的临床研究结果

作者	患者人数	治愈率(%)	失禁率(%)	其他并发症
Biodesign®				
Johnson[25]	15	87	NR	
Champagne[26]	46	83	NR	9%早期排出
Ellis[27]	63	81	0	1%早期排出
O'connor[28]	20	80	NR	0
Schwander[29]	60	62	0	3%早期排出
Ky[30]	45	55	0	11%脓肿
Han[31]	114	54	NR	10%早期排出
Thekkinkattil[32]	43	44	NR	22%早期排出
McGee[33]	42	43	0	0
Van Koperen[34]	17	41	0	41%早期排出
Cintron[35]	73	38	0	9%早期排出，5%脓肿
Hyman[36]	43	32	NR	NR
Christoforidis[37]	37	32	0	19%早期排出，14%因疼痛和分泌物使用抗生素
El-Gazzaz[38]	33	25	0	9%早期排出
Safar[39]	35	14	0	9%早期排出；14%脓肿
GORE BIO-A®				
Ratto[40]	11	73	0	0 早期排出
Heydari[41]	48	69	0	0 早期排出

作者	患者人数	治愈率(%)	失禁率(%)	其他并发症
Ommer[42]	40	58	0	5%早期排出,3%脓肿
Buchberg[43]	10	55	0	NR
Herold[44]	60	52	0	10%早期排出
Stamos[45]	93	49	11	9%早期排出,12%感染,2%形成新的肛瘘
De la Portilla[46]	19	16	5	5%早期排出,5%感染

注:NR 为无报道。

3.3.5 特有的并发症

两种类型的肛瘘栓在术后早期都有脱落的风险,在组织充分生长之前部分或整个肛瘘栓可能脱落。肛瘘栓需要留置在位的确切时间尚不清楚,但在术后 2 周内存在部分或整个肛瘘栓排出的话会影响疗效。在部分肛瘘栓脱落的病例中,如果部分肛瘘栓仍位于内口,手术效果是否受影响尚不清楚。肛瘘栓脱落可能是由于瘘管本身的病理特征所致,但这样的病例报道很少,因此无法得出结论。早期脱落可能与肛瘘栓固定于内口的技术有关,为了规范 Biodesign® 肛瘘栓[47] 的应用,学界召开了一次共识会议。BIO - A® 栓可直接缝合或包埋于黏膜下,现有的证据不足以说明哪一种技术更好。表 3.2 中大多数研究表明,早期肛瘘栓排出的发生率为 5%~10%。Van Koperen[34] 报道脱落率为 41%,但样本量较小。由于结果较差,研究提前终止。对接受 Biodesign® 肛瘘栓治疗的患者进行系统分析,显示 432 例[48]患者的脱落率为 19%,530 例[46]患者的脱落率为 8.7%。对接受 BIO - A® 治疗的患者进行系统分析,显示 221 例[49]患者的脱落率为 5%。

一些患者对肛瘘栓的材料有明显的炎症反应,这显示任何异物植入都存在危险因素。可能是对猪组织过敏,或对 BIO - A® 材料产生炎症反应。相关炎症反应和肛瘘治愈之间的相关性尚未完全被阐明。

3.3.6 对进一步治疗的影响

与纤维蛋白胶相似,置入肛瘘栓是一种低风险手术。通常情况下如果封堵失败,伤口会有持续分泌物。这两种材料都有一定程度的炎症反应,不同患者之间存在差异,但括约肌纤维或神经没有明显损伤,肛门的正常解剖受损很小。因此,只要外科医生对患者的预期治愈率给予适当的解释,置入肛瘘栓可作为肛瘘的一线治疗手段,也可作为肛门功能受损、慢性腹泻或克罗恩病患者的一线治疗手段。

3.4 推移瓣(直肠推移瓣和推移皮瓣)

3.4.1 概述

推移瓣覆盖慢性创面是一种常见的创面闭合策略,将正常组织转移到异常的、不愈合的组织床上也可用于肛瘘的治疗。内口为病变部位,如果将健康组织转移至内口,内口愈合,那么瘘管的其余部分终将愈合。该技术可通过转移直肠内的组织作直肠推移瓣,或采用肛周的皮肤作推移皮瓣来实现。推移瓣在技术上比纤维蛋白胶或肛瘘栓更具挑战性,具备充分的解剖知识、精确游离适当的组织是手术安全的关键。这对之前做过手术的患者来说尤其困难,因为瘘管周围的纤维化使皮瓣的游离更具挑战性。

直肠推移瓣是治疗肛瘘的首选方法,已得到广泛应用,从发表文献的数据来看已有大量的临床证据。直肠推移瓣是位于内口附近的一种宽基组织瓣,通常称之为黏膜瓣,这是一个误称,因为推移瓣通常比黏膜厚。单纯的黏膜瓣有很高的缺血和回缩的风险,直肠推移瓣实际上应包括黏膜下层,甚至少量的肌层。在黏膜下层注射含有肾上腺素的溶液有助于分离和止血,充分游离宽基推移瓣,清创内口并用可吸收线闭合。切除推移瓣的远端,缝合固定在内口下方。

Nelson 等[73] 所述的皮瓣(又称岛状皮瓣或肛门皮瓣)同样是将正常组织转移至内口,然而这个皮瓣利用的是肛周皮肤。冲洗瘘管,并像直肠推移瓣一样闭合内口,在肛周皮肤做一个"U"形或泪滴形切口,游离含皮肤和皮下脂肪并包括瘘管在内的宽基皮瓣,将皮瓣移入肛管,并缝合在内口上。外口可以闭合,或者开放以避免皮瓣的张力。

3.4.2 结果

推移瓣的结果比纤维蛋白胶或肛瘘栓的结果更趋于一致。表 3.3 引用的文献数据显示,直肠推移瓣和推移皮瓣的治愈率大多在 60%～80% 范围。Soltani[50] 发表了一篇系统综述,含 35 项研究,总共对 2 065 名患者行黏膜推移瓣手术,76%(37%～99%)的患者成功愈合,最长随访两年。

3.4.3 大便失禁

推移瓣技术的目的是避免切开括约肌纤维,但通常有不同程度的肌肉损伤,这可能是患者术后出现大便失禁的原因。推移瓣会改变肛管形态,影响感觉功能甚至损伤阴部神经纤维,手术需要肛门牵拉和暴露,也会导致肌肉和神经纤维的拉伤。术后失禁的确切机制尚不清楚,与其他手术一样,文献中对肛门功能的评估方法报道不够详细。表 3.3 中的研究表明术后失禁率为 0~43%。值得注意的是文献中没有清楚说明术后大便失禁是完全新发的,还是患者术前就存在失禁的症状。Soltani[50] 系统分析了有详细报道失禁率的文献,报道加权平均失禁率为 13.3%。仅四项研究(44 名患者)中有肛门测压,其中只有一项研究显示静息压和收缩压[54]下降,其余均无差异[77-79]。报道失禁的研究随访患者不到 2 年。大便失禁是终生风险,因此需要长期随访。

表 3.3　直肠推移瓣和推移皮瓣的研究结果

作者	患者人数	治愈率(%)	失禁率(%)	其他并发症
直肠推移瓣				
Aguilar[51]	189	99	10	1% 肛门狭窄,1% 出血
Golub[52]	164	97	15	8%尿潴留,1%出血
Wedell[53]	30	97	28	
Uribe[54]	60	93	20	
Ortiz[55]	103	93	8	
Ortiz[56]	91	82	12	
Roig[57]	71	82	28	
Dubsky[58]	54	76	29	
Schouten[59]	44	75	35	
Van Koperen[60]	80	74	NR	
Koehler[61]	42	74	32	
Jarrar[62]	98	72	43	
Mitalas[63]	87	69	3	
Ellis[64]	95	67	0	
Sonoda[65]	105	64	NR	

（续表）

作者	患者人数	治愈率(%)	失禁率(%)	其他并发症
Christoforidis[37]	43	63	5	5%出血
Mizrahi[66]	94	60	9	
Van Koperen[67]	29	48	NR	
Van der Hagen[68]	103	37	10	
推移皮瓣				
Hossack[69]	16	94	0	
Sungurtekin[70]	65	91	0	5%伤口裂开
Amin[71]	18	83	0	
Ho[72]	10	80	0	
Nelson[73]	65	80	NR	
Robertson[74]	20	80	NR	
Ellis[75]	12	75	NR	
Zimmerman[76]	26	46	30	

注：NR 为没有报道。

3.4.4 特有的并发症

直肠推移瓣和推移皮瓣都有缺血的风险，如果推移瓣太薄或只含黏膜层，缺血、不愈合和回缩的风险很高，推移瓣的基底部太窄也会发生同样的情况。如果两种推移瓣都没有充分游离，那么推移瓣的过度张力可能会导致回缩，使内口暴露导致创面不愈合。虽然文献报道罕见，但有皮瓣坏死的情况发生[53]。

如果内口相对较远，或齿状线距肛缘距离较短，则直肠推移瓣的远端可突出肛门，实质上形成黏膜外翻。虽然并不危险，但导致患者肛门长期潮湿、瘙痒，引起肛周刺激等。如果症状严重到一定程度，则需要手术治疗[52]。

设计的皮瓣应包含瘘管（图 3.2），软组织皮瓣的游离不当会破坏瘘管，造成一个新的外口引流，从而形成新的肛瘘。

3.4.5 对进一步治疗的影响

如果直肠推移瓣回缩，内口上会有一个大的缺损。可重复做直肠瓣，但黏膜下的瘢痕使后续皮瓣的游离更加困难。直肠推移瓣失败后改为推移皮瓣或 LIFT 术,在技术上不那么困难。也可重复做推移皮瓣,但瘢痕程度对再手术有一定的限制。

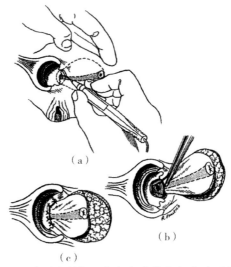

a 泪滴形皮瓣切口也包含瘘管在内;b 在不损伤血供的情况下游离皮瓣,并切除内口;c 闭合缺损的内括约肌,皮瓣用可吸收缝线固定。改编自 Nelson 等人[73]。

图 3.2　推移皮瓣手术技术

3.5　LIFT 手术

3.5.1　概述

括约肌间瘘管结扎术(LIFT)是目前广泛采用的肛瘘治疗方式。Rojanasakul[83]首次在泰国描述了这种术式,后来在美国流行[94]。虽然当时外科医生有多种术式选择,但没有一种术式能达到高治愈率和低失禁率的最佳平衡。以往非肛瘘切开的术式治愈率较低,而 LIFT 术作为非肛瘘切开式,能获得与肛瘘切开术相似的治愈率,所以人们热衷于LIFT 术。

LIFT 术是新的理念,前提是在括约肌间隙缝扎和离断瘘管。仅结扎内口疗效甚微,用推移瓣或密封胶封闭内口只有一定的成功率,关闭外口可能引起脓肿。LIFT 术介绍了一种在不同部位闭合瘘管的理念,即在括约肌间。在不破坏括约肌的情况下进入解剖间隙,游离瘘管,并将瘘管离断,可将病理性内口与瘘管的其余部分隔开。

在瘘管上的括约肌间沟做皮肤切口,沿括约肌间分开内、外括约肌,游离瘘管周围的括约肌纤维,然后缝扎近侧端(近内括约肌)和远侧端(近外括约肌)瘘管,在两结扎点之间离断瘘管。括约肌间和皮肤切口松松地闭合(图3.3)。

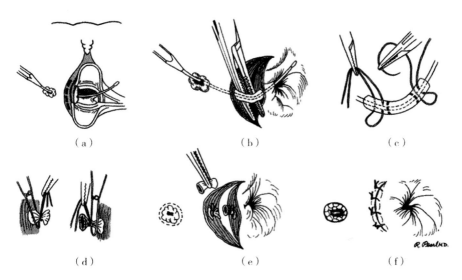

a 括约肌间沟作一切口;b 游离瘘管的括约肌间部分;c 缝扎近侧端和远侧端瘘管;d 再次结扎瘘管;e 离断并切除部分瘘管;f 切口松松地闭合,外口清创。改编自 Abcarian 等[88]。

图3.3 括约肌间瘘管结扎(LIFT)的手术技术

3.5.2 结果

所选文献详见表3.4,大多数作者报道成功率在60%～80%。值得注意的是这些研究大多发表于过去的2～4年,因此长期结果不得而知。基于最近发表的几篇大数据系统综述提出了进一步的观点。Yassin等[80]回顾了29篇文献包括498名患者,成功率从40%到95%不等,平均治愈率为71%。Alasari[81]回顾了13项研究包括435名患者,这组数据的成功率为81%。最近 Hong[82]回顾了24篇文献包括1 110名患者,这篇样本量最大的综述计算了总治愈率为76%。虽然研究的数量和质量存在差异,但最终的治愈率非常相似。

3.5.3 大便失禁

表3.4中所选的研究显示术后失禁非常罕见,然而与其他手术一样,报道的质量存在显著差异,许多研究没有使用有效的调查表或肛门生理

检查。系统综述证实失禁率非常低（Yassin[80] 报道 6% 的轻度失禁，Alasari[81] 和 Hong[82] 报道失禁率为 0）。虽然 LIFT 术是最新的术式，但短期失禁率似乎非常低。由于失禁是终生风险，长期的随访是必要的。

表 3.4　LIFT 术的研究结果

LIFT	患者人数	治愈率（%）	失禁率（%）	其他并发症
Rojanasakul[83]	17	94	0	
Schulze[84]	75	88	1.3	
Shanwani[85]	45	82	0	
Van Onkelen[86]	22	82	0	
Tan[87]	93	78	0	
Abcarian[88]	40	74	0	
Sileri[89]	26	73	0	
Aboulian[90]	25	68	0	8% 阴道真菌感染
Ooi[91]	25	68	0	
Lehmann[92]	17	65	0	6% 血肿，6% 切口感染
Chew[93]	33	63	0	
Bleier[94]	39	57	0	3% 肛裂，3% 持续痛
Wallin[95]	93	40	0	

3.5.4　特有的并发症

手术切口的裂开是 LIFT 术特有的并发症。推移瓣技术也会发生切口裂开，但结果不同。如果推移缝线敞开，皮瓣可能回缩到正常的解剖位置，导致手术的失败；如果 LIFT 术切口敞开，并不意味着缝扎的瘘管也会失败；如果伤口得到适当的治疗，会形成肉芽并最终愈合。患者会有疼痛、分泌物或出血等症状，应鼓励患者耐心处理伤口。

此外，括约肌间隙的分离相对较难。特别是对于肛瘘慢性感染或者有 LIFT 术或推移瓣手术史者。后正中括约肌间瘘管的游离在技术上是一个挑战，任何原因造成的解剖困难都可导致偏离括约肌间隙，引起直肠黏膜穿孔，可能形成新的肛瘘通向会阴甚至阴道。

3.5.5　对进一步治疗的影响

应考虑 LIFT 术失败的类型。LIFT 术后肛瘘持续存在通常发生在原来的外口或手术切口上，瘘管的两端会重新成瘘。经括约肌肛瘘的复发可通过原来的外口引流，然而还有一部分复发发生在手术切口，即括约肌间隙。当瘘管的近端没有愈合，通过新开放的括约肌间隙和手术切口引流时就会出现这种情况。近端不愈合，或是技术上的错误导致瘘管闭合不完全，缝线没有包绕瘘管或从瘘管上滑脱，从而将经括约肌肛瘘转变为括约肌间肛瘘。一些文献中记载了这种特有的复发形式[87]，但并非多数。括约肌间肛瘘患者因为只涉及内括约肌，很容易采用肛瘘切开术来治疗。

由于在皮肤和括约肌间游离，LIFT 术后行直肠推移瓣不会增加难度，肛管内黏膜/黏膜下保持相对完整。因为之前在瘘管附近做分离，故再次推移皮瓣手术的难度增加。

LIFT 术是最新的手术选择，目前采用其他方法治疗 LIFT 手术失败病例的经验相对较少，因此无法提出明确的建议。相关文献报道的不断增加有助于未来治疗策略的选择。

参考文献：

[1] GARCIA-AGUILAR J, BELMONTE C, WONG W D, et al. Anal fistula surgery. Factors associated with recurrence and incontinence[J]. Diseases of the Colon and Rectum, 1996, 39(7): 723-729.

[2] MARKS C G, RITCHIE J K. Anal fistulas at st mark's hospital[J]. British Journal of Surgery, 1977, 64(2): 84-91.

[3] LUNNISS P J, KAMM M A, PHILLIPS R K S. Factors affecting continence after surgery for anal fistula[J]. British Journal of Surgery, 1994, 81(9): 1382-1385.

[4] SAINIO P, HUSA A. Fistula-in-ano. Clinical features and long-term results of surgery in 199 adults[J]. Acta Chirurgica Scandinavica, 1985, 151(2): 169-176.

[5] JORDÁN J, ROIG J V, GARCÍA-ARMENGOL J, et al. Risk factors for recurrence and incontinence after anal fistula surgery[J]. Colorectal Disease, 2010, 12(3): 254-260.

[6] KOPEREN P J, WIND J, BEMELMAN W A, et al. Long-term functional outcome and risk factors for recurrence after surgical treatment for low and high perianal fistulas of cryptoglandular origin[J]. Diseases of the Colon & Rectum, 2008, 51(10): 1475-1481.

[7] JURCZAK F, LARIDON J Y, RAFFAITIN P, et al. Biological fibrin used in anal fistulas: 31 patients[J]. Annales De Chirurgie, 2004, 129(5): 286-289.

[8] TINAY O E Y, EL-BAKRY A A. Treatment of chronic fistula-in-ano using commercial fibrin glue[J]. Saudi Medical Journal, 2003, 24(10): 1116-1117.

［9］ HAIM N，NEUFELD D，ZIV Y，et al. Long-term results of fibrin glue treatment for cryptogenic perianal fistulas：a multicenter study［J］. Diseases of the Colon and Rectum，2011，54(10)：1279-1283.

［10］ VITTON V，GASMI M，BARTHET M，et al. Long-term healing of Crohn's anal fistulas with fibrin glue injection［J］. Alimentary Pharmacology & Therapeutics，2005，21(12)：1453-1457.

［11］ MISHRA A，SHAH S，NAR A S，et al. The role of fibrin glue in the treatment of high and low fistulas in ano［J］. Journal of Clinical and Diagnostic Research，2013，7(5)：876-879.

［12］ SENTOVICH S M. Fibrin glue for anal fistulas［J］. Diseases of the Colon Rectum，2003，46(4)：498-502.

［13］ DE OCA J，MILLÁN M，JIMÉNEZ A，et al. Long-term results of surgery plus fibrin sealant for anal fistula［J］. Colorectal Disease，2012，14(1)：e12-e15.

［14］ LINDSEY I，SMILGIN-HUMPHREYS M M，CUNNINGHAM C，et al. A randomized，controlled trial of fibrin glue vs. conventional treatment for anal fistula［J］. Diseases of the Colon & Rectum，2002，45(12)：1608-1615.

［15］ MARALCAN G，BAŞKONUŞİ，GÖKALP A，et al. Long-term results in the treatment of fistula-in-ano with fibrin glue：a prospective study［J］. Journal of the Korean Surgical Society，2011，81(3)：169.

［16］ ADAMS T，YANG J，KONDYLIS L A，et al. Long-term outlook after successful fibrin glue ablation of cryptoglandular transsphincteric fistula-in-ano ［J］. Diseases of the Colon & Rectum，2008，51(10)：1488-1490.

［17］ CINTRON J R，PARK J J，ORSAY C P，et al. Repair of fistulas-in-ano using fibrin adhesive［J］. Diseases of the Colon & Rectum，2000，43(7)：944-949.

［18］ ZMORA O，NEUFELD D，ZIV Y，et al. Prospective，multicenter evaluation of highly concentrated fibrin glue in the treatment of complex cryptogenic perianal fistulas［J］. Diseases of the Colon & Rectum，2005，48(12)：2167-2172.

［19］ HJORTRUP A，MOESGAARD F，KJÆRGÅRD J. Fibrin adhesive in the treatment of perineal fistulas［J］. Diseases of the Colon & Rectum，1991，34 (9)：752-754.

［20］ YEUNG J M C，SIMPSON J A D，TANG S W，et al. Fibrin glue for the treatment of fistulae in ano-a method worth sticking to？［J］. Colorectal Disease，2010，12(4)：363-366.

［21］ SINGER M，CINTRON J，NELSON R，et al. Treatment of fistulas-in-ano with fibrin sealant in combination with intra-adhesive antibiotics and/or surgical closure of the internal fistula opening［J］. Diseases of the Colon & Rectum，2005，48(4)：799-808.

［22］ LOUNGNARATH R，DIETZ D W，MUTCH M G，et al. Fibrin glue

treatment of complex anal fistulas has low success rate[J]. Diseases of the Colon & Rectum, 2004, 47(4): 432-436.

[23] BUCHANAN G N, BARTRAM C I, PHILLIPS R K S, et al. Efficacy of fibrin sealant in the management of complex anal fistula: a prospective trial[J]. Diseases of the Colon and Rectum, 2003, 46(9): 1167-1174.

[24] O'RIORDAN J M, DATTA I, JOHNSTON C, et al. A systematic review of the anal fistula plug for patients with crohn's and non-crohn's related fistula-in-ano[J]. Diseases of the Colon & Rectum, 2012, 55(3): 351-358.

[25] JOHNSON E K, GAW J U, ARMSTRONG D N. Efficacy of anal fistula plug vs. fibrin glue in closure of anorectal fistulas[J]. Diseases of the Colon & Rectum, 2006, 49(3): 371-376.

[26] CHAMPAGNE B J, O'CONNOR L M, FERGUSON M, et al. Efficacy of anal fistula plug in closure of cryptoglandular fistulas: long-term follow-up[J]. Diseases of the Colon & Rectum, 2006, 49(12): 1817-1821.

[27] ELLIS C N, ROSTAS J W, GREINER F G. Long-term outcomes with the use of bioprosthetic plugs for the management of complex anal fistulas[J]. Diseases of the Colon and Rectum, 2010, 53(5): 798-802.

[28] O'CONNOR L, CHAMPAGNE B J, FERGUSON M A, et al. Efficacy of anal fistula plug in closure of Crohn's anorectal fistulas[J]. Diseases of the Colon & Rectum, 2006, 49(10): 1569-1573.

[29] SCHWANDNER T, ROBLICK M H, KIERER W, et al. Surgical treatment of complex anal fistulas with the anal fistula plug: a prospective, multicenter study [J]. Diseases of the Colon and Rectum, 2009, 52(9): 1578-1583.

[30] KY A J, SYLLA P, STEINHAGEN R, et al. Collagen fistula plug for the treatment of anal fistulas[J]. Diseases of the Colon & Rectum, 2008, 51(6): 838-843.

[31] HAN J G, WANG Z J, ZHAO B C, et al. Long-term outcomes of human acellular dermal matrix plug in closure of complex anal fistulas with a single tract [J]. Diseases of the Colon and Rectum, 2011, 54(11): 1412-1418.

[32] THEKKINKATTIL D K, BOTTERILL I, AMBROSE N S, et al. Efficacy of the anal fistula plug in complex anorectal fistulae[J]. Colorectal Disease, 2009, 11(6): 584-587.

[33] MCGEE M F, CHAMPAGNE B J, STULBERG J J, et al. Tract length predicts successful closure with anal fistula plug in cryptoglandular fistulas[J]. Diseases of the Colon and Rectum, 2010, 53(8): 1116-1120.

[34] KOPEREN P J, D'HOORE A, WOLTHUIS A M, et al. Anal fistula plug for closure of difficult anorectal fistula: a prospective study[J]. Diseases of the Colon & Rectum, 2007, 50(12): 2168-2172.

[35] CINTRON J R, ABCARIAN H, CHAUDHRY V, et al. Treatment of fistula-in-ano using a porcine small intestinal submucosa anal fistula plug [J]. Techniques in Coloproctology, 2013, 17(2): 187-191.

[36] HYMAN N, O'BRIEN S, OSLER T. Outcomes after fistulotomy: results of a prospective, multicenter regional study[J]. Diseases of the Colon & Rectum, 2009, 52(12): 2022-2027.

[37] CHRISTOFORIDIS D, PIEH M C, MADOFF R D, et al. Treatment of transsphincteric anal fistulas by endorectal advancement flap or collagen fistula plug: a comparative study[J]. Diseases of the Colon and Rectum, 2009, 52(1): 18-22.

[38] EL-GAZZAZ G, ZUTSHI M, HULL T. A retrospective review of chronic anal fistulae treated by anal fistulae plug[J]. Colorectal Disease, 2010, 12(5): 442-447.

[39] SAFAR B, JOBANPUTRA S, SANDS D, et al. Anal fistula plug: initial experience and outcomes[J]. Diseases of the Colon and Rectum, 2009, 52(2): 248-252.

[40] RATTO C, LITTA F, PARELLO A, et al. Gore Bio-A® Fistula Plug: a new sphincter-sparing procedure for complex anal fistula[J]. Colorectal Disease, 2012, 14(5): e264-e269.

[41] HEYDARI A, ATTINÀ G M, MEROLLA E, et al. Bioabsorbable synthetic plug in the treatment of anal fistulas[J]. Diseases of the Colon and Rectum, 2013, 56(6): 774-779.

[42] OMMER A, HEROLD A, JOOS A, et al. Gore BioA Fistula Plug in the treatment of high anal fistulas: initial results from a German multicenter-study [J]. German Medical Science, 2012, 10: Doc13.

[43] BUCHBERG B, MASOOMI H, CHOI J, et al. A tale of two (anal fistula) plugs: is there a difference in short-term outcomes? [J]. The American Surgeon, 2010, 76(10): 1150-1153.

[44] HEROLD A, OMMER A, FÜRST A, et al. Results of the Gore Bio-A fistula plug implantation in the treatment of anal fistula: a multicentre study[J]. Techniques in Coloproctology, 2016, 20(8): 585-590.

[45] STAMOS M J, SNYDER M, ROBB B W, et al. Prospective multicenter study of a synthetic bioabsorbable anal fistula plug to treat cryptoglandular transsphincteric anal fistulas[J]. Diseases of the Colon and Rectum, 2015, 58 (3): 344-351.

[46] DE LA PORTILLA F, RADA R, JIMÉNEZ-RODRÍGUEZ R, et al. Evaluation of a new synthetic plug in the treatment of anal fistulas: results of a pilot study [J]. Diseases of the Colon and Rectum, 2011, 54(11): 1419-1422.

[47] MARVIN L C, HERAND A H. RANDOLPH B, et al. The Surgisis AFP anal fistula plug. report of a consensus conference. Colorectal Dis. 2008,10:17-20.

[48] GARG P, SONG J, BHATIA A, et al. The efficacy of anal fistula plug in fistula-in-ano: a systematic review[J]. Colorectal Disease, 2010, 12(10): 965-970.

[49] NARANG S K, JONES C, ALAM N N, et al. Delayed absorbable synthetic plug (GORE® BIO-A®) for the treatment of fistula-in-ano: a systematic review [J]. Colorectal Disease, 2016, 18(1): 37-44.

[50] SOLTANI A, KAISER A M. Endorectal advancement flap for cryptoglandular or Crohn's fistula-in-ano[J]. Diseases of the Colon and Rectum, 2010, 53(4): 486-495.

[51] AGUILAR P S, PLASENCIA G, HARDY T G Jr, et al. Mucosal advancement in the treatment of anal fistula[J]. Diseases of the Colon & Rectum, 1985, 28 (7): 496-498.

[52] GOLUB R W, WISE W E J, KERNER B A, et al. Endorectal mucosal advancement flap: the preferred method for complex cryptoglandular fistula-in-ano[J]. Journal of Gastrointestinal Surgery, 1997, 1(5): 487-491.

[53] WEDELL J, MEIER ZU EISSEN P, BANZHAF G, et al. Sliding flap advancement for the treatment of high level fistulae[J]. British Journal of Surgery, 1987, 74(5): 390-391.

[54] URIBE N, MILLÁN M, MINGUEZ M, et al. Clinical and manometric results of endorectal advancement flaps for complex anal fistula [J]. International Journal of Colorectal Disease, 2007, 22(3): 259-264.

[55] ORTÍZ H, MARZO J. Endorectal flap advancement repair and fistulectomy for high trans-sphincteric and suprasphincteric fistulas [J]. British Journal of Surgery, 2000, 87(12): 1680-1683.

[56] ORTIZ H, MARZO M, DE MIGUEL M, et al. Length of follow-up after fistulotomy and fistulectomy associated with endorectal advancement flap repair for fistula in ano[J]. British Journal of Surgery, 2008, 95(4): 484-487.

[57] ROIG J V, GARCÍA-ARMENGOL J, JORDÁN J C, et al. Fistulectomy and sphincteric reconstruction for complex cryptoglandular fistulas[J]. Colorectal Disease, 2010, 12(7Online): e145-e152.

[58] DUBSKY P C, STIFT A, FRIEDL J, et al. Endorectal advancement flaps in the treatment of high anal fistula of cryptoglandular origin: full-thickness vs. mucosal-rectum flaps[J]. Diseases of the Colon & Rectum, 2008, 51(6): 852-857.

[59] SCHOUTEN W R, ZIMMERMAN D D E, BRIEL J W. Transanal advancement flap repair of transsphincteric fistulas[J]. Diseases of the Colon & Rectum, 1999, 42 (11): 1419-1422.

［60］KOPEREN P J, WIND J, BEMELMAN W A, et al. Fibrin glue and transanal rectal advancement flap for high transsphincteric perianal fistulas: is there any advantage? ［J］. International Journal of Colorectal Disease, 2008, 23（7）: 697-701.

［61］KOEHLER A, RISSE-SCHAAF A, ATHANASIADIS S. Treatment for horseshoe fistulas-in-ano with primary closure of the internal fistula opening: a clinical and manometric study［J］. Diseases of the Colon & Rectum, 2004, 47(11): 1874-1882.

［62］JARRAR A, CHURCH J. Advancement flap repair: a good option for complex anorectal fistulas［J］. Diseases of the Colon and Rectum, 2011, 54（12）: 1537-1541.

［63］MITALAS L E, GOSSELINK M P, ZIMMERMAN D D E, et al. Repeat transanal advancement flap repair: impact on the overall healing rate of high transsphincteric fistulas and on fecal continence［J］. Diseases of the Colon & Rectum, 2007, 50(10): 1508-1511.

［64］ELLIS C N. Bioprosthetic plugs for complex anal fistulas: an early experience ［J］. Journal of Surgical Education, 2007, 64(1): 36-40.

［65］SONODA T, TRACY HULL M D. Outcomes of primary repair of anorectal and rectovaginal fistulas using the endorectal advancement flap［J］. Diseases of the Colon & Rectum, 2002, 45(12): 1622-1628.

［66］MIZRAHI N, WEXNER S D, ZMORA O, et al. Endorectal advancement flap ［J］. Diseases of the Colon & Rectum, 2002, 45(12): 1616-1621.

［67］VAN KOPEREN P J, BEMELMAN W A, GERHARDS M F, et al. The anal fistula plug treatment compared with the mucosal advancement flap for cryptoglandular high transsphincteric perianal fistula: a double-blinded multicenter randomized trial［J］. Diseases of the Colon and Rectum, 2011, 54 （4）: 387-393.

［68］HAGEN S J, BAETEN C G, SOETERS P B, et al. Long-term outcome following mucosal advancement flap for high perianal fistulas and fistulotomy for low perianal fistulas［J］. International Journal of Colorectal Disease, 2006, 21 （8）: 784-790.

［69］HOSSACK T, SOLOMON M J, YOUNG J M. Ano-cutaneous flap repair for complex and recurrent supra-sphincteric anal fistula［J］. Colorectal Disease, 2005, 7(2): 187-192.

［70］SUNGURTEKIN U, SUNGURTEKIN H, KABAY B, et al. Anocutaneous V-Y advancement flap for the treatment of complex perianal fistula［J］. Diseases of the Colon & Rectum, 2004, 47(12): 2178-2183.

［71］AMIN S N, TIERNEY G M, LUND J N, et al. V-Y advancement flap for treatment of fistula-in-ano［J］. Diseases of the Colon & Rectum, 2003, 46(4):

540-543.

[72] HO K S, HO Y H. Controlled, randomized trial of island flap anoplasty for treatment of trans-sphincteric fistula-in-ano: early results[J]. Techniques in Coloproctology, 2005, 9(2): 166-168.

[73] NELSON R L, CINTRON J, ABCARIAN H. Dermal island-flap anoplasty for transsphincteric fistula-in-ano[J]. Diseases of the Colon & Rectum, 2000, 43 (5): 681-684.

[74] ROBERTSON W G, MANGIONE J S. Cutaneous advancement flap closure[J]. Diseases of the Colon & Rectum, 1998, 41(7): 884-886.

[75] ELLIS C N, CLARK S. Fibrin glue as an adjunct to flap repair of anal fistulas: a randomized, controlled study[J]. Diseases of the Colon & Rectum, 2006, 49 (11): 1736-1740.

[76] ZIMMERMAN D D E, BRIEL J W, GOSSELINK M P, et al. Anocutaneous advancement flap repair of transsphincteric fistulas[J]. Diseases of the Colon & Rectum, 2001, 44(10): 1474-1477.

[77] LEWIS W G, FINAN P J, HOLDSWORTH P J, et al. Clinical results and manometric studies after rectal flap advancement for infra-levator trans-sphincteric fistula-in-ano[J]. International Journal of Colorectal Disease, 1995, 10(4): 189-192.

[78] KREIS M E, JEHLE E C, OHLEMANN M, et al. Functional results after transanal rectal advancement flap repair of trans-sphincteric fistula[J]. British Journal of Surgery, 1998, 85(2): 240-242.

[79] PEREZ F, ARROYO A, SERRANO P, et al. Randomized clinical and manometric study of advancement flap versus fistulotomy with sphincter reconstruction in the management of complex fistula-in-ano[J]. The American Journal of Surgery, 2006, 192(1): 34-40.

[80] YASSIN N A, HAMMOND T M, LUNNISS P J, et al. Ligation of the intersphincteric fistula tract in the management of anal fistula. A systematic review[J]. Colorectal Disease, 2013, 15(5): 527-535.

[81] ALASARI S, KIM N K. Overview of anal fistula and systematic review of ligation of the intersphincteric fistula tract (LIFT)[J]. Techniques in Coloproctology, 2014, 18(1): 13-22.

[82] HONG K D, KANG S, KALASKAR S, et al. Ligation of intersphincteric fistula tract (LIFT) to treat anal fistula: systematic review and meta-analysis [J]. Techniques in Coloproctology, 2014, 18(8): 685-691.

[83] ROJANASAKUL A, PATTANAARUN J, SAHAKITRUNGRUANG C, et al. Total anal sphincter saving technique for fistula-in-ano: the ligation of intersphincteric fistula tract[J]. Journal of the Medical Association of Thailand,

2007，90(3)：581-586.

[84] SCHULZE B，HO Y H. Management of complex anorectal fistulas with Seton drainage plus partial fistulotomy and subsequent ligation of intersphincteric fistula tract (LIFT)[J]. Techniques in Coloproctology，2015，19(2)：89-95.

[85] SHANWANI A，NOR A M，AMRI N. Ligation of the intersphincteric fistula tract (LIFT)：a sphincter-saving technique for fistula-in-ano[J]. Diseases of the Colon and Rectum，2010，53(1)：39-42.

[86] VAN ONKELEN R S，GOSSELINK M P，SCHOUTEN W R. Ligation of the intersphincteric fistula tract in low transsphincteric fistulae：a new technique to avoid fistulotomy[J]. Colorectal Disease，2013，15(5)：587-591.

[87] TAN K K，TAN I J，LIM F S，et al. The anatomy of failures following the ligation of intersphincteric tract technique for anal fistula：a review of 93 patients over 4 years[J]. Diseases of the Colon and Rectum，2011，54(11)：1368-1372.

[88] ABCARIAN A M，ESTRADA J J，PARK J，et al. Ligation of intersphincteric fistula tract：early results of a pilot study[J]. Diseases of the Colon and Rectum，2012，55(7)：778-782.

[89] SILERI P，GIARRATANO G，FRANCESCHILLI L，et al. Ligation of the intersphincteric fistula tract (LIFT)：a minimally invasive procedure for complex anal fistula：two-year results of a prospective multicentric study[J]. Surgical Innovation，2014，21(5)：476-480.

[90] ABOULIAN A，KAJI A H，KUMAR R R. Early result of ligation of the intersphincteric fistula tract for fistula-in-ano[J]. Diseases of the Colon and Rectum，2011，54(3)：289-292.

[91] OOI K，SKINNER I，CROXFORD M，et al. Managing fistula-in-ano with ligation of the intersphincteric fistula tract procedure：the Western Hospital experience[J]. Colorectal Disease，2012，14(5)：599-603.

[92] LEHMANN J P，GRAF W. Efficacy of LIFT for recurrent anal fistula[J]. Colorectal Disease，2013，15(5)：592-595.

[93] CHEW M H，LEE P J M，KOH C E，et al. Appraisal of the LIFT and BIOLIFT procedure：initial experience and short-term outcomes of 33 consecutive patients[J]. International Journal of Colorectal Disease，2013，28 (11)：1489-1496.

[94] BLEIER J I S，MOLOO H，GOLDBERG S M. Ligation of the intersphincteric fistula tract：an effective new technique for complex fistulas[J]. Diseases of the Colon and Rectum，2010，53(1)：43-46.

[95] WALLIN U G，MELLGREN A F，MADOFF R D，et al. Does ligation of the intersphincteric fistula tract raise the bar in fistula surgery? [J]. Diseases of the Colon and Rectum，2012，55(11)：1173-1178.

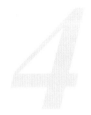

痔

Jose Cintron, Ariane M. Abcarian, Herand Abcarian,
Kristine Makiewicz and Marc I. Brand[①]
吴　炯译　竺　平校[②]

4.1　痔切除术的并发症
Jose Cintron

痔的症状很常见，但只有 $5\% \sim 10\%$ 的有症状的痔疮患者需要手术治疗，这在很大程度上是由于大多数患者在接受保守治疗或门诊治疗后

---

① J. Cintron：Division of Colon and Rectal Surgery, John H. Stroger Jr. Hospital of Cook
County, 1900 W. Polk Street, Chicago, IL 60612, USA；e-mail：cintron2@gmail. com

A. M. Abcarian：Division of Colon and Rectal Surgery, John H. Stroger Hospital of Cook
County, 1900 W. Polk Street, Chicago, IL 60612, USA

H. Abcarian：Division of Colon and Rectal Surgery, University of Illinois at Chicago, 840 S.
Wood Street, MC 958, Chicago, IL 60612, USA；e-mail：abcarian@uic. edu

K. Makiewicz. M. I. Brand：Section of Colon and Rectal Surgery, Department of General
Surgery, Rush University Medical Center, Chicago, IL, USA；e-mail：kristine_makiewicz
@rush. edu

M. I. Brand：Department of General Surgery, Rush University Medical Center, Professional
Office Building, Suite 1138, 1725 West Harrison Street, Chicago, IL 60612, USA；e-mail：
Mbrand1@rush. edu；Marc_i_brand@rush. edu

© Springer International Publishing AG 2017：H. Abcarian et al. （eds. ）, *Complications of
Anorectal Surgery*, DOI 10. 1007/978-3-319-48406-8_4

② 吴炯：上海中医药大学附属岳阳中西医结合医院副主任医师
竺平：江苏省中医院副主任医师

症状得到缓解。

　　对于Ⅲ度或Ⅳ度痔疮患者,通常选择手术治疗。尽管在大多数情况下,外科手术优于门诊治疗,但它所花费的代价比较高。并发症增加与手术有关,包括但不仅限于疼痛、尿潴留、出血、肛门狭窄、感染和失禁。本章主要讨论与痔切除术相关的并发症的预防和处理,如下图所示(图4.1、图4.2和图4.3)①。

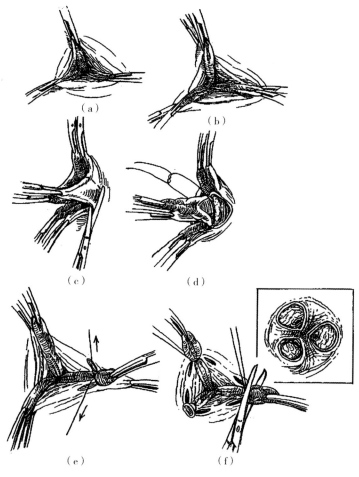

(a)

(b)

(c)

(d)

(e)

(f)

a 血管钳钳夹外痔并向外牵拉;**b** 钳夹内痔连同外痔一起牵拉提起;**c** 用剪刀切除外痔皮肤和痔核;**d** 贯穿缝合近端内痔和血管蒂;**e** 结扎痔核根部;**f** 切除结扎处远端的组织。

图 4.1　(Milligan‐Morgan)开放式痔切除术

①　图片来源:Milligan-Morgan open hemorrhoidectomy Fig. 11. 7 p. 166 and p. 167 ASCRS[1]textbook
1st ed, Ferguson closed hemorrhoidectomy Fig. 11. 8, Whitehead hemorrhoidectomy Fig. 11. 9

痔切除术适用于有症状的混合痔患者，这些患者通常经历了保守治疗失败或无法保守治疗。

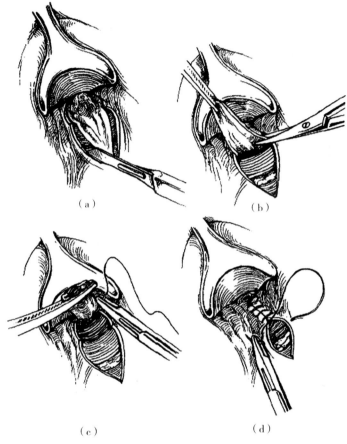

（a）   （b）

（c）   （d）

a 用手术刀在痔核周围的黏膜和肛管皮肤区域作双椭圆切口；**b** 仔细地向头侧逐步从括约肌表面剥离痔核；**c** 对痔核根部进行结扎并固定，切除多余痔核组织；**d** 缝合切口，避免过度牵拉缝线，防止形成"猫耳朵"或肛管皮肤向头侧移位。

图4.2 改良的 Ferguson 痔切除术

4.1.1 疼痛

痔切除术后最常见的症状就是疼痛。尽管人们在争论，疼痛到底是一种并发症还是术后的正常表现，但它确实是患者术后必须应对的问题。不幸的是，尽管有了新的替代方法和多模式方法，但术后镇痛仍然是患者和外科医生面临的主要挑战之一。虽然痔切除术作为门诊手术被广泛开展，但疼痛仍然是术后延迟出院的最常见原因[2]。此外，疼痛加重也会导致患者尿潴留，这是门诊手术后非计划再入院的另一个原因。在一项研究中，分析了门诊术后引起疼痛的相关预测因素。Gramke[3]发现术前疼痛的存在、患者的年龄、患者对手术的恐惧以及患者和医生对术后疼痛的预期都是强相关的预测因素。

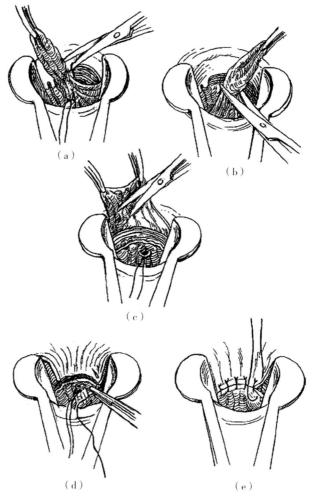

  a 通过缝合近端内痔进行定位，从齿状线处开始切除，一直到痔核根部；
b 切除结扎上方的痔组织；c 从提起的肛管皮肤下层开始切除痔血管组织；d 用缝线将移行上皮的末端重新缝合到齿状线的原始位置；e 完成吻合。

图 4.3　Whitehead 痔环切术

  痔切除术后疼痛的处理应该从术前就开始。当患者在门诊时，就疼痛预期和疼痛处理与患者进行充分的沟通，这对手术结果和满意度至关重要。不幸的是,在充分控制疼痛的同时预防阿片类药物相关副作用,有时说起来容易做起来难。然而,当患者在术前接受关于多模式镇痛方法的教育时,他们意识到医生可以从许多不同的角度来定位他们的疼痛。这种逐步分次的多药物疼痛管理方法会减少难以忍受的不良事件的发生率,提高疗效及患者满意度。

(1) 肛门周围局部麻醉浸润镇痛

术中局部镇痛药的使用,在多模式镇痛中是非常重要的一个环节。局部浸润麻醉与静脉麻醉联合使用是安全的,甚至可能比其他麻醉方式出现的并发症更少,而且与脊柱麻醉和全身麻醉相比,是最经济有效的麻醉方法[4]。一项随机对照研究比较了 93 例门诊肛肠手术患者的三种麻醉方法,局部浸润麻醉由 15 mL 的 2% 利多卡因和 15 mL 的 0.5% 布比卡因与 1∶20 万肾上腺素的混合组成。静脉麻醉由异丙酚组成。与其他麻醉技术相比,门诊麻醉技术节省了 30%～50% 的成本。除了有效节约成本外,在术后副作用和意外住院方面却没有差异。与全身麻醉相比,多模式镇痛对止痛药的需求也较少。肛门神经阻滞是通过肛周皮下和黏膜下浸润,或以肛周四到八个象限的方式浸润到括约肌间沟来完成的。此外,局部浸润麻醉需覆盖整个手术切除区域,以确保手术时的充分麻醉。由于疼痛是门诊手术后延迟出院最常见的原因,因此给予有效的止痛药对术后疼痛管理是必要的。然而,大部分止痛药都是短效的,有效时间为 8～12 小时,之后患者需要服用其他止痛药来控制疼痛。

(2) Liposomal 布比卡因镇痛

Exprel® 是一种局部麻醉布比卡因脂质体注射剂,于 2011 年获得 FDA 批准,使用 DepoFoam®(专利授权)递送技术,将药物作用于手术部位进行镇痛。DepoFoam® 由多泡脂质体组成,封装布比卡因,持续释放时间约 96 小时。这些特性有利于延长首次使用麻醉药品的时间,减少总体麻醉药品的使用量,药物在手术结束时进行局部浸润麻醉。Gorfine 等[5]发表了一项随机对照多中心双盲安慰剂试验,189 名成年人接受了痔切除术(2～3 个痔核)。那些接受布比卡因脂质体可注射混悬液的患者在 72 小时内的疼痛评分有 30% 的显著降低,并显示显著降低了阿片类药物的使用量。Haas 等报道了一项使用布比卡因脂质体治疗痔切除术后疼痛的随机临床试验,并与盐酸布比卡因进行了比较[6],他们发现与盐酸布比卡因相比,布比卡因脂质体显著减少了术后疼痛以及阿片类药物的使用,相应也减少了阿片类药物相关不良事件。

值得注意的是,布比卡因脂质体的可注射混悬液不应与利多卡因或其他非布比卡因为基础的局部麻醉剂混合使用,不然可能导致布比卡因立即从混悬液中释放出来。

（3）导管输送系统镇痛

开发导管输送系统的目的是通过特殊设计的导管，以局部麻醉剂的形式，直接或近距离地向手术部位提供持续的非麻醉性止痛输液。这种给药方法可以为患者提供术后数天的镇痛，从而最大限度地减少麻醉药物的使用以及用药量增加而产生的副作用，如恶心、呕吐、便秘和过度镇静。从理论上讲，镇痛泵的使用是直接有效的，它通过局部放置的导管为手术区域提供持续的麻醉镇痛效果。然而，难以将导管保持在正确位置以及给药系统价格、院外管理者所需要的资源等原因极大地限制了导管输送系统（STAcath®，On－Q®）的使用。

（4）非甾体抗炎药和Cox－2抑制剂镇痛

非甾体类抗炎药（NSAIDS）是世界范围内应用的一种外周作用镇痛药。这些药物可以减轻疼痛，是阿片类镇痛药的替代品。它们在为围手术期提供镇痛、消炎和解热作用的多模式镇痛方法中发挥着关键作用。在围手术期使用非甾体抗炎药已被证明可以改善疼痛，降低尿潴留发生率，并减少麻醉镇痛药的使用[7-9]，此外，它不会产生过度镇静、呼吸抑制或认知功能障碍的问题，此药用于治疗中度至中重度术后疼痛。非甾体抗炎药可以口服、经皮和肌肉注射、静脉注射及在手术部位直接局部浸润给药。酮拉酸曲美他明是第一个被FDA批准在美国使用的注射类非甾体抗炎药。口服、肌肉注射和静脉注射的联合用药时间不应超过5天。当以多模式镇痛方式使用时，首剂量30 mg，之后每6小时给药15～30 mg，可有效作为阿片类药物的辅助措施进行术后镇痛，同时降低阿片类药物的使用剂量。然而，镇痛效果必须与潜在的副作用（尤其是胃肠道出血、血小板功能障碍和肾功能衰竭）之间进行权衡[7-8]。

2006年美国批准的另一种注射用非甾体抗炎药是布洛芬（Caldolor®）。本药物可单独用于治疗轻中度疼痛，也可作为阿片类镇痛药的补充（布洛芬注射液Caldolor®）。布洛芬注射液的推荐剂量为每6小时800 mg，24小时内最大剂量为3 200 mg。体重不足50 kg的患者和老年患者可以用400 mg的剂量达到有效的止痛效果。与酮拉酸相比，它对Cox－1同工酶的选择性较低，可降低胃肠道出血或血小板功能障碍等副作用的风险。与酮拉酸不同，本品应用250 mL无菌生理盐水或乳酸林格氏液稀释，并缓慢注入（7～15分钟），以便更快地在组织损伤部位达到最大的血药浓度。

Cox－2抑制剂的开发，提供有效镇痛的同时也提高了胃肠道安全性。1998年FDA批准了唯一一种用于围手术期疼痛管理的Cox－2抑制剂塞来昔布(Celebrex®)。这类非甾体抗炎药对在组织损伤后诱导的Cox‐2同工酶更有选择性。不幸的是,其他Cox‐2抑制剂已从美国市场撤下,FDA对塞来昔布发出了黑框警告,警告其长期使用可能导致心脑血管血栓的形成。

(5) 对乙酰氨基酚镇痛

这是一种中枢作用镇痛药,用于轻、中度急性和慢性疼痛,是最广泛的非处方镇痛药之一。由于它不具有外源性作用,因此在手术部位没有局部抗炎作用。给药方式包括口服、直肠塞药和静脉注射。与安慰剂相比,它已被证明能显著减少术后疼痛[11]。此外,对乙酰氨基酚没有非甾体抗炎药和阿片类药物的副作用。静脉制剂(Ofirmev®)于2010年在美国获得FDA批准,除解热作用外,还可单独用于轻至中度疼痛的治疗,或联合阿片类镇痛药,用于中度至重度疼痛的治疗。与口服或直肠制剂相比,其优点是镇痛效果更强、血药浓度更高和起效速度更快。该药物以1 000 mg的溶液形式提供,每4～6小时静注一次(滴注15分钟),对于70岁以下的成年人每天不超过4 g。剂量根据儿童、青少年和老年人进行调整。有一些数据表明,术前静脉注射对乙酰氨基酚,可以增强镇痛效果,尽管这是在接受腹式子宫切除术而非痔切除术的患者中使用[12]。由于对乙酰氨基酚的药效维持时间短,应注意推荐使用剂量,以尽量减少潜在的肝毒性。此外,不建议用于严重肝损伤或严重活动性肝病患者。

(6) 甲硝唑镇痛

口服甲硝唑已被证明可以改善痔切除术后的疼痛[13]。然而,已发表的结果有差异,支持或不支持使用甲硝唑两种结果同时存在[14-15]。

(7) 硝酸甘油(GTN)镇痛

研究显示硝酸甘油软膏具有镇痛及促进创面愈合的效果,但有头痛的不良反应。硝酸甘油已被证明可以减少肌肉痉挛和增加肛管皮肤区域的血供。一项包括了来自5个随机试验333名患者的Meta分析显示使用硝酸甘油在第3天和第7天镇痛效果优于安慰剂[16],此外,与安慰剂相比,使用硝酸甘油的患者在3周时伤口愈合的更快,而头痛的副作用在统计学上无差异。

Liu等人对12项随机对照研究进行的另一项Meta分析,共观察了1 095名患者,结果发现在术后的第1、3、7和14天,疼痛明显减轻。其对术后3周伤口愈合的改善似乎也有好处,但这是以头痛加剧为代价的[17]。

Joshi和Neugebauer代表PROSPECT合作工作组报道了一项研究,评估了关于痔术后疼痛处理的文献[18]。该合作小组的成立是为了为特定的外科手术提供基于证据的建议。在207项随机研究中,只有106

项符合纳入标准,41 项研究被排除在外,剩下 65 项研究有待评估。虽然没有进行定量分析,但结论是:在痔切除术后的疼痛处理中,建议将局部麻醉浸润作为一种单独的技术或是与疼痛的多模式方法(非甾体类抗炎药、对乙酰氨基酚、阿片类药物)联合使用。以下流程可用于痔切除术后疼痛的处理(图 4.4)(疼痛管理流程)。

痔切除术后疼痛管理流程

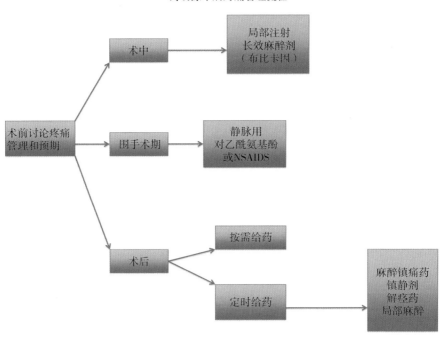

图 4.4 痔切除术后疼痛管理流程

4.1.2 尿潴留

尿潴留是痔切除术后除了疼痛外最常见的并发症。这在行多个痔切除术或行痔切除术的同时联合其他肛门部手术后尤为明显。许多研究表明,将围手术期液体限制在 1 000 mL 以下可以将尿潴留的发生率从 20% 左右降低到 10% 以下[19-20]。Bailey 将导尿的发生率从 14.9% 降低到 3.5%[19]。此外,多模式镇痛已被证明能将尿潴留发生率从 25% 降低到 8%[21]。Toyonaga 等经多因素分析发现,女性、术前存在尿路症状、糖尿病、需术后镇痛、同时切除三个以上痔核这些因素,是引起尿潴留的独立危险因素[21]。美国结直肠外科医生协会(ASCRS)在最近发布的指南中,给出了一个 1B 级证据的强有力推荐:"门诊手术后的尿潴留可以通过限制围手术期液体摄入来减少。"[22]由于绝大多数痔切除术是在门诊进行的,因此在出院前强制排尿是不太实际的。建议患者在排尿前尽量减少液体摄入。术后第一天温水坐浴或洗个热水澡通常会促进排尿。

4.1.3 术后出血

痔切除术后大出血并需要再次手术的患者约占 1%~2%。痔术后出血分早期(术后立即出血或 48 小时内出血)和迟发(出血发生在术后 72 小时或更长)两类。通常情况下识别出血并不困难,但如果局部有肛门填塞物,出血则有可能被掩盖,因此,一些外科医生不主张痔术后进行肛管填塞。

(1)术后早期出血

几乎所有的术后早期出血都和手术技术问题有关,比如因结扎痔核不充分所致。虽然伤口的外部出血是很少见的,但它仍可能发生,可以在麻醉恢复室的床边处理。单纯注射 1% 利多卡因加 1:10 万肾上腺素可治疗外部伤口出血,这可以方便地控制出血,至少让外科医生能够仔细观察出血的外部伤口。有时候可能需要缝合结扎外部皮肤上的出血点。如果患者在麻醉后的护理病房中或在 48 小时内有严重的出血,应立即回手术室处理,直视下寻找出血点并缝扎止血。

(2)术后迟发性出血

迟发性出血可在痔切除术后数周内发生,但大多数发生在第一周内。迟发性出血常需住院观察和处理。迟发性出血通常是由于痔切除术后伤口的出血,创面肉芽组织中可能有裸露的血管存在。Milligan - Morgan 开放式痔切除术和 Ferguson 闭合式痔切除术的迟发性出血发生率接近[23]。迟发性出血可通过多种治疗加以预防。一旦患者在急诊室复苏,就要通过详细的病史和体格检查来对出血的程度进行评估。如果患者在复苏后血液动力学仍不稳定,应立即带到手术室进行麻醉下探查,并可能进行缝合结扎。如果患者病情稳定,可以尝试使用大号 foley 三通导管进行直肠冲洗,这通常不需要麻醉或镇痛药,但也可以选择性地使用。如果鲜血在直肠冲洗过程中持续存在,则应在将患者送至手术室进行麻醉下探查,反之如果直肠冲洗未见鲜血流出,那么患者就可以转入观察病房进行密切观察。Chen 等进行了一项前瞻性研究,比较了直肠灌洗和立即进行麻醉下探查,他们发现患者对于直肠灌洗的耐受性好,且 88% 的患者出血自止,与外科手术相比,接受直肠灌洗的患者满意度更高,住院时间更短,治疗更经济有效[24]。

另一种微创方法是直肠镜检查或肛门镜检查,然后注射 1% 利多卡因和 1:10 万肾上腺素。这可能需要使用局部麻醉或麻醉药来增强患者的耐受性。此外,良好的照明对准确观察至关重要[25]。

肛门填充物的成分材料种类很多,包括 Surgicel 可吸收止血纱布、凝血酶或肾上腺素浸泡的明胶海绵,这通常需要麻醉剂或镇痛药来减轻患者的不耐受性,并会导致其他并发症(如尿潴留)的发生[26]。另一种替代填塞的方法是用 Foley 导管压迫止血。插入导管并向球囊中注入 20~40 mL 的液体,轻柔地牵拉导管使球囊压迫创面。气球可以在 24 小时内放气并取出,这个处理方法也可以作为无法立即去手术室之前的临时手段[27-28]。最后,对于大量出血的患者,在手术室可以彻底地进行无痛检查,也方便进行缝合结扎。

4.1.4 感染

虽然有报道说乙状结肠镜检查后菌血症的发生率高达 8.5%,但痔切除术后局部感染和全身性脓毒症的发生率却出奇地低。这在一定程度上归因于肛管区域良好的血供,以及肝网状内皮系统对门静脉菌血症的有效清除[29]。

痔切除术后伤口感染的报道非常少。据报道,在大多数行痔切除术的病例中,局部感染率低于 1%~2%。Bouchard 等人报道,在 600 多例痔切除术患者中,局部感染发生率为 1.4%[30]。Chen 等人报道,666 例使用 LigaSure 设备行痔切除术的患者中只有 1 例出现感染[31]。Qarabaki 等人报道,在一项对比研究中,688 名患者接受了痔环形切除术和 Ferguson 闭合式痔切除术,术后未出现一例伤口感染[32]。

4.1.5 肛门狭窄

痔切除术后肛门狭窄通常是一种可预防的并发症,其原因是肛周皮肤和肛管皮肤被过度切除。其发生率通常低于 5%,但有报道称高达 10%。肛门狭窄的最佳处置是预防,如果在痔切除术中保留足够的皮肤和黏膜桥,肛门狭窄的风险将会降低。在痔切除术的整个手术过程中,建议使用一个大号的 Hill - Ferguson 拉钩。如果痔核是环周一圈的,建议最好留下足够的皮肤和肛管黏膜桥,即使术后患者可能会抱怨还残留一些皮赘。如果需要,可以在最初的伤口完全愈合后进行一些处理。虽然外科医生可以在广泛的切除后再进行肛门成形术,但我更倾向保留足够的皮肤和黏膜桥,以避免术后肛门狭窄。肛门狭窄的发生时间可能在痔切除术后的几周到几个月之间[33]。药物和外科治疗应根据肛门狭窄的严重程度进行选择。肛门狭窄的患者通常表现为排便时疼痛、便血、大便变细或排便困难。视诊和肛门直肠指诊通常能确诊肛门狭窄,然而,有些患者可能需要在麻醉下进行检查,以便作出充分的评估。如果狭窄的病因不清楚,患者应进行内镜检查,以排除恶性肿瘤和炎症性肠病,尤其是与克罗恩病进行鉴别诊断。狭窄可分为轻度、中度和重度[34]。轻度狭窄的特点是能够对患者进行直肠指诊,或能够在无须强力扩张的情况下在肛门内置入中号 Hill-Ferguson 拉钩。中度狭窄则需要强力扩张,以便进行直肠指诊或置入中号 Hill-Ferguson 拉钩。严重狭窄的定义是只有强力扩张后才能插入小指或小号 Hill-Ferguson 拉钩。狭窄也可根据受累高度分为低、中、高[35]。低位狭窄指至少累及齿状线远端 0.5 cm,中位狭窄为累及齿状线远端 0.5 cm 至近端 0.5 cm,高位狭窄指累及齿状线近端0.5 cm以上。

　　轻度狭窄常可用大便软化剂或膨松剂治疗[34]。有些患者可能需要每天 2～3 次的自行手指扩肛或器械扩肛。扩肛器可能非常昂贵,可以用润滑良好的锥形蜡烛代替,花费要低得多。指导患者将蜡烛带到门诊,然后观察其用于扩肛的情况,也可以对蜡烛进行标记来限制插入的深度。建议患者每周门诊随访,评估治疗进展并进行扩肛或直肠指诊。中度狭窄应首先行补充纤维素和扩肛等保守治疗。如果保守治疗效果不佳,患者可通过切开狭窄带并同时行侧方内括约肌切开来改善症状。侧方内括约肌切开应该以开放的方式进行,以便同时行肛管瘢痕切除。括约肌切开术的伤口应保持开放以便二期愈合,术后早期应用纤维素大便膨松剂。部分患者可能需要接受不止一次的括约肌切开术,以达到合适的扩肛效果。在 Milsom 的研究的 212 名患者中,超过 50% 的患者接受了括约肌切开术[34]。更严重的狭窄通常需要手术干预,比如行肛管成形术。图 4.5是痔切除术后肛门狭窄的简化治疗流程。

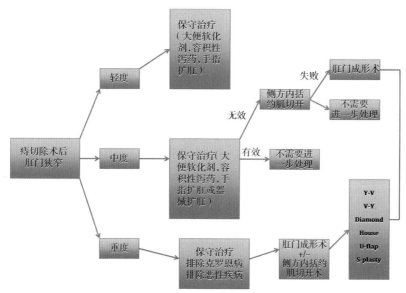

图 4.5　痔切除术后肛门狭窄的治疗

　　肛门成形术本质上是为了治疗因痔切除术导致的肛管皮肤缺损。各种皮瓣推移技术的出现，目的是用健康、柔软的组织来取代瘢痕和缺失的肛管组织。有时，可能需要多个皮瓣来矫正畸形。实际上所有用于治疗因痔切除术后引起的肛门狭窄的皮瓣，应该以肛管左右侧为基础，远离中线，因为中线张力更大会影响愈合。虽然不包括所有的皮瓣技术，但本文着重介绍了几种常见的肛门成形术，用于治疗因痔切除术导致的严重肛门狭窄（图 4.6、图 4.7、图 4.8 和图 4.9）。

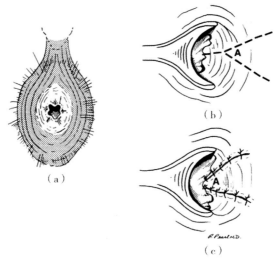

　　a 肛管狭窄。**b** 肛管 Y－V 成形术切口线。注意底部的切口从上到下应该等于或大于 Y 的长度（即 Y 臂之间的距离）。**c** 完成肛门 Y－V 成形术，缝合伤口。改编自 Blumetti 和 Abcarian[36]。

图 4.6　Y－V 肛门成形术

　　患者通常在术前进行机械性肠道准备以及静脉注射抗生素。为了促进括约肌的放松，患者应该进行局部麻醉或全身麻醉。局部麻醉剂的浸润也能帮助减轻术后疼痛。创建全层的皮瓣应与底部脂肪组织相连，包含下面良好的血供。为了防止皮瓣的缺血坏死，需注意不要破坏皮瓣。文中介绍的皮瓣推移技术中，除"U"形皮瓣的创面是部分开放二期愈合外，其他皮瓣的创面均为一期闭合[37]。

　　Bouchard 等报道了 488 例患者，在术后 1 年随访中肛门狭窄发生率为 4.7%[30]。Nienhuijs 和 de Hingh 对传统痔切除术和 LigaSure 痔切除术进行了 Cochrane 回顾[38]，研究纳入 12 项随机对照研究，共计1 142例患者，其中 931 例患者报道了肛门狭窄的数据，在接受 LigaSure 或传统痔切除术的 931 例患者中，肛门狭窄的发生率为 0.86%（8/931）。

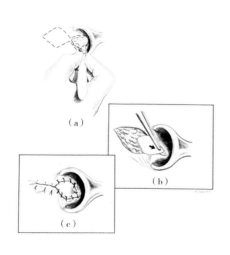

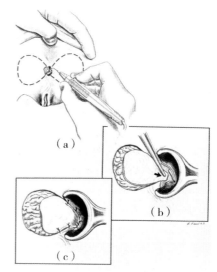

a 菱形皮瓣成形术切口线,皮瓣的前缘应与肛管缺损大小一致;**b** 全层皮瓣推移覆盖伤口。改编自 Blumetti 和 Abcarian[36]。

a 双侧"U"形皮瓣推移,切口弧形;**b** 游离的皮瓣覆盖伤口;**c** 缝合皮瓣,皮瓣外侧创面是开放的,需换药护理直至愈合。改编自 Blumetti 和 Abcarian[36]。

图 4.7 菱形皮瓣肛门成形术　　**图 4.8 "U"形皮瓣肛门成形术**

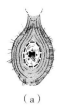 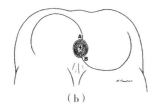 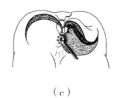 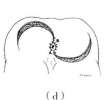

（a）　　　　　　（b）　　　　　　（c）　　　　　　（d）

a 狭窄和外翻的切除线;**b** "S"形皮瓣的切开线,从 A 到左外侧缘的距离是上皮瓣的基底,并且这个距离比皮瓣从上到下的高度要长;**c** 下方皮瓣的游离,上方皮瓣已经完成;**d** 完成后的最终外观,注意上皮瓣的顶端（a）是否已经旋转并缝合到伤口的下侧面,以及下皮瓣的顶端（b）游离出来的伤口可以开放也可以缝合关闭。改编自 Blumetti 和 Abcarian[36]。

图 4.9 "S"形皮瓣肛门成形术

　　在 Brisinda 等人的文献综述中,报道了来自 29 项研究共计 700 多名患者的肛门狭窄总治愈率在 60%～100%,其中有 26 项研究的治愈率大于或等于 90%[39]。但值得注意的是,有些肛门成形术并不用于肛门狭窄,有些患者还接受了双侧肛门成形术。不幸的是,由于没有前瞻性随机对照试验,很难比较肛门成形术的结果。尽管如此,据报道的结果来看,大多数患者是成功的。

4.1.6 黏膜外翻

当黏膜被错误地缝合至齿状线远端时,有时会就出现这种情况,肛缘处可见外翻的黏膜,又因外翻的黏膜接触到肛周皮肤导致肛周潮湿。患者也会抱怨肛周持续潮湿和刺激。这种并发症通常发生在不规范的Whitehead痔环切术后[40](图4.3)。如果没有出现肛门狭窄,外翻仅局限于肛周的某个象限,那么可以进行局部切除。切除外翻的黏膜后,将直肠黏膜在齿状线水平与内括约肌横向缝合,术后局部换药直至愈合。如果存在肛门狭窄或广泛的黏膜外翻,又或是痔环切术后肛管皮肤缺损严重,应进行肛门成形术。

4.1.7 大便失禁

考虑接受痔切除术的患者必须详细询问病史,包括污粪、小便失禁、大便失禁或气体失禁的发作频率。这对可能有肛门自制功能障碍的老年患者尤其重要,因为当患者抱怨因黏膜脱垂引起污粪或大便失禁时,这些问题很难解决。

虽然术后出现新的大便失禁很罕见,但患者术后数周内出现暂时性排气控制困难并不罕见[41]。至于是因为手术切除了肛垫组织(起协同维持肛门自制作用),还是因为切除了肛管移行区组织(和感觉有关),目前还不清楚。尤其是女性更应该关注这个问题。据报道,痔疮切除术后的肛门失禁率可高达12%[42]。此外,对肛门自制功能有下降的患者,必须避免行内括约肌切开术,否则可能会导致大便失禁。术中使用肛门牵引器也会影响肛门自制功能[43-44]。正如许多并发症一样,预防是最好的治疗方法。对于肛门自制功能下降对的患者,应避免行痔切除术。除了选择适当的患者,小心使用肛门牵引器和避免行内括约肌切开术可以减少这类术后并发症。

4.1.8 便秘

虽然便秘在痔切除术后并不少见,但最好的预防方法是对患者进行适当的肠道管理。应立即指导患者使用纤维容积性泻药,如果术后第3天仍没有适当的排便,则应使用刺激性泻药。术后粪便嵌塞的发生率约为1%~3%,应不惜一切代价避免其发生,一旦发生,通常需要到手术室进行处理[30]。

容积性泻药已经被证明可以减少排便时的疼痛,并减少污粪的发生[45]。

4.2　吻合器痔上黏膜环切术的并发症
Ariane M. Abcarian and Herand Abcarian

　　吻合器痔上黏膜环切术(PPH)最初由 Antonio Longo 于 1995 年设计,并于 1998 年在意大利罗马举行的第六届世界内镜手术大会上作为一种新术式被报道[46]。在这新的概念和技术操作中,Longo 认为痔切除手术如 Milligan - Morgan 手术或 Ferguson 手术一样,是不必要的,所需要做的就是将脱垂的痔疮和直肠黏膜上提并固定在直肠壁的肛管直肠环水平。这个手术通过由他设计并由强生公司生产和销售的经肛环形吻合器来完成[46]。从本质上讲,这是所有痔疮"非手术治疗"的终极延续,如注射硬化疗法、胶圈套扎术、红外线凝固术等,这些非手术治疗主要通过将组织固定在肠壁上,达到缓解脱垂及出血症状的目的。值得注意的是,在最初开展时,许多欧洲外科医生仍习惯使用"吻合器痔切除术"而不是"痔固定术"这个术语。

　　这种手术在欧洲,尤其是在意大利和德国迅速流行起来,这主要是由于手术操作简单,由于不用切开肛管皮肤且吻合钉的位置在齿状线上方 2～3 cm 处,所以患者疼痛感轻。和其他新手术一样,它在外科医生(其中许多是非结直肠医生)手中迅速扩张,导致了一系列并发症,其中一些是新的并发症,另一些则是痔切除术常见并发症。最终,一个由许多国家(包括美国)代表组成的国际工作组在法国成立,为使用这种新器械和操作制定指南,推荐讲座、视频以及在动物模型中的操作训练等,开展此项技术的医生需获得资格认证[47]。

　　Singer 和他的同事报道了美国早期的吻合器痔上黏膜环切术的经验,并在伊利诺伊大学芝加哥分校和华盛顿大学圣路易斯分校开展该手术的结果[48]。从那时起,大量的出版物已经证实该手术术后疼痛明显减轻,早期就能恢复正常活动,患者满意度高[48-49]。在比较"吻合器痔切除术"与其他传统技术的随机对照试验的结果中发现,在术后疼痛和患者满意度等方面,前者均占优势[50-53]。随着进一步的经验,"吻合器痔切除术"的远期疗效同样证实了良好的结果[54-55]。

　　为了验证欧洲研究的结果,美国学者进行了一项前瞻性随机对照多中心试验,比较吻合器痔上黏膜环切术和 Ferguson 痔切除术[56]。围手术期和 1 年的结果证实了吻合器痔上黏膜环切术在减少术后疼痛、减少休息时间方面的优势,在 1 年的随访结束时,即使没有更好的效果,也有类似的效果[56]。在收集的详细资料中,术后并发症及不良事件(AE)如表4.1所示。

表 4.1　不良事件(AE)

不良事件	PPH 术	Ferguson 手术	P 值
出现≥1次不良事件患者数量	27(35.1%)	32(40.5%)	0.367
因不良事件回到手术室	0	6(7.6%)	0.007
尿潴留	9(11.7%)	6(7.6%)	0.382
便秘	4(5.2%)	10(12.7%)	0.102
术后出血	7(9.1%)	4(5.2%)	0.193
排尿障碍(排尿困难)	2(2.6%)	6(7.6%)	0.154
暂时性大便失禁	3(3.9%)	4(5.2%)	0.667
伤口并发症	0	6(7.6%)	0.103
肛周瘙痒	3(3.9%)	2(2.5%)	0.610
呕吐	2(2.5%)	2(2.5%)	0
发热	0	4(5.2%)	
肛裂	0	2(2.5%)	
肛门狭窄	2(2.5%)	0	
肛瘘	0	2(2.5%)	
瘙痒症	0	2(2.5%)	
直肠痛	2(2.5%)	0	
肛周脓肿	0	1(1.3%)	
腹胀	0	1(1.3%)	
寒战	1(1.3%)	0	
肛周烧灼感	1(1.3%)	0	
肛周炎症	1(1.3%)	0	
术后创面感染	0	1(1.3%)	
性功能障碍	0	1(1.3%)	
暂时性气体失禁	0	1(1.3%)	

作者的结论是：①PPH 术与 Ferguson 痔切除术的安全性接近；②PPH术后疼痛更轻,恢复更快,需要止痛药的患者也更少；③PPH 和 Ferguson 痔切除术对痔疮症状的改善率相似。此外,PPH 患者在术后第

一年需要接受额外的肛肠手术更少[56]。

吻合器痔上黏膜环切术的并发症及其处理将被尽可能的归类,并分别进行讨论。

4.2.1 疼痛

(1) 正常术后疼痛

术后疼痛最好使用非麻醉类镇痛药,以防止阿片类药物引起便秘的副作用。在欧洲麻醉药品很少被用于预防术后疼痛。在手术室内静脉注射 1 000 mg 对乙酰氨基酚是控制术后疼痛的一个好的辅助手段。热水坐浴 10~15 分钟,每天 3~4 次,对缓解疼痛非常有用。与 Ferguson 痔切除术相比,吻合器痔固定术后疼痛的严重程度要小得多,持续时间更短,所需的止痛药剂量也更低[56]。不明病因的"持续性疼痛"或急便感已被报道[57]。如果严重疼痛持续超过 3~4 周,建议在麻醉下进行检查。

(2) 盆底痉挛

盆底痉挛可引起直肠剧烈的深处烧灼感的疼痛,并可向耻骨放射。通常发作短暂,持续仅数天,可以通过每晚增加横纹肌松弛剂(例如,10 mg 口服环苯扎林)和坐浴来控制。

(3) 吻合口过低

荷包缝合应在齿状线上方 3~4 cm 处,吻合口位置低会刺激躯体感觉神经,该神经一般止于齿状线并可以向头部侧 5~6 mm(类似痔疮的胶圈套扎以预防疼痛)。一般来说,如果吻合口可以通过掰开臀部来观察,那么可以肯定吻合口位置太低,与齿状线相接。

(4) 慢性疼痛

人们对慢性疼痛知之甚少,但可能与低吻合口有关。3~4 周后,患者可能会被送回手术室,如果没有其他原因导致疼痛,外科医生可能会尝试尽可能多地移除容易看到的吻合钉,而不会引起有吻合口裂开或出血的风险。如果发现肛门狭窄,应采取适当的处理,包括简单的扩张、切除瘢痕,甚至行部分侧方内括约肌切开术。

(5) 肛裂

肛管扩张后插入环形扩肛器(CAD)时可发生肛裂,所以应避免人工扩肛。CAD 应插入 2~3 次,以保证 CAD 的位置放置正确。如果患者抱怨典型的肛裂后疼痛,不需要肛门指检,只需简单地掰开臀部即可看见裂口,这可以通过局部应用硝酸甘油(NTG)或钙通道阻滞剂(CCB)来处理,但如果肛裂对局部药物没有反应,可能需要行侧方内括约肌切开术。

（6）血栓性外痔

如果术前外痔较大，且术中未切除，可能会发生血栓性外痔。长期使用止痛药、消炎药、激素类外用止痛药进行"保守"治疗应受到谴责。在局部麻醉下切除痔及其血栓可立即缓解疼痛等症状。

（7）肛周脓肿和肛瘘

由于避免了切开肛管皮肤，肛周脓肿或肛瘘很少见于吻合器痔上黏膜环切术后。如果怀疑有深部（肛内）脓肿（症见疼痛、发热、肿胀、里急后重感），在麻醉下进行紧急检查可及时诊断和治疗（引流）。

（8）肛周灼烧、瘙痒和刺激

这些都是疼痛的轻微表现形式。适当的卫生措施、使用温和的激素软膏、保持干燥将有助于迅速缓解症状。

4.2.2　感染性并发症

（1）菌血症

所有直肠手术后均可发生菌血症，表现为短暂的低热和寒战，一般持续时间不超过 24 小时[58]。菌血症发生率低，通过保守治疗坐浴和退热药就足够应对了[56-58]。目前还不清楚术前使用抗生素预防是否会降低菌血症的发生率，因为这种情况很少见，而且缺乏基于证据的数据或前瞻性随机试验。

（2）切开腹膜后感染

Seow - Choen 和他的同事发表了腹膜后感染的病例，并进行了文献回顾[59]。其他关于痔切除术后出现感染的并发症也有被报道[60-61]。如果患者出现发热、白细胞升高、严重疼痛或排尿困难，应立即进行包括 CT 扫描在内的检查。由于这种并发症的潜在致命性，必须立即进行急诊手术、外部引流和粪便转流。患者康复后，仔细的内镜检查和造影将指导外科医生采取适当的外科干预措施来处理脓腔和狭窄，如果有必要，最终可使用结肠肛管吻合术。

（3）肛门直肠脓肿瘘

已经得到处理（见上文）。

4.2.3　泌尿生殖器并发症

（1）排尿困难

吻合器痔上黏膜环切术后排尿困难多见于男性患者。虽然病因尚不清楚，但可能与术后疼痛引起盆底痉挛或膀胱颈反射性收缩有关。术后 3～4 晚经验性地使用环苯扎林 10 mg 和盐酸坦索洛辛（Flomax®）0.4 mg（每天临睡前），效果显著。

（2）尿潴留

尿潴留是痔切除术后最常见的并发症。手术期间和术后立即进行过量静脉输液（尤其是在使用局部麻醉时）是最常见的错误。在一项对 610 名肛肠手术患者的既往研究中，痔切除术作为尿潴留的一个危险因素，在所有良性肛肠疾病手术中尤为突出[20]。在 Senagore 及其同事的研究中，吻合器痔上黏膜环切术后尿潴留的发生率为 11.7%，而 Ferguson 痔切除术后尿潴留的发生率为 7.6%（$P=0.382$）[56]。膀胱减压、液体摄入限制、热水坐浴、使用盐酸坦索洛新 0.4 mg 每天有助于避免重复导尿。

（3）性功能障碍

男性性功能障碍如暂时性阳痿几乎总是能及时解决，而女性偶尔会出现性交困难，可能与吻合钉非常接近阴道后壁有关。我个人经历过一个案例，是直肠阴道隔小血肿引起阴道深部疼痛和性交困难。手术后一个月，血肿开始通过吻合口的微小缺陷自动排出。在局部麻醉下，用止血钳扩大开口，进一步引流"淤血"，症状会在 2 周内消失。

（4）阴茎撕裂

有人报道了一个人的性伴侣在其实施吻合器痔上黏膜环切术后出现阴茎撕裂伤[62]。仔细询问病史尤其是男性患者，可以提醒外科医生不要选择吻合器痔上黏膜环切术来治疗有症状的痔病。建议女性在 6～12 个月的时间里避免肛交，直到所有的吻合钉被排出。

4.2.4 排便相关并发症

（1）便秘或粪便急迫性便秘

便秘或粪便急迫性便秘与脱水、体力活动减少、饮食改变以及最常见的和使用麻醉性镇痛药有关。据报道，在行吻合器痔上黏膜环切术的患者中发生排便相关并发症的概率为 5.2%。

在行 Ferguson 痔切除的患者中，发生率为 12.7%[56]。患者应采用高纤维饮食，增加口服液体/水的摄入量和大便软化剂。有慢性便秘病史的患者应在手术前 1～2 周开始采用本方案，联合每天服用聚乙二醇（PEG）粉。急便感和排便不尽感与内翻型的吻合口有关，影响到肛门直肠出口的功能。在适当的肠道管理和心理安慰下，急便感逐渐减轻，并在术后 3～4 周内缓解。

（2）粪便嵌塞

吻合器痔上黏膜环切术后的粪便嵌塞通常与过度使用麻醉性镇痛药有关。表现为"便秘"5～6 天后，患者出现里急后重，排出液体大便，常被误诊为腹泻。在这个阶段使用洛哌丁胺或其他便秘药物会使病情严重恶化。虽然这种情况很少见,但术后粪便嵌塞的患者应在麻醉或深度镇静状态下处理,然后使用 PEG 或乳果糖继续通便治疗。

(3) 大便失禁

据报道,3.9%的患者在吻合器痔上黏膜环切术后出现暂时性大便失禁,5.2%的患者在 Ferguson 痔切除术后出现暂时性大便失禁[56]。更常见于不能耐受直肠手术中肛门牵拉的老年患者。一般来说,大便失禁是暂时的,并在 2~4 周内可自行缓解。如果患者抱怨长时间的大便失禁,肛管超声(EAUS)可以帮助明确是否存在肛门括约肌损伤,即使有括约肌损伤这种情况,也可能在手术前几年就已经出现了,而且处于隐匿的无症状状态。如果发现括约肌缺损,应建议进行生物反馈治疗,如果治疗失败,可尝试行括约肌折叠修补术。

(4) 直肠梗阻

直肠梗阻也有被报道,主要表现为严重便秘或顽固性便秘[63]。直肠梗阻的检查必须包括尽早回到手术室在麻醉下进行检查和内镜检查。梗阻可以通过局部扩张、冲洗和放置蘑菇状导管进行后续冲洗。然而,如果局部治疗不成功,应进行转流的结肠造口术,使患者度过急性梗阻期以便允许进一步的检查,并行择期手术来恢复消化道连续性(伴或不伴直肠切除)。

(5) 直肠狭窄

直肠吻合口过低会导致排便困难和疼痛,可导致肛门狭窄。Pescatori 报道了肛门术后(吻合器痔固定术)的直肠狭窄,并讨论其处理方法[64]。

(6) 梗阻性排便障碍(ODS)

Dowden 和他的同事报道了 4 例吻合器痔上黏膜环切术后出现梗阻性排便障碍的病例[65]。无论如何,ODS 很难管理,术后 ODS 会给患者带来严重的功能和心理问题。生物反馈、盆腔放松运动和物理治疗可能会有所帮助。对于这种并发症,不建议进行外科手术治疗。

4.2.5 出血

(1) 术后出血

使用第一代吻合器(PPH33 - 01)®,在吻合操作结束时,经常可以在吻合口处看到出血点。这种出血很容易被处理,可以用 3/0 可吸收缝线跨吻合口缝扎止血,术后出血(在恢复室、在家中、前 24~48 小时)被认为是技术问题,因为原因相同(未及时诊断和处理)。随后的吻合器产品(PPH33 - 03)®缩短了吻合钉的高度,使吻合口更紧密,减少了吻合口出血的发生率[66]。在我们的结直肠外科，如果行吻合器痔上黏膜环切术的患者须重新使用抗凝药物，则整个吻合口都要用 3/0 可吸收缝线连续缝合。

（2）黏膜下、黏膜内血肿

可引起直肠充盈、里急后重和疼痛。大多数情况下，血肿的压力导致其部分通过吻合口排出减压，这在门诊或镇静状态下很容易被发现。直肠阴道隔血肿会导致疼痛和性交困难。通过取下几个吻合钉，用止血钳的尖端轻柔地扩大血肿的开口，血肿可以安全地经直肠排出。

（3）直肠撕裂穿孔

这是由于不正确地使用吻合器、在插入抵钉座时用力过大，或者打开并重新关闭、击发吻合器所造成的。穿孔可能很小，表现为盆腔血肿和腹膜炎，也很大可能表现为气腹和腹腔积血[67-68]。这些紧急情况需要立即进行复苏，回到手术室，经直肠或经盆腔控制出血，修复撕裂或穿孔，并转移性行乙状结肠造口术。尽管大多数结直肠外科医生倾向采用回肠造口术进行转流，但根据结肠创伤的原则，乙状结肠造口术更可取，因为其接近损伤处，不会遗留长段的粪便被挤压后流入盆腔。腹腔积血的治疗方法是彻底冲洗和封闭外部引流，也可以像乙状结肠憩室炎穿孔的病例一样在腹腔镜下进行。

4.2.6 "漏气"

据报道，气腹、腹膜后气肿与纵隔气肿与痔吻合器术后直肠穿孔有关[69]。当直肠穿孔较大时，必须开腹进行漏的修补和结肠造口。有时可在腹膜后及纵隔中见到气体，但无明显临床症状。经 CT 确诊后，可予静脉滴注抗生素，保持禁食并密切观察。

如患者出现发热、白细胞增多、腹部或盆腔压痛，应及时干预。应在麻醉下对吻合口进行观察，如有可能，小的缺损可经肛门进行修补。

4.2.7 直肠阴道瘘

这可能是吻合器痔上黏膜环切术引起的最严重的并发症。可以通过在向肛管内推进以完成闭合前，在肛门外完成大部分吻合器的关闭来进行预防。吻合器关闭后，用手指触诊阴道后壁，并轻柔地向左右两边旋转吻合器，一旦确定阴道后壁没有被带入到吻合器内，就可以激发吻合器然后取出。外科医生必须仔细检查被切除的环形肠壁组织。直肠黏膜和黏膜下层呈明显的粉红色和红色，而阴道壁呈白色，形成鲜明对比。如果在切除的痔标本中发现任何白色组织，必须使用牵拉器（包括 LoneStar® 拉钩）在光源充足的情况下仔细检查阴道后壁。

如果采取了所有的预防措施,仍有一小段阴道壁被包埋在吻合口内,则必须将造成阴道壁缺损的吻合钉取出,分开直肠壁和阴道壁。仔细清创后,用 3/0 可吸收缝线缝合关闭阴道壁,再用可吸收缝线缝合环形吻合口的缺陷。

不幸的情况是,有些患者在术中未能及时发现阴道壁被带入到吻合器内,并在术后 5～7 天出现阴道内有粪便排出的情况,再次找到外科医生或被送到急诊室进行治疗,处理方法与直肠癌端—端吻合术后出现的低位直肠阴道瘘相同。首先应对患者行转流手术,让感染消退。然后在手术室里,仔细取出直肠阴道瘘处的吻合钉,对阴道和直肠壁的缺损进行清创,用可吸收缝线分别间断缝合。在内窥镜检查和钡剂灌肠均证实直肠阴道瘘修补成功后,术后 6～12 周可将转流的造口回纳。

4.2.8 吻合口开裂

吻合口开裂是技术操作失误的结果,由于吻合器没有被完全地挤压就击发和关闭吻合器,但切割刀已经切断组织。其结果是近端直肠和远端肛管黏膜之间出现间隙,吻合钉松动,造成大出血。最好立即用无损伤的钳子夹住直肠近端黏膜,靠近远端黏膜,用 3/0 可吸收缝线环周缝合,如有需要则进行第二层加强缝合。

虽然有导致吻合口开裂小肠脱垂的传闻报道,但这绝不应该发生,因为与直肠癌端-端吻合器不同,PPH 吻合器的设计目的只是切除黏膜和黏膜下层,而不是直肠全层。

在 Douglas 窝较深的女性中,错误的吻合口位置(太高)可能会导致这种罕见和不寻常的并发症产生。一旦发生,须立即开腹探查,回复脱垂的小肠,关闭直肠缺损或行 Hartmann 手术及近端结肠造口。

吻合器痔上黏膜环切术后出现长篇累牍的并发症有两个重要原因。首先,许多并发症在 Milligan‐Morgan(开放式)和 Ferguson(闭合式)痔切除术的时代是不存在的。其次,可以明确肯定的是,该手术必须由经验丰富并能够处理潜在并发症的外科医生进行。回顾有关吻合器痔上黏膜环切术并发症的大量文献,可以证明大多数并发症发生在经验不足的外科医生的"学习曲线"期间。

为了避免并发症发生,外科医生必须注意细节,严格把握手术指征和掌握技术,熟悉手术中和术后所有可能出现的并发症,并尽可能从他人的错误中吸取教训。引用丹麦奥尔胡斯外科医生 SØren Laurberg 的一句名言"拿着工具的傻瓜仍然是一个傻瓜",非常合适来形容吻合器痔上黏膜环切术这项技术。

4.3 缝合痔固定术及其并发症

缝合痔固定术是以解剖及影像学研究排便过程中肛垫下移为理论基础的手术技术[70-71]。显微镜下,痔疮是肛管黏膜下动静脉垫,悬吊于固有肌层,在典型的痔疮解剖位置可见肌肉和弹性纤维[72-73]。悬吊的肌纤维和弹性纤维逐渐退化使肛垫向下移位并突出肛外。出血是由痔区肛垫组织破裂或覆盖黏膜溃疡所致[74]。最终,10%有症状的痔疮患者需要手术治疗[75]。

传统的痔切除术,无论是闭合式(Ferguson)还是开放式(milligan-morgan),包括其他的胶圈套扎、电灼、激光和冷冻的疗法,都是基于痔疮的切除。1996年,Morinaga和他的同事们描述了一种利用多普勒血流仪结扎痔疮动脉的新技术,这种技术在多普勒超声的引导下,不需要切除动脉[76]。Longo提出的吻合器痔上黏膜环切术或PPH术基本上达到了相同的目的,即痔疮复合体抬高和固定在肛管环直肠水平而无须切除肛垫组织[77]。

吻合器痔固定术比起痔切除术有一个明显的优势,即显著减少术后疼痛,允许门诊手术,缩短术后恢复时间、病假时间,减少并发症。英国的一项比较吻合器固定和Milligan-Morgan痔切除术的随机对照试验中,长期随访的结果支持上述益处[78]。美国一项类似的多中心随机对照研究,比较了吻合器痔上黏膜环切术和Ferguson痔切除术后早期和远期结果,证实了类似的结果,即术后疼痛更轻,更早地返回工作,短期和长期效果则相当[56]。

痔疮作为一种疾病困扰着每一个国家的患者,其中包括许多第三世界国家或较不富裕的国家,根本负担不起吻合器或经肛门痔动脉结扎设备。因此,人们尝试用缝线来复制保留痔核、悬吊和固定手术,不需要特别昂贵的设备。研究的早期结果令人鼓舞,而且并发症发生率相当低[79-80]。

Pakravan在2009年发表了关于缝合痔固定术的报道,这也是最早的几个研究之一[80]。在这个研究中,他们提出在多个象限做齿状线上"Z"形缝扎痔上黏膜,悬吊和固定痔肛垫区域,而不是真正切除痔疮。为了加强固定,切除一个小的黏膜窗。84%的患者(32/38)在1周内没有不适感,只有6名患者需要双氯芬酸等口服止痛药来缓解术后疼痛。随访6个月,89%的患者(34/38)无症状,2例患者(3%)出现轻微的部分脱垂,但无须干预,2 例患者(5％)有肛周瘙痒。缝合痔固定术的操作示意图见图 4.10、图 4.11 和图 4.12。

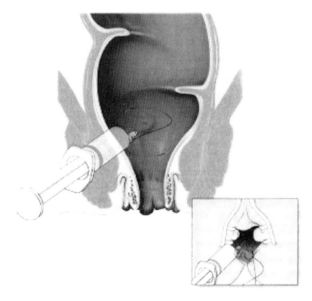

图 4.10　在齿状线上方约 4 cm 处进行"Z"形缝合，黏膜下注射肾上腺素溶液(1∶10 万)

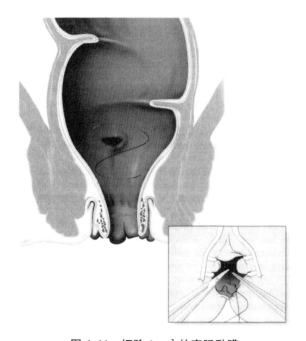

图 4.11　切除 1 cm² 的直肠黏膜

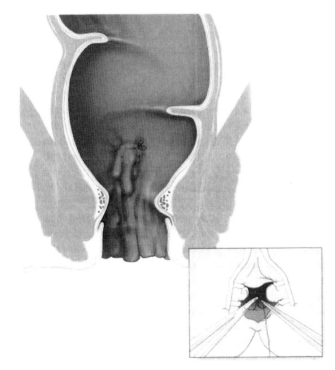

图 4.12　通过收紧"Z"形缝线来提拉痔组织

作者的结论是：与其他保留肛垫手术相比，"经肛行缝合痔固定术"是简单、有效和经济的方法[80]。Gemici 和他的同事报道了一个更大样本量（116 例）的 1 年随访结果[81]。采用"血管'Z'形结扎技术"治疗痔疮，男性占 65%，女性占 35%，平均手术时间为（12±4.8）分钟。第 3、第 7、第 21 天的视觉模拟评分（VAS）分别为 2.2、1.8、1.2；急性出血 4.3%，感染 1.6%，尿潴留 6.9%，复发率 3.5%[81]，没有出现肛门狭窄的病例[81]。

缝合痔固定术的并发症：类似于痔结扎术，在本书的另一章中有所涉及。

（1）血栓性痔疮发生率为 1.9%～4.3%[79-81]。

（2）尿潴留发生率分别为 1.4%[79] 和 6.9%[81]。

（3）急性出血占 4.3%[81]。继发性出血占 0.6%[79] 到 3%[80]，出血量少不需要干预。

（4）在缝合血痔固定术中，由于结扎引起的组织坏死极少，所以感染和肛门狭窄尚未见报道[79,81]。

这一手术的操作简单，性价比高，建议所有治疗痔疮的外科医生都应掌握该技术。

4.4 非切除性的痔手术

Kristine Makiewicz and Marc I. Brand

痔疮的外科治疗手段非常丰富,痔疮切除术仍然是疗效最确切的方法,但总有新的痔疮治疗技术迭代产生,它们往往带来更轻的疼痛、更低的复发率以及更少的并发症。由于肛管皮肤受神经支配,所有的痔疮治疗手段有着相似的并发症和明显的疼痛。损伤括约肌复合体会造成肛门失禁,切除过多的组织将引起肛门狭窄。最可怕的并发症是脓毒症以及死亡,但幸运的是它们的发生概率极低。

4.4.1 简介

痔疮是一种相当常见的疾病,在美国其发病率为 $4.4\%^{[82]}$。肛垫是维持肛门自制功能的一部分,但它们会发生病理性肥大。内痔会导致出血和脱垂,当外痔形成血栓时会引起强烈的疼痛。有许多治疗方法可供选择,包括去除多余组织、固定脱垂的黏膜和处理血管充血。表 4.2 对血栓性外痔、内痔和混合痔的治疗进行了分类。

表 4.2 痔疮的非切除性管理

疾病	处理	等级
血栓性外痔	观察 切除	外痔
内痔	胶圈套扎 红外线凝固法 注射硬化疗法 痔悬吊固定术 痔动脉结扎术	Ⅱ & Ⅲ Ⅰ & Ⅱ Ⅰ & Ⅱ Ⅱ & Ⅲ Ⅱ & Ⅲ
混合痔	Liga Sure™痔切除术 激光痔切除术 冷冻疗法	Ⅲ & Ⅳ Ⅰ-Ⅳ Ⅰ-Ⅲ

4.4.2 解剖分级制

痔疮通常是位于肛管的右后侧、右前侧和左侧位置的三个血管丛。内痔位于齿状线的近端,外痔位于远端。外痔形成血栓会引起疼痛。

内痔的症状表现为脱垂和出血。Ⅰ度痔疮会增大,但不会出现脱垂;Ⅱ度痔疮出现脱垂,可自行回纳;Ⅲ度痔疮的脱垂需要手助回纳;Ⅳ度的痔疮脱垂无法回纳。

4.4.3 血栓性外痔的切除及其并发症

急性期血栓性外痔的患者表现为突发肛门疼痛和肿物凸起,主要是由于便秘努挣后引起血管内血栓形成[83]。血栓性外痔通常通过数天至数周的坐浴、局部和口服止痛药来保守治疗。当血栓开始被吸收,肿胀改善,疼痛自然会消失。另一种选择是切除血栓,清理血凝块以加速痊愈。手术治疗可以采用痔切除术,或者单纯做个切口清理血凝块。由于较高的复发率以及出血,后一种方法已被结直肠外科医生所摒弃[84-86]。在局部麻醉下完全切除血块是一种常见的治疗方法,但尚未得到很好的研究[84,87-88]。

血栓性外痔切除术的并发症如下:

(1) 早期并发症

血栓性外痔引流的早期主要并发症是血栓从静脉中排出不畅。不完全清除血块会导致血块的重新积聚和出血[84-85]。在局部麻醉下,切除一块椭圆形的皮肤,并完全清除皮下的血块。手术后脓肿和瘘管的发生率尚未得到很好的研究。Jongen 等人在一项对 340 名患者的研究中报道了 2.1% 的发病率,但没有评估诱发因素[87]。

(2) 远期并发症

血栓性外痔的复发在内科治疗中比在外科手术中更常见[84]。目前还不清楚复发是同一痔疮的重复发作还是其他位置的类似发作。对于血栓性外痔,无论是内科治疗或是外科手术,在血栓吸收及伤口愈合的过程中可能诱发肛旁皮赘或肛乳头肥大的发生[87]。切除术不会引起肛门狭窄或者肛门失禁,因为手术切口相对局限,也不会涉及内括约肌或者括约肌复合体。但不明智地将切口延伸至肛管内,可能会导致伤口愈合延迟以及并发肛裂(表 4.3)。

表 4.3 并发症总结

并发症	发生于何种情况下	如何预防并发症
早期并发症		
外痔复发	外痔切开和引流	• 早期：切除优于切开 • 远期：手术切除比药物治疗更能减少复发
肛管赘生物＋肥大肛乳头	外痔切除术	无
	缝合痔固定术	
	激光痔切除术	
	冷冻疗法	
尿潴留	胶圈套扎	• 在一次治疗中只套扎一个点
	红外线凝固法	无
	缝合痔固定术和痔动脉结扎术	
	LigaSure™痔切除术	
	激光痔切除术	
阴茎持续勃起症	胶圈套扎	• 在一次治疗中只套扎一个点
血栓性外痔	胶圈套扎	• 在一次治疗中只套扎一个点
	注射硬化疗法	• 避免注入血管内
继发或延迟性出血	胶圈套扎	无
	红外线凝固法	
	缝合痔固定术	
	经肛痔动脉结扎术	
	LigaSure™痔切除术	• 精确地沿着烧灼线切除痔疮,否则切缘可能出血
	激光痔切除术	• 避免激光朝向深部的痔动脉
	冷冻疗法	无
肛周脓肿/脓毒症/坏死性筋膜炎	胶圈套扎	• 当疼痛、发烧、尿潴留症状加重时,可在手术室移除胶圈
	注射硬化疗法	无
血尿、前列腺炎、直肠尿道瘘	注射硬化疗法	• 不要在前侧进行注射
早期复发性痔脱垂	经肛痔动脉结扎术	• 缝合足够,以防止黏膜固定后过早脱落
严重的术后疼痛	胶圈套扎	• 移除太靠近齿状线的胶圈
	经肛痔动脉结扎术	• 移除太靠近齿状线的缝线
大便失禁	LigaSure™痔切除术	• 通常是暂时的,和术后使用泻药及感觉受损有关

(续表)

并发症	发生于何种情况下	如何预防并发症
黏膜脱落的分泌物	注射硬化疗法	• 不超过 2～5 mL 的注射液 • 注射间隔至少 6～12 周 • 注射进黏膜下层(不能太浅或太深)
	LigaSure™痔切除术	• 由于没有缝合线,伤口的边缘会自行开裂
	冷冻疗法	无
远期并发症		
肛瘘	血栓性外痔切除术	无
肛门狭窄	经肛痔动脉结扎术	无
	注射硬化疗法	• 尽量减少注入量,以防止放射状渗透
	LigaSure™痔切除术	• 局部麻醉注射可抬举黏膜,与括约肌分离 • 短暂的能量释放,以防止侧方的热损伤 • 对肛管皮肤进行切割,而非使用 LigaSure™进行灼烧
	激光痔切除术	无
肛裂	激光痔切除术	无

4.4.4 内痔胶圈套扎及其并发症

内痔胶圈套扎是一种基于门诊的内痔治疗方案,它不涉及任何外痔部分。大部分医生使用这种方法治疗Ⅱ度和一些Ⅲ度痔疮。肛门内放置肛门镜,用镊子或者吸引器将痔疮基底抬高。将胶圈置于痔疮基底部近端,引起被套扎的组织局部缺血,由此产生的瘢痕将痔疮下层组织固定。医生在一次治疗中治疗痔疮的数量各不相同。有些人会一次套扎三个痔疮,而另一些人通过多次治疗来分别处理单个痔疮。

胶圈套扎的并发症如下:

(1) 早期并发症

大多数患者在治疗后的 24～48 小时会出现轻度里急后重感[89-93]。如果在套扎过程中立即出现疼痛,是由于胶圈的位置太靠近齿状线,应该及时移除并重新套扎。在使用胶圈之前,让患者比较一下当肛门镜就位时的感觉和当痔疮被拉入套扎器时的感觉是很有帮助的。此外,吸引式套扎器比钳子更能模拟套扎后的感觉。如果感到剧烈的疼痛，应释放痔疮，将套扎器向头侧重新定位。如果疼痛超过 24 小时，患者需要手术切除痔疮并摘除胶圈[92]。有 1 例因胶圈套扎而引起的坐骨神经痛，并随着移除胶圈而缓解[94]。其他较少发生的并发症包括尿潴留、阴茎勃起功能不全、胶圈脱落、痔疮血栓形成和瘙痒[90]。如果在一次治疗中套扎多个痔疮，这些并发症的发生率会更高[95-97]。

前几天轻微出血很常见，应与 10～14 天的继发性出血区分开来。当被套扎的组织脱落时，1%～2% 的患者会发生继发性或迟发性出血，而且可能相当严重。大多数大样本研究中仅有少量出血患者需要入院和输血，但不需要手术。非手术性出血在服用华法林和阿司匹林的患者中更为常见，但其发生率还不足以使这些药物成为绝对禁忌。肝硬化和门脉高压似乎不是胶圈套扎的禁忌证[97-99]。局部应用 1：100 肾上腺素可引起明显的动脉收缩，出血或减少或完全停止。然后用硝酸银烧灼圆心点。

最严重的并发症是感染。肛周脓肿和由此产生的瘘管可能发生在套扎点。菌血症的发生率低于 1%，仅有 1 例心室中隔缺损患者发生菌血症引起心内膜炎[99-101]。有病例报道盆腔脓毒症需要进入 ICU 治疗，同时静脉注射抗生素；坏死性筋膜炎导致死亡或需要永久性粪便转流的括约肌损伤[97,102-104]。因此，当患者出现严重疼痛或发热时，特别是持续几天并伴有尿潴留的情况时，应给予积极治疗，在门诊或麻醉下反复检查，摘除胶圈，清理坏死组织以及静脉注射广谱抗生素[103]。

（2）远期并发症

胶圈套扎会引起黏膜溃疡，导致延迟愈合数月之久，或是肛裂形成[88]。与许多其他痔手术不同，肛管狭窄似乎不会成为套扎的风险因素。令人惊讶的是，在随访中仔细评估后发现，大量（16%）的患者存在大便失禁评分异常[105]。其复发率高于单纯痔切除术，且随初次脱垂程度的增加而增加。由于对成功的定义不尽相同，文献报道的成功率和复发率存在很大的差异。在长期随访中，Ⅱ度痔疮的复发率约为 10%，Ⅲ度痔疮的复发率约为 25%[92,97]。对患者进行有关最佳排便习惯的教育，并鼓励他们终生保持这些习惯，可能有助于减少症状复发的可能性。

4.4.5 红外线凝固法及其并发症

红外线凝固法（IRC）是一种门诊手术，通常用于Ⅰ度和Ⅱ度痔疮。该方法使用红外光直接照射黏膜，直接施压于痔疮基底附近。每个痔疮给予 2～5 次脉冲产生的热量促进血管和痔疮组织的凝固，其深度为

3 mm,宽度为 3 mm[106-108]。当炎症组织愈合时,所产生的瘢痕会固定痔疮,防止脱垂。

红外线凝固法的并发症如下:

(1) 早期并发症

目前还没有关于红外线凝固法的主要并发症的报道。患者描述在手术过程中和术后 24~48 小时有轻微疼痛。术后第一周出现溃疡面分泌物以及轻微出血是很常见的[89,106,109]。有 2 个病例手术后出血需入院观察,但无须手术治疗的报道[110],同时,尿潴留和肛裂的发生率较低[89,111]。

(2) 远期并发症

红外线凝固法的主要远期并发症是源于对痔疮症状的治疗不充分。Ⅰ度或Ⅱ度痔疮在一次治疗后只有大约三分之二的患者症状得到有效控制[107,112]。超过 50% 的Ⅲ度痔疮会在 1 年后脱垂复发[113]。

4.4.6 注射硬化疗法及其并发症

注射硬化疗法是一种门诊治疗,旨在将肥大的肛垫与浅层组织粘连固定来防止脱垂。它被用于Ⅰ、Ⅱ度痔疮,其对痔疮出血的防治效果较好,对脱垂的防治效果较差。作为一种历史悠久的治疗方法,其自 19 世纪 60 年代以来一直被用于治疗Ⅰ度和Ⅱ度痔疮[114]。将 2~5 mL 含油苯酚注射到齿状线以上黏膜下层。间隔 6~12 周可重复注射。

注射硬化治疗的并发症如下:

(1) 早期并发症

注射硬化疗法的早期并发症在许多病例报道中都有详细的记录。它们可分为三种不同的反应:局部反应、感染性反应和泌尿系反应。硬化剂应注射到黏膜下层,如果注射太浅或太深,会出现黏膜脱垂和出血;如果注射的硬化剂量过大或注射过程过于频繁,也会发生黏膜脱垂。和下肢静脉疾病不同,硬化剂不应被注入血管腔内,因为这会导致痔黏膜血栓形成[115]。

脓毒症相关的并发症可以从局部脓肿发展成为严重的菌血症、脓毒症、坏死性筋膜炎、腹膜后脓肿和腹腔间室综合征(ACS)[116-119]。

泌尿系统并发症包括血尿、前列腺炎、直肠尿道瘘,尤其在肛管前侧注射硬化剂时[120-121]多见。

(2) 远期并发症

如果注入太多的硬化剂导致向外放射性渗透,可能会发生肛门狭窄[122]。注射苯酚的复发率高达 30%~60%[123]。与胶圈套扎或红外线凝固等其他门诊手术相比,这种高复发率导致需要更多的重复治疗[124]。

4.4.7　缝合痔固定术及其并发症

缝合痔固定术是一种结合痔结扎与固定的技术。在痔疮底部用可吸收缝线将所有流入痔血管丛的动脉结扎,沿着痔核连续缝合,将所有多余的组织与下层肌肉固定。不切除任何组织,所有缝线都处在齿状线近端,以减少疼痛。黏膜固定术被认为是对痔组织再排列、重建一个直的静脉回流通道的手术。当可吸收缝线溶解后,瘢痕将痔固定在适当的位置。这与经肛门痔动脉结扎术(THD)不同,因为这是在没有多普勒超声引导下的盲缝。

缝合痔固定术的有如下并发症:

最常见的并发症是血栓性外痔(1.9%)、尿潴留(1.4%)以及继发性出血(0.6%)[122]。没有肛门狭窄或感染并发症的报道,因为几乎没有坏死组织[125]。

4.4.8　经肛门痔动脉结扎术±黏膜悬吊固定术及其并发症

经肛门痔动脉结扎术(THD)联合或不联合黏膜悬吊固定术是治疗痔疮的一种非手术方法。它与缝合痔固定术的不同之处在于动脉的流入是通过一个带有多普勒探头的专用肛门镜来确定并结扎的。Morinaga在20世纪90年代首次提出,多普勒被用来定位需要缝合阻断的痔动脉血流。平均有6～8条动脉被结扎。当加做黏膜固定术[也称为直肠-肛门修复术(RAR)]时,痔疮被拉回到解剖位置,以减少脱垂。由于不切除任何组织,所有缝线都位于齿状线近端,因此术后疼痛明显轻于痔切除术后患者的疼痛,而且患者恢复到基线活动的速度更快[126-127]。大多数研究评估了Ⅱ度和Ⅲ度内痔,但也有证据表明Ⅳ度内痔可以用THD和黏膜固定术治疗,随访一年复发率为10%[128]。

(1) 早期并发症

术后出血发生率为1%～5%,一些病例系列研究报道了因出血需要重回到手术室进行处理[127,129-130]的情况。因为与黏膜固定术相关的黏膜坏死非常少,整体缺血性并发症非常少。一些研究报道了1～2名有开裂的患者,提示可能有局部缺血[126,131]。手术后,1%的患者可能会形成血栓性外痔,需要切除。1%～2%的患者会发生尿潴[127-128]。术后最初几天有些轻微的疼痛是正常的;如果疼痛太严重,则是由于缝合线与齿状线太接近。如果抽出缝线,容易发生早期脱垂复发[128]。

(2) 远期并发症

正如预期的一样,没有术后尿失禁的报道,因为肛门扩张很小,也没有切除组织[131-132]。脱垂、疼痛和出血等症状的远期缓解率为85%～

90%,但大多数研究只对Ⅱ度和Ⅲ度痔疮进行了评估[126-127,131,133]。接受THD治疗并不排除患者在必要时接受后续治疗。

4.4.9 LigaSure™痔切除术及其并发症

LigaSure™(美敦力公司,明尼阿波利斯市,明尼苏达州)痔切除术技术是对经典的Ferguson痔切除术的现代改良[134]。用镊子夹住痔疮,用LigaSure™烧灼切除。伤口本身是开放式愈合或缝合关闭的。该技术用于治疗Ⅲ度和Ⅳ度痔疮,并可用于同时去除外痔部分。LigaSure™痔切除术的支持者关注于手术时间缩短、出血量减少和术后疼痛减轻的优点。

LigaSure™痔切除术的并发症如下:

(1)早期并发症

多项Meta分析和随机对照试验比较了LigaSure™痔疮切除术与常规Ferguson痔疮切除术的并发症,但未能显示出术后出血、尿潴留或大小便失禁的发生率存在统计学差异。肛门失禁可能继发于愈合过程中的感觉功能下降或术后使用泻药的情况,并会在术后几周内改善[134-137]。只有少数出血病例需要回到手术室进行处理。LigaSure™痔疮切除术使用双极能量凝固痔疮基底,并用剪刀横断组织。如果痔疮没有精确地沿着凝固线进行横断,边缘可能会出血[134]。与传统痔切除术相比,LigaSure™痔切除术术后早期疼痛更轻,患者能更快地恢复工作。然而,由于黏膜边缘没有缝合,伤口会裂开,开放性伤口会引起一些疼痛[138-139]。这些伤口会导致暂时的瘙痒和黏液分泌物增加。目前尚无伤口裂开引起会阴部感染或脓肿的报道,只有1例浅表感染需要静脉注射抗生素的报道[134]。

(2)远期并发症

LigaSure™痔切除术最令人关注的远期并发症是肛门狭窄。大多数研究报道了每项研究中少数此类情况,和一些不同的病因学理论。如果局部麻醉不能充分抬高黏膜下层,则热扩散可损伤下层括约肌并引起狭窄[140]。LigaSure™常被用于混合痔的治疗,如果不使用手术刀或剪刀锐性切除肛管皮肤,瘢痕可能导致狭窄[141]。其他作者也提倡使用能量设备进行短时间激发,以减少热量的侧方传播[142]。

4.4.10 激光痔疮切除术及其并发症

激光痔疮切除术是一个通用术语,包括两个单独的技术和两种类型的激光。应用最广泛的技术类似于Milligan-Morgan或Ferguson常规痔切除术,但这种切除是用激光而不是用烧灼、手术刀或剪刀来完成的。激光被认为对组织的破坏比传统的烧灼要小。虽然最常用的是

CO_2 激光器,Nd:YAG 激光器也被研究过。第二种方法是利用 CO_2 或 Nd:YAG 激光对痔表面进行激光消融,使痔组织汽化或凝固。激光可以使用直接接触或非接触技术放置[143-144]。这种方法在 20 世纪 80 年代发展起来,现在临床几乎不再运用了。比较激光痔切除术和传统痔切除术的随机对照试验很少,在门诊痔切除术的时代,只有一项花费成本的比较。

激光痔疮切除术的并发症如下:

(1) 早期并发症

传统的激光痔切除术的早期并发症与任何切除性痔切除术相似。尿潴留、出血、感染和皮赘发生率较低,与传统的痔切除术相似[145-147]。一些研究报道显示,与传统的痔切除术相比,患者的疼痛程度更低,恢复工作的速度更快,但另一些研究没有发现统计学意义[148-149]。虽然在 10 天随访时有较高的伤口裂开率,但对远期愈合或狭窄无影响[148]。有 1 个病例报道有证据表明激光损伤下括约肌和痔动脉导致致命性出血[150]。表面消融术的支持者热情地认为,作为一种局部治疗方法,与传统的痔切除术相比,表面消融术所带来的疼痛更少、瘢痕更小。然而,即使黏膜表面凝固,也会对括约肌造成足够的潜在损伤进而促进狭窄的形成[151]。

(2) 远期并发症

没有长期的研究评估激光痔切除术后的复发率。有激光痔切除术后发生肛门狭窄的报道,提示潜在的括约肌损伤[144]。

4.4.11 冷冻疗法及其并发症

痔疮冷冻疗法是一种在 20 世纪 70 年代开始使用的门诊疗法,用于冻结外痔和内痔。用液氮或液态一氧化二氮探针对痔疮进行治疗,可引起细胞内结晶和细胞膜破坏[146,152],术后早期伤口即出现严重水肿和渗出。随着伤口愈合,多余的组织脱落并被健康的组织取而代之。通过冷冻,一条白线清楚地标示出健康组织与受损组织的对比,以便于精确应用。这种技术已经被抛弃了,因为开放性的伤口会导致愈合时间延长,并带有气味难闻的渗出和疼痛[144]。

冷冻疗法的并发症如下:

(1) 早期并发症

尽管支持者声称冷冻疗法在手术过程中不会引起疼痛(因为神经末梢和痔疮一起被冻结了),但大多数患者反映术后的不适将持续 2 周。这个方法被放弃的主要原因是患者无法接受渗出的程度[146,152,154]。少数患者在术后第二周出现出血,此时组织脱落程度达到最大[153-154]。25%的患者出现皮赘,尽管其中只有少数严重到需要手术切除[152,154]。

(2)远期并发症

冷冻疗法只使用了十年,很少有长期的后续研究。因此,复发率和其他远期并发症是未知的。Oh 等人曾报道过 11%的痔疮复发率,但尚不清楚患者的真实随访时间[153]。

4.5 中医

中医认为痔疮是一种阴阳失调,湿热(传统观念)是根本的病理。各种各样的草药被用来抵消这些不平衡。传统上,草药是口服的。然而,西方的注射硬化疗法已经被改进,可将"消痔灵"注射进痔疮引起硬化。"消痔灵"是由五倍子的提取物和明矾制成的[155]。最常见的口服中药制剂取自黄芩和槐角[156]。由于复发率低于 1%,且大多数研究未报道并发症,因此很难确定疗效[155]。注射"消痔灵"可能有类似注射硬化治疗的并发症,诸如脱落、感染和肛门狭窄。许多针灸诊所也提供痔疮的治疗,但无临床研究验证其疗效。

4.6 痔疮和癌症

结肠、直肠和肛门癌可伴有直肠出血,但直肠出血最常见的原因是痔疮。患者因直肠出血初诊,初级保健医生、急诊医生和普通外科医生必须引起重视,进行完整的病史和体格检查,包括直肠检查,并考虑行内窥镜检查,在假定诊断为良性之前需要排除恶性病变。

肛门癌和黑色素瘤是特别罕见的诊断,但也必须被纳入考虑,因为有证据表明,"痔疮"的诊断可能会延误必要的治疗[157]。虽然肛门黑色素瘤非常罕见,但肛门处却是原发性黑色素瘤的第三大常见部位[158]。

痔切除术是最常见的手术方法之一,对标本的病理处理一直存在争议。常规的病理评估费用昂贵,但最近的研究表明,在外观正常的痔疮标本显微镜下恶性肿瘤的检出率为 1.4%~3.2%[159-160],腺癌、鳞状细胞癌、黑色素瘤和类癌都已被发现[160-163]。随着肛门鳞状细胞癌发生率的增高,应考虑常规组织病理学检查[160,162]。

参考文献：

[1] WOLFF B G, FLESHMAN J W, BECK D E, et al. The ASCRS textbook of colon and rectal surgery. New York：Springer,2007.

[2] PAVLIN D J, CHEN C, PENALOZA D A, et al. Pain as a factor complicating recovery and discharge after ambulatory surgery[J]. Anesthesia and Analgesia, 2002, 95(3)：627-634, table of contents.

[3] GRAMKE H F, DE RIJKE J M, VAN KLEEF M, et al. Predictive factors of postoperative pain after day-case surgery[J]. Acute Pain, 2009, 11(3/4)：147.

[4] LI S T, COLOMA M, WHITE P F, et al. Comparison of the costs and recovery profiles of three anesthetic techniques for ambulatory anorectal surgery[J]. Anesthesiology, 2000, 93(5)：1225-1230.

[5] GORFINE S R, ONEL E, PATOU G, et al. Bupivacaine extended-release liposome injection for prolonged postsurgical analgesia in patients undergoing hemorrhoidectomy：a multicenter, randomized, double-blind, placebo-controlled trial[J]. Diseases of the Colon and Rectum, 2011, 54(12)：1552-1559.

[6] HAAS E, ONEL E, MILLER H, et al. A double-blind, randomized, active-controlled study for post-hemorrhoidectomy pain management with liposome bupivacaine, a novel local analgesic formulation[J]. The American Surgeon, 2012, 78(5)：574-581.

[7] RICHMAN I M. Use of Toradol-® in anorectal surgery[J]. Diseases of the Colon &. Rectum, 1993, 36(3)：295-296.

[8] O'DONOVAN S, FERRARA A, LARACH S, et al. Intraoperative use of toradol-® facilitates outpatient hemorrhoidectomy[J]. Diseases of the Colon &. Rectum, 1994, 37(8)：793-799.

[9] WHITE P F, RAEDER J, KEHLET H. Ketorolac：its role as part of a multimodal analgesic regimen[J]. Anesthesia and Analgesia, 2012, 114(2)：250-254.

[10] SINATRA R S. NSAIDS and COX-2 inhibitors[M]//SINATRA R S, LARACH S, RAMAMOORTHY S, et al. Surgeon's guide to postsurgical pain management：colorectal and abdominal surgery. 1st ed. New York：Professional Communications Inc,2012：161.

[11] ELIA N, LYSAKOWSKI C, TRAMÈR M R. Does multimodal analgesia with acetaminophen, nonsteroidal antiinflammatory drugs, or selective cyclooxygenase-2 inhibitors and patient-controlled analgesia morphine offer advantages over morphine alone? [J]. Anesthesiology, 2005, 103(6)：1296-1304.

[12] ARICI S, GURBET A, TÜRKER G, et al. Preemptive analgesic effects of

intravenous paracetamol in total abdominal hysterectomy[J]. Agri, 2009, 21 (2): 54-61.

[13] CARAPETI E A, KAMM M A, MCDONALD P J, et al. Double-blind randomised controlled trial of effect of metronidazole on pain after day-case haemorrhoidectomy[J]. The Lancet, 1998, 351(9097): 169-172.

[14] BALFOUR L, STOJKOVIC S G, BOTTERILL I D, et al. A randomized, double-blind trial of the effect of metronidazole on pain after closed hemorrhoidectomy[J]. Diseases of the Colon & Rectum, 2002, 45 (9): 1186-1190.

[15] ALA S, SAEEDI M, ESHGHI F, et al. Topical metronidazole can reduce pain after surgery and pain on defecation in postoperative hemorrhoidectomy[J]. Diseases of the Colon & Rectum, 2008, 51(2): 235-238.

[16] FLEISCHER M, MARINI C P, STATMAN R, et al. Local anesthesia is superior to spinal anesthesia for anorectal surgical procedures[J]. The American Surgeon, 1994, 60(11): 812-815.

[17] LIU J W, LIN C C, KIU K T, et al. Effect of glyceryl trinitrate ointment on pain control after hemorrhoidectomy: a meta-analysis of randomized controlled trials[J]. World Journal of Surgery, 2016, 40(1): 215-224.

[18] JOSHI G P, NEUGEBAUER E A M. Evidence-based management of pain after haemorrhoidectomy surgery[J]. British Journal of Surgery, 2010, 97(8): 1155-1168.

[19] BAILEY H R, FERGUSON J A. Prevention of urinary retention by fluid restriction following anorectal operations[J]. Diseases of the Colon & Rectum, 1976, 19(3): 250-252.

[20] PRASAD M L, ABCARIAN H. Urinary retention following operations for benign anorectal diseases[J]. Diseases of the Colon & Rectum, 1978, 21(7): 490-492.

[21] TOYONAGA T, MATSUSHIMA M, SOGAWA N, et al. Postoperative urinary retention after surgery for benign anorectal disease: potential risk factors and strategy for prevention[J]. International Journal of Colorectal Disease, 2006, 21(7): 676-682.

[22] TERNENT C A, FLEMING F, WELTON M L, et al. Clinical practice guideline for ambulatory anorectal surgery[J]. Diseases of the Colon and Rectum, 2015, 58(10): 915-922.

[23] WOLF J S, MUNOZ J J, ROSIN J D. Survey of hemorrhoidectomy practices: Open versus closed techniques[J]. Diseases of the Colon & Rectum, 1979, 22 (8): 536-538.

[24] CHEN H H, WANG J Y, CHANGCHIEN C R, et al. Effective management

of posthemorrhoidectomy secondary hemorrhage using rectal irrigation[J]. Diseases of the Colon & Rectum, 2002, 45(2): 234-238.

[25] CIRCOCCO W C, GOLUB R W. Local epinephrine injection as treatment for delayed hemorrhage after hemorrhoidectomy[J]. Surgery, 1995, 117(2): 235-237.

[26] ROSEN L, SIPE P, STASIK J J, et al. Outcome of delayed hemorrhage following surgical hemorrhoidectomy[J]. Diseases of the Colon & Rectum, 1993, 36(8): 743-746.

[27] BASSO L, PESCATORI M. Outcome of delayed hemorrhage following surgical hemorrhoidectomy[J]. Diseases of the Colon & Rectum, 1994, 37(3): 288-289.

[28] SMELLIE G D. Control of post-haemorrhoidectomy bleeding with a Foley catheter and a pack[J]. Journal of the Royal College of Surgeons of Edinburgh, 1965, 11(4): 328.

[29] LEFROCK J L, ELLIS C A, TURCHIK J B, et al. Transient bacteremia associated with sigmoidoscopy[J]. New England Journal of Medicine, 1973, 289(9): 467-469.

[30] BOUCHARD D, ABRAMOWITZ L, CASTINEL A, et al. One-year outcome of haemorrhoidectomy: a prospective multicentre French study[J]. Colorectal Disease, 2013, 15(6): 719-726.

[31] CHEN C W, LAI C W, CHANG Y J, et al. Results of 666 consecutive patients treated with LigaSure hemorrhoidectomy for symptomatic prolapsed hemorrhoids with a minimum follow-up of 2 years[J]. Surgery, 2013, 153(2): 211-218.

[32] QARABAKI M A, MUKHASHAVARIA G A, MUKASHAVARIA G G, et al. J Gastrointest Surg, 2014, 18: 808-815.

[33] EU K W, TEOH T A, SEOW-CHOEN F, et al. Anal stricture following haemorrhoidectomy: early diagnosis and treatment[J]. The Australian and New Zealand Journal of Surgery, 1995, 65(2): 101-103.

[34] MILSOM J W, MAZIER W P. Classification and management of postsurgical anal stenosis[J]. Surgery, Gynecology & Obstetrics, 1986, 163(1): 60-64.

[35] LIBERMAN H, THORSON A G. Anal stenosis[J]. The American Journal of Surgery, 2000, 179(4): 325-329.

[36] BLUMETTI J, ABCARIAN H. Anal canal resurfacing in anal stenosis[M]// Reconstructive Surgery of the Rectum, Anus and Perineum. London: Springer London, 2012: 437-445.

[37] PEARL R K, HOOKS V H, ABCARIAN H, et al. Island flap anoplasty for the treatment of anal stricture and mucosal ectropion[J]. Diseases of the Colon & Rectum, 1990, 33(7): 581-583.

[38] NIENHUIJS S W, DE HINGH I H. Conventional versus LigaSure hemorrhoidectomy for patients with symptomatic Hemorrhoids[J]. Cochrane Database of Systematic Reviews, 2009. DOI:10.1002/14651858.cd006761.

[39] BRISINDA G, VANELLA S, CADEDDU F, et al. Surgical treatment of anal stenosis[J]. World Journal of Gastroenterology, 2009, 15(16): 1921.

[40] WOLFF B G. The whitehead hemorrhoidectomy[J]. Diseases of the Colon & Rectum, 1988, 31(8): 587-590.

[41] ROE A M, BARTOLO D C C, VELLACOTT K D, et al. Submucosal versus ligation excision haemorrhoidectomy: a comparison of anal sensation, anal sphincter manometry and postoperative pain and function[J]. British Journal of Surgery, 1987, 74(10): 948-951.

[42] MADOFF R D, FLESHMAN J W. American Gastroenterological Association technical review on the diagnosis and treatment of hemorrhoids [J]. Gastroenterology, 2004, 126(5): 1463-1473.

[43] VAN TETS W F, KUIJPERS J H C, TRAN K, et al. Influence of Parks' anal retractor on anal sphincter pressures[J]. Diseases of the Colon & Rectum, 1997, 40(9): 1042-1045.

[44] FELT-BERSMA R J F, BAREN R, KOOREVAAR M, et al. Unsuspected sphincter defects shown by anal endosonography after anorectal surgery[J]. Diseases of the Colon & Rectum, 1995, 38(3): 249-253.

[45] JOHNSON C D, CHIR M, BUDD J, et al. Laxatives after hemorrhoidectomy [J]. Diseases of the Colon & Rectum, 1987, 30(10): 780-781.

[46] LONGO A. Treatment of hemorrhoid disease by reduction of mucosa and hemorrhoid prolapse with a circular-suturing device: A new procedure[M]// Proceedings of the sixth world congress of endoscopic surgery. Rome: Italy, 1998: 777-784.

[47] CORMAN M L, GRAVIÉ J F, HAGER T, et al. Stapled haemorrhoidopexy: a consensus position paper by an international working party-indications, contra-indications and technique[J]. Colorectal Disease, 2003, 5(4): 304-310.

[48] SINGER M A, CINTRON J R, FLESHMAN J W, et al. Early experience with stapled hemorrhoidectomy in the United States[J]. Diseases of the Colon & Rectum, 2002, 45(3): 360-367.

[49] ROWSELL M, BELLO M, HEMINGWAY D. Circumferential mucosectomy (stapled haemorrhoidectomy) versus conventional haemorrhoidectomy: randomised controlled trial[J]. The Lancet, 2000, 355(9206): 779-781.

[50] ORTIZ H, MARZO J, ARMENDARIZ P. Randomized clinical trial of stapled haemorrhoidopexy versus conventional diathermy haemorrhoidectomy [J]. British Journal of Surgery, 2002, 89(11): 1376-1381.

[51] MEHIGAN B J, MONSON J R, HARTLEY J E. Stapling procedure for haemorrhoids versus Milligan-Morgan haemorrhoidectomy: randomised controlled trial[J]. The Lancet, 2000, 355(9206): 782-785.

[52] KHALIL K H, O'BICHERE A, SELLU D. Randomized clinical trial of sutured versus stapled closed haemorrhoidectomy[J]. The British Journal of Surgery, 2000, 87(10): 1352-1355.

[53] CORREA-ROVELO J M, TELLEZ O, OBREGÓN L, et al. Stapled rectal mucosectomy vs. closed hemorrhoidectomy: a randomized, clinical trial[J]. Diseases of the Colon and Rectum, 2002, 45(10): 1367-1374.

[54] CECI F, PICCHIO M, PALIMENTO D, et al. Long-term outcome of stapled hemorrhoidopexy for Grade III and Grade IV hemorrhoids[J]. Diseases of the Colon and Rectum, 2008, 51(7): 1107-1112.

[55] OMMER A, HINRICHS J, MÖLLENBERG H, et al. Long-term results after stapled hemorrhoidopexy: a prospective study with a 6-year follow-up[J]. Diseases of the Colon & Rectum, 2011, 54(5): 601-608.

[56] SENAGORE A J, SINGER M, ABCARIAN H, et al. A prospective, randomized, controlled multicenter trial comparing stapled hemorrhoidopexy and Ferguson hemorrhoidectomy: perioperative and one-year results[J]. Diseases of the Colon and Rectum, 2004, 47(11): 1824-1836.

[57] CHEETHAM M J, MORTENSEN N J, NYSTROM P O, et al. Persistent pain and faecal urgency after stapled haemorrhoidectomy[J]. The Lancet, 2000, 356 (9231): 730-733.

[58] MAW A, CONCEPCION R, EU K W, et al. Prospective randomized study of bacteraemia in diathermyand stapled haemorrhoidectomy[J]. British Journal of Surgery, 2003, 90(2): 222-226.

[59] MAW A, EU K W, SEOW-CHOEN F. Retroperitoneal sepsis complicating stapled hemorrhoidectomy[J]. Diseases of the Colon & Rectum, 2002, 45(6): 826-828.

[60] GUY R J, SEOW-CHOEN F. Septic complications after treatment of haemorrhoids[J]. British Journal of Surgery, 2003, 90(2): 147-156.

[61] MOLLOY R G, KINGSMORE D. Life threatening pelvic sepsis after stapled haemorrhoidectomy[J]. The Lancet, 2000, 355(9206): 810.

[62] MLAKAR B. Should we avoid stapled hemorrhoidopexy in males and females who practice receptive anal sex? [J]. Diseases of the Colon & Rectum, 2007, 50(10): 1727.

[63] CIPRIANI S, PESCATORI M. Acute rectal obstruction after PPH stapled haemorrhoidectomy[J]. Colorectal Disease, 2002, 4(5): 367-370.

[64] PESCATORI M. Management of post-anopexy rectal stricture[J]. Techniques

in Coloproctology，2002，6(2)：125-126.

[65] DOWDEN J E，STANLEY J D，MOORE R A．Obstructed defecation after stapled hemorrhoidopexy：a report of four cases[J]．The American Surgeon，2010，76(6)：622-625.

[66] ARROYO A，PÉREZ-LEGAZ J，MIRANDA E，et al．Long-term clinical results of double-pursestring stapled hemorrhoidopexy in a selected group of patients for the treatment of chronic hemorrhoids[J]．Diseases of the Colon and Rectum，2011，54(5)：609-614.

[67] GAO X H，WANG H T，CHEN J G，et al．Rectal perforation after procedure for prolapse and hemorrhoids：possible causes[J]．Diseases of the Colon and Rectum，2010，53(10)：1439-1445.

[68] WONG L Y，JIANG J K，CHANG S C，et al．Rectal perforation：a life-threatening complication of stapled hemorrhoidectomy[J]．Diseases of the Colon & Rectum，2003，46(1)：116-117.

[69] RIPETTI V，CARICATO M，ARULLANI A．Rectal perforation，retropneumoperitoneum，and pneumomediastinum after stapling procedure for prolapsed hemorrhoids[J]．Diseases of the Colon & Rectum，2002，45(2)：268-270.

[70] STELZNER F，STAUBESAND J，MACHLEIDT H．The corpus cavernosum recti：basis of internal hemorrhoids[J]．Langenbecks Archiv Fur Klinische Chirurgie ... Vereinigt Mit Deutsche Zeitschrift Fur Chirurgie，1962，299：302-312.

[71] THOMSON W H F．The nature of haemorrhoids[J]．British Journal of Surgery，1975，62(7)：542-552.

[72] PARNAUD E，GUNTZ M，Bernard A，et al．Anatomie normale macroscopique et microscopique du réseauvasculairehémorrïdal．Archives Françaises des Maladies de l'Apparei Digestif，1976,65：501-514.

[73] DAVY A，DUVAL C．Modifications macroscopiques et microscopiqures du reseau vasculairehemorroïdal dans la maladiehemorroidaire．Arch Fr Appar dig，1976,65：515-512.

[74] HAAS P A，FOX T A Jr，HAAS G P．The pathogenesis of Hemorrhoids[J]．Diseases of the Colon & Rectum，1984，27(7)：442-450.

[75] BLEDAY R，PENA J P，ROTHENBERGER D A，et al．Symptomatic hemorrhoids：Current incidence and complications of operative therapy[J]．Diseases of the Colon & Rectum，1992，35(5)：477-481.

[76] MORINAGA K，HASUDA K，IKEDA T．A novel therapy for internal hemorrhoids：ligation of the hemorrhoidal artery with a newly devised instrument (Moricorn) in conjunction with a Doppler flowmeter[J]．The

American Journal of Gastroenterology, 1995, 90(4): 610-613.

[77] LONGO A. A treatment of hemorrhoid disease by reduction of mucosa and hemorrhoid prolapse with a circular-suturing devise: A new procedure[M]// Proceedings of the sixth world congress of endoscopic surgery. Rome: [s. n.], 1998,777-784.

[78] CHEETHAM M J, COHEN C R G, KAMM M A, et al. A randomized, controlled trial of diathermy hemorrhoidectomy vs. stapled hemorrhoidectomy in an intended day-care setting with longer-term follow-up[J]. Diseases of the Colon & Rectum, 2003, 46(4): 491-497.

[79] GUPTA P J, KALASKAR S. Ligation and mucopexy for prolapsing hemorrhoids-a ten year experience[J]. Annals of Surgical Innovation and Research, 2008, 2(1): 1-5.

[80] PAKRAVAN F, HELMES C, BAETEN C. Transanal open hemorrhoidopexy [J]. Diseases of the Colon and Rectum, 2009, 52(3): 503-506.

[81] GEMICI K, OKUŞ A, AY S. Vascular Z-shaped ligation technique in surgical treatment of haemorrhoid[J]. World Journal of Gastrointestinal Surgery, 2015, 7(1): 10.

[82] HAAS P A, HAAS G P. The prevalence of hemorrhoids and chronic constipation[J]. Gastroenterology, 1990, 99(6): 1856-1857.

[83] OH C. Acute thrombosed external hemorrhoids[J]. The Mount Sinai Journal of Medicine, New York, 1989, 56(1): 30-32.

[84] GREENSPON J, WILLIAMS S B, YOUNG H A, et al. Thrombosed external hemorrhoids: outcome after conservative or surgical management[J]. Diseases of the Colon & Rectum, 2004, 47(9): 1493-1498.

[85] GROSZ C R. A surgical treatment of thrombosed external hemorrhoids[J]. Diseases of the Colon & Rectum, 1990, 33(3): 249-250.

[86] SAKULSKY S B, BLUMENTHAL J A, LYNCH R H. Treatment of thrombosed hemorrhoids by excision[J]. The American Journal of Surgery, 1970, 120(4): 537-538.

[87] JONGEN J, BACH S, STÜBINGER S H, et al. Excision of thrombosed external hemorrhoid under local anesthesia[J]. Diseases of the Colon & Rectum, 2003, 46(9): 1226-1231.

[88] CHAN K K W, ARTHUR J D R. External haemorrhoidal thrombosis: evidence for current management[J]. Techniques in Coloproctology, 2013, 17(1): 21-25.

[89] POEN A C, FELT-BERSMA R J, CUESTA M A, et al. A randomized controlled trial of rubber band ligation versus infra-red coagulation in the treatment of internal haemorrhoids[J]. European Journal of Gastroenterology & Hepatology, 2000, 12(5): 535-539.

［90］ SAVIOZ D, ROCHE B, GLAUSER T, et al. Rubber band ligation of hemorrhoids: relapse as a function of time［J］. International Journal of Colorectal Disease, 1998, 13(4): 154-156.

［91］ PÉREZ VICENTE F, FERNÁNDEZ FRÍAS A, ARROYO SEBASTIÁN A, et al. Effectiveness of rubber band ligation in haemorrhoids and factors related to relapse［J］. Revista Espanola De Enfermedades Digestivas, 2003, 95(2): 110-114, 105-9.

［92］ FORLINI A, MANZELLI A, QUARESIMA S, et al. Long-term result after rubber band ligation for haemorrhoids［J］. International Journal of Colorectal Disease, 2009, 24(9): 1007-1010.

［93］ LU L Y, ZHU Y, SUN Q. A retrospective analysis of short and long term efficacy of RBL for hemorrhoids［J］. European Review for Medical and Pharmacological Sciences, 2013, 17(20): 2827-2830.

［94］ LEVIN A, LYSY J. Sciatic pain after rubber band ligation of hemorrhoids［J］. International Journal of Colorectal Disease, 2011, 26(7): 955.

［95］ LEE H H, SPENCER R J, BEART R W. Multiple hemorrhoidal bandings in a single session［J］. Diseases of The Colon & Rectum, 1994, 37(1): 37-41.

［96］ MATTANA C, MARIA G, PESCATORI M. Rubber band ligation of hemorrhoids and rectal mucosal prolapse in constipated patients［J］. Diseases of the Colon & Rectum, 1989, 32(5): 372-374.

［97］ EL NAKEEB A M, FIKRY A A, OMAR W H, et al. Rubber band ligation for 750 cases of symptomatic hemorrhoids out of 2200 cases［J］. World Journal of Gastroenterology, 2008, 14(42): 6525-6530.

［98］ BAT L, MELZER E, KOLER M, et al. Complications of rubber band ligation of symptomatic internal hemorrhoids［M］. Dis Colon Rectum, 1993, 36(3): 287-290.

［99］ IYER V S, SHRIER I, GORDON P H. Long-term outcome of rubber band ligation for symptomatic primary and recurrent internal hemorrhoids［J］. Diseases of the Colon & Rectum, 2004, 47(9): 1364-1370.

［100］ BAYER I, MYSLOVATY B, PICOVSKY B M. Rubber band ligation of hemorrhoids［J］. Journal of Clinical Gastroenterology, 1996, 23(1): 50-52.

［101］ TEJIRIAN T, ABBAS M A. Bacterial endocarditis following rubber band ligation in a patient with a ventricular septal defect: report of a case and guideline analysis［J］. Diseases of the Colon & Rectum, 2006, 49(12): 1931-1933.

［102］ DUCHATEAU A, HUYGHE M. Perirectal sepsis after rubber band ligation of haemorrhoids: a case report［J］. Acta Chirurgica Belgica, 2014, 114(5): 344-348.

［103］ QUEVEDO-BONILLA G, FARKAS A M, ABCARIAN H, et al. Septic complications of hemorrhoidal banding[J]. Archives of Surgery (Chicago, Ill. , 1988, 123(5): 650-651.

[104] SUBRAMANIAM D, HUREIBI K, ZIA K, et al. The development of Fournier's gangrene following rubber band ligation of haemorrhoids[J]. Case Reports, 2013, 2013(nov28 1): bcr2013201474.

[105] LONGMAN R J, THOMSON W H F. A prospective study of outcome from rubber band ligation of piles[J]. Colorectal Disease, 2006, 8(2): 145-148.

[106] LEICESTER R J, JOHN NICHOLLS R, MANN C V. Infrared coagulation: a new treatment for hemorrhoids[J]. Diseases of the Colon & Rectum, 1981, 24 (8): 602-605.

[107] AHMAD A, KANT R, GUPTA A. Comparative analysis of Doppler guided hemorrhoidal artery ligation (DG-HAL) & infrared coagulation (IRC) in management of hemorrhoids[J]. Indian Journal of Surgery, 2013, 75(4): 274-277.

[108] TEMPLETON J L, SPENCE R A, KENNEDY T L, et al. Comparison of infrared coagulation and rubber band ligation for first and second degree haemorrhoids: a randomised prospective clinical trial [J]. British Medical Journal (Clinical Research Ed.), 1983, 286(6375): 1387-1389.

[109] MARQUES C F S, NAHAS S C, NAHAS C S R, et al. Early results of the treatment of internal hemorrhoid disease by infraredcoagulation and elastic banding: a prospective randomized cross-overtrial [J]. Techniques in Coloproctology, 2006, 10(4): 312-317.

[110] GUPTA P. Infrared photocoagulation of early grades of hemorrhoids-5 year follow-up study[J]. Bratis l Lek Listy, 2007,108: 223-226.

[111] DENNISON A, WHISTON R J, ROONEY S, et al. A randomized comparison of infrared photocoagulation with bipolar diathermy for the outpatient treatment of hemorrhoids[J]. Diseases of the Colon & Rectum, 1990, 33(1): 32-34.

[112] AMBROSE N S, HARES M M, ALEXANDER-WILLIAMS J, et al. Prospective randomised comparison of photocoagulation and rubber band ligation in treatment of haemorrhoids[J]. British Medical Journal (Clinical Research Ed.), 1983, 286(6375): 1389-1391.

[113] WALKER A J, LEICESTER R J, NICHOLLS R J, et al. A prospective study of infrared coagulation, injection and rubber band ligation in the treatment of haemorrhoids[J]. International Journal of Colorectal Disease, 1990, 5 (2): 113-116.

[114] RAY S, MANDAL S, KHAMRUI S. Rectovaginal fistula: an extremely rare complication after injection sclerotherapy for hemorrhoids[J]. The American Surgeon, 2013, 79(4): E143-E144.

[115] CORMAN M L, et al. Colon and rectal surgery: ambulatory treatmen[M]// Textbook of Colon and Rectal Surgery. 3rd ed. NewYork: Springer, 1993: 61-98.

[116] ADAMI B, ECKARDT V F, SUERMANN B R, et al. Bacteremia after proctoscopy and hemorrhoidal injection sclerotherapy[J]. Diseases of the Colon & Rectum, 1981, 24(5): 373-374.

[117] YANG P, WANG Y J, LI F, et al. Hemorrhoid sclerotherapy with the complication of abdominal compartment syndrome: report of a case[J]. Chinese Medical Journal, 2011, 124(12): 1919-1920.

[118] KAMAN L, AGGARWAL S, KUMAR R, et al. Necrotizing fascitis after injection sclerotherapy for hemorrhoids[J]. Diseases of the Colon & Rectum, 1999, 42(3): 419-420.

[119] RIBBANS W J, RADCLIFFE A G. Retroperitoneal abscess following sclerotherapy for hemorrhoids[J]. Diseases of the Colon & Rectum, 1985, 28(3): 188-189.

[120] GUPTA N, KATOCH A, LAL P, et al. Rectourethral fistula after injection sclerotherapy for haemorrhoids, a rare complication[J]. Colorectal Disease, 2011, 13(1): 105.

[121] AL-GHNANIEM R, LEATHER A J M, RENNIE J A. Survey of methods of treatment of hemorrhoids and complications of injection sclerotherapy[J]. Ann R Coll Surg Engl,2001,83(5): 325-328.

[122] GUPTA P J, KALASKAR S. Ligation and mucopexy for prolapsing hemorrhoids-a ten year experience[J]. Annals of Surgical Innovation and Research, 2008, 2 (1): 1-5.

[123] TOMIKI Y, ONO S, AOKI J, et al. Treatment of internal hemorrhoids by endoscopic sclerotherapy with aluminum potassium sulfate and tannic acid[J]. Diagnostic and Therapeutic Endoscopy, 2015, 2015: 517690.

[124] MACRAE H M, MCLEOD R S. Comparison of hemorrhoidal treatments: a meta-analysis [J]. Canadian Journal of Surgery. Journal Canadien De Chirurgie, 1997, 40(1): 14-17.

[125] GEMICI K, OKUŞ A, AY S. Vascular Z-shaped ligation technique in surgical treatment of haemorrhoid [J]. World Journal of Gastrointestinal Surgery, 2015, 7(1): 10.

[126] BURSICS A, MORVAY K, KUPCSULIK P, et al. Comparison of early and 1-year follow-up results of conventional hemorrhoidectomy and hemorrhoid artery ligation: a randomized study[J]. International Journal of Colorectal Disease, 2004, 19(2): 176-180.

[127] INFANTINO A, BELLOMO R, DAL MONTE P P, et al. Transanal haemorrhoidal artery echodoppler ligation and anopexy (THD) is effective for

Ⅱ and Ⅲ degree haemorrhoids: a prospective multicentric study[J]. Colorectal Disease, 2009, 12(8): 804-809.

[128] ELMÉR S E, NYGREN J O, LENANDER C E. A randomized trial of transanal hemorrhoidal dearterialization with anopexy compared with open hemorrhoidectomy in the treatment of hemorrhoids[J]. Diseases of the Colon and Rectum, 2013, 56(4): 484-490.

[129] GIORDANO P, OVERTON J, MADEDDU F, et al. Transanal hemorrhoidal dearterialization: a systematic review[J]. Diseases of the Colon & Rectum, 2009, 52(9): 1665-1671.

[130] RATTO C, DONISI L, PARELLO A, et al. Evaluation of transanal hemorrhoidal dearterialization as a minimally invasive therapeutic approach to hemorrhoids[J]. Diseases of the Colon and Rectum, 2010, 53(5): 803-811.

[131] SOHN N, ARONOFF J S, COHEN F S, et al. Transanal hemorrhoidal dearterialization is an alternative to operative hemorrhoidectomy[J]. The American Journal of Surgery, 2001, 182(5): 515-519.

[132] DE NARDI P, CAPRETTI G, CORSARO A, et al. A prospective, randomized trial comparing the short-and long-term results of Doppler-guided transanal hemorrhoid dearterialization with mucopexy versus excision hemorrhoidectomy for grade Ⅲ hemorrhoids[J]. Diseases of the Colon and Rectum, 2014, 57 (3): 348-353.

[133] AVITAL S, INBAR R, KARIN E, et al. Five-year follow-up of Doppler-guided hemorrhoidal artery ligation[J]. Techniques in Coloproctology, 2012, 16(1): 61-65.

[134] CHEN C W, LAI C W, CHANG Y J, et al. Results of 666 consecutive patients treated with LigaSure hemorrhoidectomy for symptomatic prolapsed hemorrhoids with a minimum follow-up of 2 years[J]. Surgery, 2013, 153(2): 211-218.

[135] ARSLANI N, PATRLJ L, RAJKOVĆ Z, et al. A randomized clinical trial comparing ligasure versus stapled hemorrhoidectomy[J]. Surgical Laparoscopy, Endoscopy & Percutaneous Techniques, 2012, 22(1): 58-61.

[136] BASDANIS G, PAPADOPOULOS V N, MICHALOPOULOS A, et al. Randomized clinical trial of stapled hemorrhoidectomy vs open with Ligasure for prolapsed piles[J]. Surgical Endoscopy and Other Interventional Techniques, 2005, 19(2): 235-239.

[137] XU L, CHEN H L, LIN G Q, et al. Ligasure versus Ferguson hemorrhoidectomy in the treatment of hemorrhoids: a meta-analysis of randomized control trials[J]. Surgical Laparoscopy, Endoscopy & Percutaneous Techniques, 2015, 25(2): 106-110.

[138] ALTOMARE D F. Tips and tricks: hemorrhoidectomy with LigaSure™[J]. Techniques in Coloproctology, 2009, 13(4): 321-322.

[139] KHANNA R, KHANNA S, BHADANI S, et al. Comparison of ligasure hemorrhoidectomy with conventional ferguson's hemorrhoidectomy[J]. Indian Journal of Surgery, 2010, 72(4): 294-297.

[140] TAN E K, CORNISH J, DARZI A W, et al. Meta-analysis of short-term outcomes of randomized controlled trials of LigaSure vs conventional hemorrhoidectomy[J]. Archives of Surgery (Chicago, Ill., 2007, 142(12): 1209-1218.

[141] GRAVANTE G, VENDITTI D. Postoperative anal stenoses with ligasure hemorrhoidectomy[J]. World Journal of Surgery, 2007, 31(1): 245.

[142] RAMCHARAN K S, HUNT T M. Anal stenosis after LigaSure™ hemorrhoidectomy[J]. Diseases of the Colon & Rectum, 2005, 48(8): 1670-1671.

[143] BROWN D C, SMITH J S. Surface laser ablation of internal haemorrhoids using the carbon dioxide laser[J]. Journal of the Royal College of Surgeons of Edinburgh, 1992, 37(1): 51.

[144] SALVATI E P. Nonoperative management of hemorrhoids[J]. Diseases of the Colon & Rectum, 1999, 42(8): 989-993.

[145] HODGSON W J B, MORGAN J. Ambulatory hemorrhoidectomy with CO_2 laser[J]. Diseases of the Colon & Rectum, 1995, 38(12): 1265-1269.

[146] IWAGAKI H, HIGUCHI Y, FUCHIMOTO S, et al. The laser treatment of hemorrhoids: Results of a study on 1816 patients[J]. The Japanese Journal of Surgery, 1989, 19(6): 658-661.

[147] PLAPLER H, DE FARIA NETTO A J, DA SILVA PEDRO M S. 350 ambulatory hemorrhoidectomies using a scanner coupled to a CO_2 laser[J]. Journal of Clinical Laser Medicine & Surgery, 2000, 18(5): 259-262.

[148] SENAGORE A, MAZIER W P, LUCHTEFELD M A, et al. Treatment of advanced hemorrhoidal disease: a prospective, randomized comparison of cold scalpelvs. contact Nd: YAG laser[J]. Diseases of the Colon Rectum, 1993, 36(11): 1042-1049.

[149] ZAHIR K S, EDWARDS R E, VECCHIA A, et al. Use of the Nd-YAG laser improves quality of life and economic factors in the treatment of hemorrhoids[J]. Connecticut Medicine, 2000, 64(4): 199-203.

[150] GILL J R, MORROW J S, WEST A B. Fatal hemorrhage following laser hemorrhoidectomy[J]. Journal of Clinical Gastroenterology, 1994, 19(4): 343-346.

[151] WANG J Y, CHANG-CHIEN C R, CHEN J S, et al. The role of lasers in hemorrhoidectomy[J]. Diseases of the Colon & Rectum, 1991, 34(1): 78-82.

[152] LEWIS M I, DE LACRUZ T, GAZZANIGA D A, et al. Cryosurgical hemorrhoidectomy[J]. Diseases of the Colon & Rectum, 1969, 12(5):

371-378.

[153] DETRANO S J. The role of cryosurgery in management of anorectal disease [J]. Diseases of the Colon & Rectum, 1975, 18(4): 284-288.

[154] OH C. Problems of cryohemorrhoidectomy[J]. Cryobiology, 1982, 19(3): 283-286.

[155] OH C, DREILING D A. Cryohemorrhoidectomy[J]. The Mount Sinai Journal of Medicine, 1974,41(5): 658-664.

[156] SAVIN S. Hemorrhoidectomy: how I do it: results of 444 cryorectal surgical operations[J]. Diseases of the Colon and Rectum, 1977, 20(3): 189-196.

[157] AN A Y, FENG D Y, WANG C H, et al. Comparing the effect of An's Shaobei Injection (安氏芍倍注射液) with Xiaozhiling Injection (消痔灵注射液) in patients with internal hemorrhoids of grade Ⅰ-Ⅲ: a prospective cohort study[J]. Chinese Journal of Integrative Medicine, 2014, 20(7): 555-560.

[158] GAN T, LIU Y D, WANG Y P, et al. Traditional Chinese Medicine herbs for stopping bleeding from haemorrhoids[J]. Cochrane Database of Systematic Reviews, 2010. DOI:10.1002/14651858.cd006791.

[159] CHIU S, JOSEPH K, GHOSH S, et al. Reasons for delays in diagnosis of anal cancer and the effect on patient satisfaction[J]. Canadian Family Physician Medecin De Famille Canadien, 2015, 61(11): e509-e516.

[160] TURNER G, ABBOTT S, EGLINTON T, et al. Anorectal melanoma: not a haemorrhoid[J]. The New Zealand Medical Journal, 2014, 127(1395): 73-81.

[161] BAUER P, FLÉJOU J F, ETIENNEY I. Prospective single-center observational study of routine histopathologic evaluation of macroscopically normal hemorrhoidectomy and fissurectomy specimens in search of anal intraepithelial neoplasia[J]. Diseases of the Colon & Rectum, 2015, 58(7): 692-697.

[162] TIMARAN C H, SANGWAN Y P, SOLLA J A. Adenocarcinoma in a hemorrhoidectomy specimen: case report and review of the literature[J]. The American Surgeon, 2000, 66(8): 789-792.

[163] LOHSIRIWAT V, VONGJIRAD A, LOHSIRIWAT D. Value of routine histopathologic examination of three common surgical specimens: appendix, gallbladder, and hemorrhoid[J]. World Journal of Surgery, 2009, 33(10): 2189-2193.

5

肛裂

Richard Nelson[①]

贝绍生 译　姚一博 校[②]

　　肛裂是发生于肛管皮肤黏膜交界处远侧端的一种溃疡性疾病,通常表现为排便时肛门疼痛,疼痛剧烈,就像肛门被刀片或碎玻璃滑过一样,其疼痛程度与创面大小不成比例。肛裂通常发生在肛门后中线位置,也可见于前中线位置(图 5.1)。

　　肛裂是一种慢性病变,局部表现为内括约肌基底部变白、角化,齿状线附近的肛乳头和肛缘的哨兵痔。哨兵痔较小、表面纤维化,不属于肿瘤。慢性肛裂是由其症状持续的时间决定,关于这点下面将进行进一步阐释。肛裂患者往往伴有便秘,因为他们惧怕排便时的疼痛,也担心自己肛管狭窄;肛裂出血(如果有的话)通常很少。尽管有许多关于肛裂的手术并发症的描述,但讨论最多的也最受关注的问题是失禁。这也是下面要讨论这个问题的原因,大便失禁是肛肠手术所有并发症中最令人担心的。

① R. Nelson:Epidemiology/Biometry Division, School of Public Health, University of Illinois at Chicago, 1603 West Ashland, Room 956, Chicago, IL 60612, USA;e-mail: altohorn@ uic. edu
　© Springer International Publishing AG 2017 H. Abcarian et al. (eds.), *Complications of Anorectal Surgery*, DOI 10. 1007/978-3-319-48406-8_5
② 贝绍生:中国中医科学院广安门医院主任医师
　　姚一博:上海中医药大学附属龙华医院副主任医师

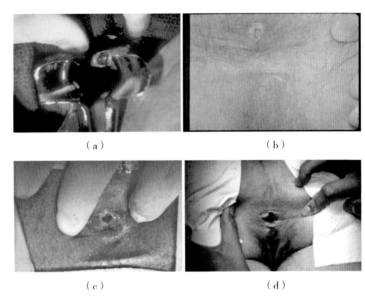

　　a、b和c均为典型的发生于肛门后中的慢性肛裂,基底部色
浅、边缘角化。d位于女性前后中线的两个典型肛裂。

图5.1　肛裂的常见发病部位

　　然而,在对肛裂手术引起的肛门失禁进行详细讨论之前,重要的是首先要考虑哪些患者需要手术。肛管中有许多非典型的病变被误认为可能是肛裂,它们没有前面所述的典型肛裂的外观特征。下图显示了一些非典型病变的几个例子(图5.2)。

　　有时不典型肛裂包括裂口大或不规则,可能是位于肛门中线以外或者多发的肛裂,或是肛门水肿或狭窄,亦或与便秘无关的肛裂。出现这些情况应该想到可能是克罗恩病或肛门肿瘤。

　　在上述情况下如果进行内括约肌部分侧切术,其结果可能是非常严重的。在这种情况下如果需要手术,也只能进行麻醉下探查和活检。

　　急性肛裂患者不建议手术治疗。一般认为,急性肛裂通常会自行痊愈,或者只需很少的干预,只有一小部分会演变成慢性肛裂。急性肛裂的诊断标准与上面所描述的特征不同,它多具有基底部色红、裂口新鲜、病史较短的特点(图5.3)。

　　慢性肛裂诊断仅需要上述基本特点中的任何一种即可,其中包括病史较长这个特点。鉴于此,急性发作但症状持续6个月的肛裂应该属于慢性肛裂。但是诊断标准是什么? 事实上,几乎所有相关的出版物对于这一问题的诊断标准都不尽相同,时间从2周到3个月不等。肛裂的症状通常会逐渐消失,因此虽然病史看起来很短,但可能在几个月前已经出现过类似的症状,因此将其归类为慢性肛裂[1]。本章末尾将重新讨论该问题。

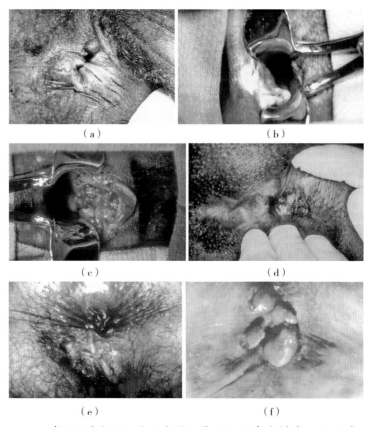

（a）　　　　　　　　　（b）

（c）　　　　　　　　　（d）

（e）　　　　　　　　　（f）

　　a有可疑病变组织的不典型肛裂;b肛门表皮样癌;c肛门腺癌;d淋巴瘤;e肛门黑色素瘤;f克罗恩病肛周病变。

图5.2　易被误诊为肛裂的病变

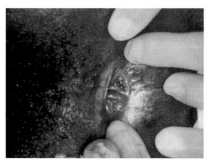

　　急性肛裂如果反复发作也可以转为慢性肛裂。图5.1中描述的特点,不会存在于所有的慢性肛裂中。

图5.3　急性肛裂

5.1 大便失禁,一个历史性问题

早期的作者几乎都没有真正提到过肛裂。Sushruta、Hippocrates 和 Galen 都撰写了诸多有关痔疮和肛瘘的文章,包括这些疾病的手术治疗,他们文中也提到肛裂与痔瘘密切相关。Abū Bakr Muammad ibn Zakariyyā al‐Rāzi 特别提到过肛裂,认为病因是由于便秘,可使用泻药治疗[2]。John of Arderne 提到肛裂可能有坠胀感,但他认为这可能是痔疮的继发症状,而不是特异性的诊断指标[3]。单纯肛裂治疗一般是不需要手术的。

直到 19 世纪,肛裂似乎才被认为是一种诊断明确的疾病,并且需要手术干预才能治愈。括约肌切开术的诞生归功于 Alexis Boyer 在 1818 年至 1826 年间发表的文章[4],其中描述的手术方法与今天的几乎一样,但文中对括约肌切开的范围没有阐述,今天的大多数出版物也没有描述。1868 年 Bodenhamer 在一本关于肛裂的书中写道:Ambrose Pare 可能描述了同样的手术方式,而 Albucasis 在 20 世纪末描述了一种更为保守的手术方法[4]。到 Bodenhamer 时,热衷于观察肛裂手术治疗及治疗结果的外科医生数量非常多。他们不仅描述了手术在缓解疼痛和治愈疾病方面的作用,而且还描述了包括肛门失禁在内的手术并发症。Boyer 的手术方式被认为切口较大,建议缩小手术切口,这对于预防失禁至关重要。

上面书中描述的另一种方法是强力扩肛来缓解肛裂引起的出口梗阻。具体操作过程是 Maisonneuve 将全部手指伸入肛内,然后在退指时收紧拳头。用这种方法显然增加了肛门失禁的风险,因此减小扩肛的幅度,使用两个拇指伸展到坐骨结节处,但发现该方法也有失禁的风险,于是最后仅插入两个示指,直到触诊感到宽松为止。这些外科医生的临床经验都缺乏统计学处理分析。

在 20 世纪 20 年代,一种古老的结构有了一个新名称——肛门梳硬结[5]。之前描述的内括约肌纤维由于慢性缺血逐渐纤维化,形成梳状带,应该被诊断为肛裂。根据大多数描述,最好的处理方法是切断纤维,直到肛门可以容纳两个手指插入,这比 Maisonneuve 或 Boyer 的手术方式更保守。随后发现之前假定的纤维化是内括约肌纤维的痉挛导致的。到 20 世纪 30 年代后期,Gabriel 将注意力转移到外括约肌注射或外括约肌纤维的分离上[6]。当时 Kilbourne 还提出肛裂可能由结核病或梅毒引起[7]。

1951 年,Eisenhammer[8]描述了内括约肌部分侧切术(LIS),他充分考虑到肛门的扩张程度。我相信,他是第一个列出用他这种方法治疗患者数量(181 例),并声明术后无便秘情况的人[8](图 5.4)。

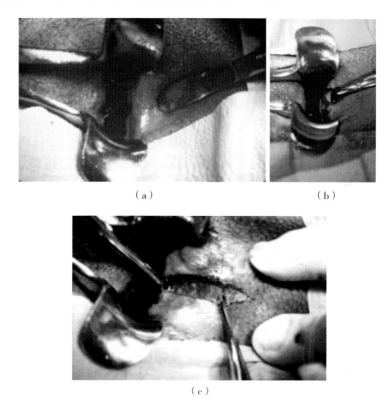

（a）　　　　　　　　　　　　　（b）

（c）

a 隆起部分是肛裂患者肥大内括约肌。**b** 内括约肌侧切术中分
离内括约肌。**c** 完成内括约肌侧切术,完整保留外括约肌基底部。

图 5.4　内括约肌部分侧切术(LIS)

　　这个方法被世界各地的外科医生广泛地采用。很多人认为大便失禁
不再是问题[9]。第一本描述失禁的出版物在 1985 年问世。文章中记载
在 306 名接受内括约肌侧切术手术后至少 1 年以上的患者中,只有 15 名
患者出现不同程度的失禁。这主要是因为肠胀气。这些患者的失禁症状
并没有特别严重,可以通过使用防护垫来解决[10]。

　　然而在 1989 年这一切有了变化。Khubchandani 在使用了内括约肌
侧切术这种手术方法后进行随访并报道了大量的随访结果,其中 36％的
患者出现气体失禁,5％为成形粪便失禁[11]。1985 年来自明尼苏达大学
的学者报道了这种手术方式具有较低的失禁率[10],并在 1996 年对开放
性与闭合性内括约肌侧切术手术的回顾性比较分析中发现,30.3％的患
者出现气体,其中 11.8％为成形粪便失禁[12]。随后出现了应用三硝酸甘
油酯、肉毒杆菌毒素和钙通道阻滞剂治疗肛裂。在许多国家,内括约肌侧

切术几乎已被弃用,转而采用药物治疗[13]。在对内括约肌侧切术术后肛门失禁的回顾性系统评价的 22 项研究中,大多数是非随机病例分析或队列研究,总体失禁发生率为 14%,成形粪便失禁发生率为 1%[14]。然而患者对内括约肌侧切术的满意度在报道中却很高[1]。反复发作的肛裂疼痛在手术后几乎立即得到缓解。很多的结肠直肠外科医生都想知道:"这些失禁患者到底在哪里?"

在最近更新的 Cochrane 肛裂药物治疗系统评价中,对 28 种不同药物治疗的随机对照研究进行分析[15]。假设可用的治疗方法只有使用三硝酸甘油酯、肉毒杆菌毒素和钙通道阻滞剂,所有这些药物都是在 20 世纪 90 年代后期出现的,这些新疗法的集中出现可以推测老方法的治疗效果并不佳。同样,在 Cochrane 评价中,这种情况不是特例。内括约肌侧切术在系统评价中的疗效为 90%～95%(而上述提到的对肛裂药物的回顾性评价中为7.9%[1]),没有任何一种药物的远期治愈率达到 50%[15]。与此同时,患者的病痛依然没有解除。

那么内括约肌侧切术后引起的大便失禁问题究竟有多严重? 第一次 Cochrane 系统评价分析有关内括约肌侧切术的所有随机试验,其中气体失禁发生率是 10%,几乎与 Garg 的结果一样[1]。但这一结果与 Khubchandani[11] 和 Garcia - Aguilar[12] 的研究结果不符。这两份报道均为回顾性研究,比较开放性内括约肌侧切术和闭合式内括约肌侧切术,分别来自单中心,包括 715 和 549 名患者。Cochrane 系统评价回顾了从 1976 年至 2016 年间发表的 143 项肛裂临床治疗的随机试验,其中对 2 523例患者进行了内括约肌侧切术手术和术后失禁评估[1,15]。这些数据是根据已建立的前瞻性研究收集的。回顾性队列与 Cochrane 系统评价中包含的研究之间的主要区别在于选择偏倚,例如,回顾性调查的被回访患者很可能是那些结果最差的人。

更有趣的是,这两篇 Cochrane 评价在随后的更新中发现(仅有一篇比较了外科手术,另一篇比较了药物治疗与其他治疗,其中 29 例为接受内括约肌侧切术手术的患者)大便失禁的比率下降了。从 2000 年发表的回顾性数据分析来看,大便失禁的风险已经从 10%降到了 3.4%。

理论上非手术治疗肛裂没有大便失禁风险,但实际上在使用三硝酸甘油酯治疗的患者中失禁的发生率为 1.1%(无论出于何种原因),使用肉毒杆菌的患者失禁的发生率为 2.2%,使用钙通道阻滞剂的患者失禁的发生率为 1.4%[15]。

为什么大便失禁的风险会下降? 有以下几种可能性。偶然发生这种说法是没有可能的,因为所有随机试验的方案都经过伦理委员会的仔细审查。手术方式改变了？我认为这可能是外科医生对内括约肌侧切术引起的大便失禁风险有了更多的重视,这使得括约肌切开术(或结合手法扩肛)切口在缩小而疗效并没有明显降低。19世纪60年代美国Bodenhamer曾对Boyer内括约肌侧切术进行全面研究,发现在黏膜切口方面,并没有像Boyer描述的那样好的结果[4]。关于括约肌切开术的切口的长度:向近侧延伸到齿状线,或者仅延伸到肛裂的近端边缘的水平。较长的手术切口并没有临床意义,反而会增加失禁风险[1]。

如果有患者愿意接受肛裂手术,医生可能会更认真地选择具有明显内括约肌肥厚和肛门狭窄的患者进行手术,现在大多数肛裂患者都可以使用更为合理的药物进行治疗。例如有些患者患有肛裂但没有内括约肌肥厚或肛门狭窄,术后有发生大便失禁的风险,现在可以接受药物治疗,但这些都是个人猜测。

肛裂手术的另一个方法——强力扩肛,出现于19世纪中叶。自Maisonneuve起,我们可以快进到Lord,再到近年来Bodenhamer到Renzi或Gaj,以及其他对扩肛疗法进行过分析研究的人,发现较老的八指扩肛法已经被取代。到目前为止,6项现代扩肛疗法的相关研究中没有报道有大便失禁发生,疗效优于应用三硝酸甘油酯[14]。

5.2　关于肛裂和大便失禁的神话

与内括约肌侧切术不同,后中线部分内括约肌部分切开术被认为在远端肛管中留下了"锁孔"缺陷,导致大便失禁(图5.5)。

无论是开放的还是闭合的,后部或侧部的内括约肌切开术都会留下钥匙孔畸形。还没有随机试验数据表明这些手术是更有效,还是能使大便失禁的风险更大[1]。

急性肛裂不应首选手术。一般认为慢性肛裂是由前期的急性肛裂引起的,但是内括约肌的肥大和肛门狭窄需要时间来形成,而这在大多数急性肛裂患者中都不会发生,因此在此之前不考虑手术。为证明上述观点是有道理的,第一步要对什么是急性肛裂有普遍的共识。肛门局部的专科检查可以将它们区别开。许多肛裂毫无疑问是慢性的。但是对于疼痛的持续时间没有统一的意见。目前大多数急性肛裂的患者会首先使用三硝酸甘油酯治疗,这一治疗无效时,急性肛裂通常已经发展为慢性肛裂。对于临床症状不典型的肛裂患者,除非存在内括约肌肥大或肛门狭窄,否则暂不考虑行内括约肌侧切术治疗。

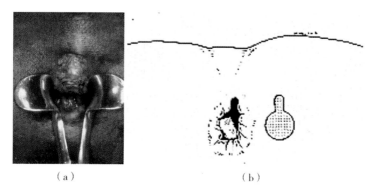

（a）　　　　　　　　　　　　　（b）

a 完成的后中线内括约肌切开术；b 由此产生的锁孔缺陷。

图5.5　"锁孔"缺陷

实际上，在过去20年中发表的很多论文都在开篇中突出表达了内括约肌侧切术可能导致永久性大便失禁的观点。从事大便失禁专科诊所的人都知道不存在永久的大便失禁。对于大便失禁的治疗方法有很多，大多数是非手术的。内部括约肌的修复效果较好，因为患者肛周的肌肉是正常的，不像分娩所导致的失禁那样。但只有极少数的结直肠外科医生开展了这项手术[16]。这些令人相当震惊的声明不负责任之处不仅是它们不真实，而且这些作者都没有进行过严格的假设性研究或者随机试验研究。人们应该考虑到患者会要求进行这些相应的研究，但是往往都会忽视。

5.3　其他

脓肿：在开放式内括约肌侧切术后出现过脓肿，但自从20年前我改用闭合式内括约肌侧切术后就没有出现过。这似乎不符合逻辑。随机试验研究显示两种内括约肌侧切术式产生肛周脓肿的概率没有差异[1]。

还没有足够数据来确定疗效或并发症的其他手术方式包括：①肛裂切除术；②皮瓣推移术；③双侧内括约肌切开术；④肛提肌成形术；⑤肛乳头切除术；⑥Ayurvedic 缝合。

参考文献：

［1］NELSON R L，CHATTOPADHYAY A，BROOKS W，et al. Operative procedures for fissure in ano［J］. Cochrane Database of Systematic Reviews，2011. DOI：10. 1002/

14651858. cd002199. pub3.

［2］AL-HUMADI A H，AL-SAMARRAI S. Treatment of anorectal diseases by Al-rāzi［J］. Journal of the Islamic Medical Association of North America，2009，41 (3)．DOI：10. 5915/41-3-5116.

［3］POWER D. Treatises of fistula m ano hemorrhoids，and clysters of john arderne ［M］. Kegan Paul：Oxford University Press，1910.

［4］BODENHAMER W. Practical observations on the aetiology，pathology，diagnosis and treatment of anal fissure［M］. New York：Wm Wood & Co，1868.

［5］LAWRENCE ABEL A. The pecten：the pecten band：pectenosis and pectenotomy［J］. The Lancet，1932，219(5666)：714-718.

［6］GABRIEL W B. Anal fissure［J］. BMJ，1939，1(4079)：519-521.

［7］KILBOURNE N J. The injection treatment of anal fissure［J］. California and Western Medicine，1931，35(5)：384.［PubMed］

［8］EISENHAMMER S. The surgical correction of chronic internal anal (sphincteric) contracture［J］. South African Medical Journal，1951，25(28)：486-489.［PubMed］

［9］ABCARIAN H. Surgical correction of chronic anal fissure：Results of lateral internal sphincterotomy vs. Fissurectomy：Midline sphincterotomy［J］. Diseases of the Colon & Rectum，1980，23(1)：31-36.

［10］WALKER W A，ROTHENBERGER D A，GOLDBERG S M. Morbidity of internal sphincterotomy for anal fissure and stenosis［J］. Diseases of the Colon & Rectum，1985，28(10)：832-835.

［11］KHUBCHANDANI I T，REED J F. Sequelae of internal sphincterotomy for chronic fissure in ano［J］. British Journal of Surgery，1989，76(5)：431-434.

［12］GARCIA-AGUILAR J，BELMONTE C，DOUGLAS WONG W，et al. Open vs. closed sphincterotomy for chronic anal fissure［J］. Diseases of the Colon & Rectum，1996，39(4)：440-443.

［13］OMMER A. Management of complications of fissure and fistula surgery［J］. Chirurg，2015，86 (8)：734-740.

［14］GARG P，GARG M，MENON G R. Long-term continence disturbance after lateral internal sphincterotomy for chronic anal fissure：a systematic review and meta-analysis［J］. Colorectal Disease，2013，15(3)：e104-e117.

［15］NELSON R L，THOMAS K，MORGAN J，et al. Nonsurgical therapy for anal fissure［J］. Cochrane Database Syst Rev，2012，(15)：2.

［16］NAJARIAN M. Surgeons' beliefs and experiences with the surgical treatment of anal fissure［J］. Seminars in Colon and Rectal Surgery，2006，17(3)：116-119.

6

藏毛囊肿

Sany Thomas and Johan Nordenstam[①]

王振宜 译　汪庆明 校[②]

6.1　概述

　　藏毛性疾病是发生于骶尾部皮肤和皮下组织的良性疾病[1-3]。pilonidal 源于拉丁语 pilus，意为头发和巢穴的意思，描述了在臀裂中形成的一种毛囊性疾病[4-6]。这种疾病由英国病理学家、解剖学家和外科医生 Harold Mayo 于 1833 年提出，描述了在女性患者的骶骨区域发现含有凹陷性的毛囊[4]。臀裂中的毛发被认为是导致疾病的原因[7]。Bascom 在他的论文中指出，藏毛性疾病是由在臀裂中线凹陷中包含大量扭曲的毛囊引起，并进一步描述了在扩大的凹坑中积聚的角蛋白和扭曲的毛发向下推动导致相邻毛囊的融合，导致皮下组织发炎并进展为脓肿[8-9]。

①　S. Thomas · J. Nordenstam：Division of Colon and Rectal Surgery，Department of Surgery，University of Illinois at Chicago，840 South Wood Street，518 E CSB，Chicago，IL 60612，USA；e-mail：drjohan@uic.edu

©　Springer International Publishing AG 2017：H. Abcarian et al.（eds.），*Complications of Anorectal Surgery*，DOI 10.1007/978-3-319-48406-8_6

②　王振宜：上海中医药大学附属岳阳中西结合医院主任医师
　　汪庆明：上海中医药大学附属曙光医院主任医师

藏毛性疾病多见于肥胖、臀裂毛发旺盛、有久坐的生活方式以及骶尾区域有创伤史者[7,10-12]。Buie 在 1944 年将其称为"吉普病",1958 年 Hardaway 将其称为"吉普车手疾病"。这是因为年轻男性士兵患病的风险和比例最高。士兵经常坐在不舒服的吉普座椅上,加上不平坦的驾驶环境导致了尾部创伤,造成了该种疾病[5]。该病的病因尚不完全清楚,但臀裂的解剖结构被认为是罪魁祸首。臀裂具有较少的皮下组织,皮肤与骶骨和尾骨紧密相连。由于肌肉组织的重量,臀部区域对这种紧密连接的皮肤增加了向下的张力。除了解剖之外,臀沟,如腋窝一样,更容易引起水分和细菌积聚。行走的机制导致臀肌反折处的皮肤与臀裂的皮肤互相摩擦,导致组织碎片的移动以及皮肤创伤。这些因素导致了藏毛性疾病的形成[5,12]。

该病通常具有慢性病程,最初表现为藏毛脓肿的形成,大多数患者均有疾病复发史[5,7]。这种疾病男性发病率较女性高(男女患病比例为3∶1),男性发病年龄多在 15～30 岁[2-3,5,11-12],最常见的症状是臀裂部位疼痛、肿胀和(或)流脓[2];感染个体中 3.7% 是没有症状的,在臀裂中有一个或多个盲窦开口[3]。

6.2 处理

治疗的目的是尽可能以最简单的方式治愈疾病,减轻疼痛同时降低对患者生活造成的影响,并实现低复发率[1,4,6,13]。处理该病及其复发的方式包括保守治疗和手术治疗两种(图 6.1、图 6.2 和图 6.3)①。

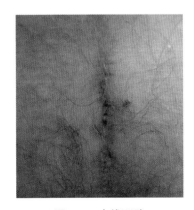

图 6.1　中线凹陷

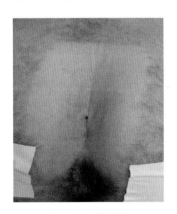

图 6.2　藏毛窦

---

①　图片来源：Charles O. Finne MD，Minneapolis

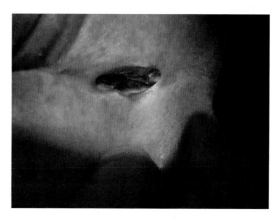

图 6.3　慢性藏毛性伤口

6.2.1　保守治疗

控制窦道中毛发的生长对于早期预防藏毛性疾病的进展和复发很重要,因为臀裂中毛发的生长与藏毛性疾病有关[7]。生长的毛发可通过剔除、打蜡、电针脱毛和脱毛膏等方法控制[7],另外还有激光脱毛,Khan 等人使用这种技术预防疾病复发取得很好的效果。光电解的优点是能够到达其他方法不易达到的深层区域脱毛[7],激光脱毛的并发症包括皮肤红斑和刺激、色素沉着过度或色素减退、皮肤瘢痕等[7]。该论文强调了坚持脱毛的重要性,并将坚持脱毛的依从性差作为疾病复发的原因。

苯酚凹陷内注射也是一种治疗方法,其作用机制是破坏窦道凹陷中的上皮细胞,导致炎症和瘢痕形成[14]。该手术在门诊局部麻醉下进行,每周苯酚滴注联合局部脱毛,治疗成功率接近 60%[6],复发率约为 11%[15]。高复发率是苯酚注射的缺点,主要原因是广泛的窦道使苯酚渗透不足[3]。这种疗法的并发症是局部毒性,可导致皮肤刺激、皮肤灼伤、蜂窝织炎和脓肿形成[6]。通过保护周围的皮肤并在注射苯酚之前使用含有呋喃妥因的软膏来避免这种情况,可以降低皮肤灼伤的风险[6,16]。如果产生苯酚毒性,镇痛、局部麻醉剂的使用和伤口护理可以帮助皮肤愈合(图 6.4、图 6.5、图 6.6 和图 6.7)①。

抗生素在藏毛性疾病保守疗法中作用有限。术前应用抗生素并未显示对伤口愈合、预防并发症或疾病复发有益处[16],术后使用抗生素的证据尚不明确[2,16]。慢性藏毛性疾病中,抗生素只是在发生与之相关的蜂窝织炎、免疫抑制、全身性疾病时才推荐使用[14]。

---

① 图片来源:Charles O. Finne MD,Minneapolis

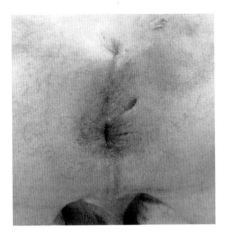

图 6.4 藏毛窦

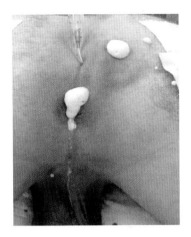

图 6.5 注射双氧水之后显示的
窦道指之间的联系

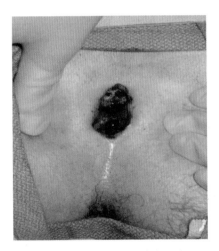

图 6.6 藏毛性疾病的去顶术

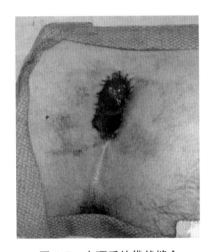

图 6.7 去顶后的袋状缝合

6.2.2 手术方法

保守治疗失败和疾病慢性期时,行手术治疗[1,15]。手术方法有以下几种,微创手术如 pit picking 和切除手术,广泛手术如广泛性局部切除(WLE)。

在藏毛囊肿急性期推荐切开引流与针头抽吸,并使用抗生素治疗[14]。60%的病例切开引流后伤口会完全愈合[15],炎症消退后推荐手术切除引流后引起的创口。由于脓肿引流并未解决其病理学上的根本原因,所以尽管伤口完全愈合,仍有 10%~15%的病例复发[15]。

Pit picking 凹陷摘除术是微创手术方法之一。这种手术有多种方法,所有方法的共同特征是去除中线引流产生的凹陷,刮除皮下组织,这些技术的目的是尽量少的去除组织。值得注意的是,这些方法不能清除窦道。该种方法的优点是可在门诊进行,伤口愈合时间短,创面恢复快,缺点是5年随访复发率约为 20%～25%[14]。

Soll 等人率先提出了另一种微创方法"窦道切除术"。探查窦道并注入亚甲蓝,然后根据亚甲蓝的染色情况切除窦道,开放创面直至愈合[17]。研究报道该方式的复发率为 5%[17]。此种技术推荐用于少于 3 个囊性凹陷的患者[14]。

去顶术联合袋状缝合(UM)是另一种手术方式[1]。在该操作过程中,没有健康的、正常的组织被移除,只有感染的组织被切除[1]。此种方式仍会导致 1～2 cm 的开放性伤口,但伤口远小于广泛性局部切除(WLE)[14]。Rouch 等人通过回顾性研究发现,与 WLE 相比,UM 具有较低复发率[1]。

最常见的手术方式是广泛性局部切除(WLE),闭合或者开放伤口[1,2,12,14,17]。这种手术方式为切除所有涉及感染的组织,并且闭合切除后所形成的伤口或者行二期闭合[1]。WLE 的手术方法类似于窦道切除术和 UM,在切除之前探查窦道或者用亚甲蓝溶液注射,然切除范围更大[14]。伤口二期愈合的缺点是创面愈合时间、复发率的增加,增加了患者在伤口护理方面的难度和不能工作的时间[2,14]。

中线和中线外闭合用于 WLE 后的闭合,闭合可以缩短伤口愈合时间。与中线闭合相比,中线外闭合愈合率较高,感染率及复发率低[2]。三种常用的中线外闭合术是 Karydakis 皮瓣、Limberg 皮瓣和臀裂提拉术(Bascom Ⅱ)。

偏离中线闭合的优点是它首先去除慢性病态的组织,然后使臀沟变平,从而最大限度地减少由于解剖和机械应力引起的复发[5]。偏离中线缝合缺点是缝合线拉力较大,易导致伤口裂开,最终形成瘢痕[18]。偏离中线皮瓣闭合最常见的并发症是血肿、皮下积液和伤口分离[5,11],术中使用引流管可以防止皮下积液和血肿的形成。如果出现伤口血肿或皮下积液,建议用大口径针进行液体抽吸。伤口分离采用适用于该区域的湿敷至干敷料进行处理(表 6.1)。

表 6.1　三种术式的技术处理及其并发症

皮瓣手术	技术处理	并发症
Karydakis 皮瓣	不对称切除藏毛窦,关闭皮瓣并和骶前筋膜缝合	伤口分离和伤口延迟愈合
Limberg 皮瓣	菱形切除藏毛组织,旋转皮瓣闭合伤口	伤口感染,创面分离
Cleft lift procedure 臀裂提拉术	切除中线凹陷,牵拉邻近中线的健康皮肤。皮肤和皮下组织用于中线外闭合	皮下积液,血肿和伤口分离

藏毛性疾病可在术后 20 年左右复发,但 60% 会在 5 年内复发[12]。中线闭合的早期复发被认为是手术部位感染的继发性复发,并且在行 WLE 术后初次闭合的情况下复发率高达 24%[2-3]。几项随机对照试验中显示,全身应用抗生素没有显著的益处[2,14-15],术后抗生素可作为手术切除术后的辅助手段;但研究显示伤口愈合和复发率方面的结果好坏参半[15]。Nyugen 等建议使用庆大霉素胶原蛋白海绵减少局部感染率;然而,该研究没有达到统计学意义[2]。其他研究未能证明使用庆大霉素可改善伤口愈合并预防疾病复发[2,15]。

6.3　并发症

无论是采用保守治疗还是手术治疗,藏毛囊肿常见并发症包括伤口愈合不良和疾病复发。男性、肥胖、多毛症、吸烟、家族史、卫生条件差、毛孔大小和外科手术均是疾病复发及产生并发症的危险因素[7,10-12,15,19]。一项由 Lesalnieks 完成的研究结果显示,吸烟者在微创治疗和偏离中线闭合的手术操作后,术后伤口并发症增加了[19]。与非吸烟者相比,吸烟者的藏毛窦复发率也有增加[19]。外科医生的经验也是疾病复发的一项因素,当缺乏经验的外科医生进行 Karydakis 皮瓣手术时,44% 的患者出现复发,而由经验丰富的外科医生操作复发率为 9%[19]。凹陷大小与凹坑数量和疾病复发之间也存在相关性[20],不完全的窦道切除可导致疾病复发[20]。麻醉方法也影响着疾病复发,与全麻相比,在局部麻醉下进行较小和不充分的手术切除具有较高的复发率[20]。

广泛性局部切除和一期闭合可加速伤口愈合,并且缩短患者恢复工作的时间[2]。手术首选偏离中线的皮瓣闭合,因为与中线闭合相比该手术具有较低的复发率[20]。Onder 等人提示一期中线闭合复发率较高，而皮瓣闭合术后并发症较多[20]。

据报道，WLE 和一期闭合后，术后可出现轻微的术后并发症，如皮下积液、血肿、局部伤口感染和伤口裂开，发生率为 $16\% \sim 17\%$[21]。如果发生皮下积液或血肿，建议进行液体抽吸。术中伤口引流放置用于防止液体积聚。抗生素，无论是全身还是局部，可用于解决局部伤口感染的并发症。伤口分离用局部敷料治疗（图 6.8、图 6.9、图 6.10 和图6.11）。[①]

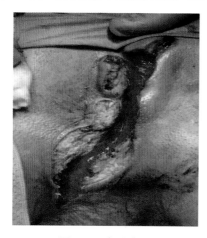

图 6.8　广泛去顶

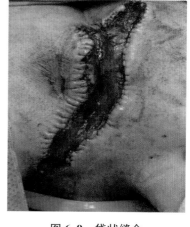

图 6.9　袋状缝合

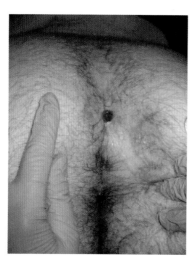

图 6.10　复发性藏毛窦首先采用去顶治疗

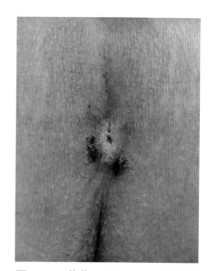

图 6.11　苔藓硬化样小型藏毛疾病

---

① 图片来源：Charles O. Finne MD，Minneapolis

无论选择何种手术方式,已经证实脱毛和保持严格的卫生可以预防疾病复发[16]。

癌变是慢性复发性藏毛性疾病的罕见并发症。在藏毛囊性疾病中发展的癌是罕见的并且发生在少于0.1%的慢性未治疗、复发性藏毛囊肿疾病中[16,22]。慢性藏毛性疾病在毛囊中存在将近20年才会恶变[22-23]。鳞状细胞癌是最常见的恶性病变,发生率为90%。其余10%为基底细胞、鳞状细胞和基底细胞混合细胞癌以及腺癌[22]。

该处的癌变表现为侵袭性、快速进展的蕈样溃疡[16]。此种癌具有局部侵袭性的特点,但很少有远处转移。治疗的选择是整块手术切除与皮肤移植或皮瓣修复由此产生的缺损[22]。尽管有干预措施,但预后不良,复发率高达50%[16]。辅助化疗和放疗可用于减少疾病复发[23]。

6.4 鉴别诊断

藏毛囊肿应与化脓性汗腺炎、先天性皮肤炎、脊髓脊膜膨出、脑脊髓膜膨出、皮样囊肿、尾肠囊肿、畸胎瘤或脂肪瘤等鉴别。

化脓性汗腺炎(HS)是一种易发于腋窝、腋下、腹股沟、会阴和肛周等腺体集中区域的皮肤病。HS的病因被认为是继发于毛囊阻塞,导致毛囊扩张,毛囊破裂,形成窦道[24]。这和藏毛性疾病的发病机制类似。如果疾病局限于肛周和会阴组织,会出现类似于藏毛性疾病一样的疼痛和臭味的引流物。体格检查会发现多个引流管道的皮下脓肿,治疗方式包括从保守治疗、对局部切除和二期伤口缝合的手术治疗[24]。

先天性窦道可发生在鼻到尾骨的任何地方,发生在中线或中线附近[25]。窦道像皮肤组织一样内衬有复层鳞状上皮,并含有皮肤附属物[25]。管道可延伸至脊髓,并可能并发脑膜炎,并于皮下组织末端的脊髓束相连。

尾肠囊肿是在直肠后间隙的先天性病变,被认为是出生后肠道的胚胎残留物[26]。由于尾肠囊肿位于直肠后间隙,随着囊肿的增大,其表现为直肠/肛管或泌尿系统的机械阻塞。尾肠囊肿可能被误诊为藏毛性疾病,因为也可能偶然在臀裂处发现小凹陷[26]。尾肠囊肿可通过手术切除;然而,仍有较高的发病率和并发症发生率[26]。

脊髓脊膜膨出、脑脊髓膜膨出和室管膜瘤是中枢神经系统的缺陷,可能发生在骶尾部的中枢神经区[27]。因为这些病变表现为波动性的肿块,因此可能被误诊为藏毛囊肿。最初的治疗方法是抽吸病灶或切开引流,并不会产生脓性液体。手术切除和病理评估能证实诊断[27]。

　　了解流行病学和疾病的临床表现对于诊断藏毛囊肿非常重要。病理组织样本评估也有助于确诊。

参考文献：

[1] ROUCH J D，KEELEY J A，SCOTT A，et al. Short-and long-term results of unroofing and marsupialization for adolescent pilonidal disease［J］. JAMA Surgery，2016，151(9)：877.

[2] NGUYEN A L，PRONK A A，FURNÉE E J B，et al. Local administration of gentamicin collagen sponge in surgical excision of sacrococcygeal pilonidal sinus disease：a systematic review and meta-analysis of the literature［J］. Techniques in Coloproctology，2016，20(2)：91-100.

[3] FURNÉE E J，DAVIDS P H，PRONK A，et al. Pit excision with phenolisation of the sinus tract versus radical excision in sacrococcygeal pilonidal sinus disease：study protocol for a single centre randomized controlled trial［J］. Trials，2015，16 (1)：1-8.

[4] KANAT B H. Disease that should be remembered：Sacrococcygeal pilonidal sinus disease and short history［J］. World Journal of Clinical Cases，2015，3(10)：876.

[5] FAVUZZA J，BRAND M，FRANCESCATTI A，et al. Cleft lift procedure for pilonidal disease：technique and perioperative management［J］. Techniques in Coloproctology，2015，19(8)：477-482.

[6] GIRGIN M，KANAT B H. The results of a one-time crystallized phenol application for pilonidal sinus disease［J］. Indian Journal of Surgery，2014，76(1)：17-20.

[7] KHAN M A A，JAVED A A，GOVINDAN K S，et al. Control of hair growth using long-pulsed alexandrite laser is an efficient and cost effective therapy for patients suffering from recurrent pilonidal disease［J］. Lasers in Medical Science，2016，31(5)：857-862.

[8] BASCOM J. Pilonidal disease：origin from follicles of hairs and results of follicle removal as treatment［J］. Surgery，1980，87(5)：567-572.

[9] BASCOM J. Pilonidal disease：Long-term results of follicle removal［J］. Diseases of the Colon & Rectum，1983，26(12)：800-807.

[10] DEMIRCAN F，AKBULUT S，YAVUZ R，et al. The effect of laser epilation on recurrence and satisfaction in patients with sacrococcygeal pilonidal disease：a prospective randomized controlled trial［J］. International Journal of Clinical and Experimental Medicine，2015，8(2)：2929-2933.

[11] BALI I，AZIRET M，SÖZEN S，et al. Effectiveness of Limberg and Karydakis flap in recurrent pilonidal sinus disease［J］. Clinics，2015，70(5)：350-355.

[12] ORTEGA P M, BAIXAULI J, ARREDONDO J, et al. Is the cleft lift procedure for non-acute sacrococcygeal pilonidal disease a definitive treatment? Long-term outcomes in 74 patients [J]. Surgery Today, 2014, 44 (12): 2318-2323.

[13] WANG C, YAO Y B, CAO Y Q. The integrative method "suture dragging and simplified vacuum assisted therapy" for complex pilonidal sinus disease[J]. Case Reports in Surgery, 2014, 2014: 425497.

[14] IESALNIEKS I, OMMER A, PETERSEN S, et al. German national guideline on the management of pilonidal disease[J]. Langenbeck's Archives of Surgery, 2016, 401(5): 599-609.

[15] STEELE S R, PERRY W B, MILLS S, et al. Standards practice task force of the American society of C, Rectal S Practice parameters for the management of pilonidal disease[J]. Diseases of the Colon Rectum, 2013, 56(9): 1021-1027.

[16] HUMPHRIES A E, DUNCAN J E. Evaluation and management of pilonidal disease[J]. Surgical Clinics of North America, 2010, 90(1): 113-124.

[17] SOLL C, HAHNLOSER D, DINDO D, et al. A novel approach for treatment of sacrococcygeal pilonidal sinus: less is more [J]. International Journal of Colorectal Disease, 2008, 23(2): 177-180.

[18] SAYDAM M, OZTURK B, SINAN H, et al. Comparison of modified Limberg flap transposition and lateral advancement flap transposition with Burow's triangle in the treatment of pilonidal sinus disease[J]. The American Journal of Surgery, 2015, 210(4): 772-777.

[19] IESALNIEKS I, DEIMEL S, ZÜLKE C, et al. Smoking increases the risk of pre-and postoperative complications in patients with pilonidal disease[J]. JDDG: Journal Der Deutschen Dermatologischen Gesellschaft, 2013, 11 (10): 1001-1005.

[20] ONDER A, GIRGIN S, KAPAN M, et al. Pilonidal sinus disease: risk factors for postoperative complications and recurrence[J]. International Surgery, 2012, 97(3): 224-229.

[21] KARACA A S, ALI R, ÇAPAR M, et al. Comparison of Limberg flap and excision and primary closure of pilonidal sinus disease, in terms of quality of life and complications [J]. Journal of the Korean Surgical Society, 2013, 85 (5): 236.

[22] ERYILMAZ R, BILECIK T, OKAN I, et al. Recurrent squamous cell carcinoma arising in a neglected pilonidal sinus: report of a case and literature review[J]. International Journal of Clinical and Experimental Medicine, 2014, 7 (2): 446-450.

[23] MATSUSHITA S, OHTAKE N, MOCHITOMI Y, et al. A case of squamous

cell carcinoma arising in a pilonidal sinus[J]. The Journal of Dermatology, 2002, 29(11): 757-758.

[24] VELASCO A L, DUNLAP W W. Pilonidal disease and hidradenitis[J]. The Surgical Clinics of North America, 2009, 89(3): 689-701.

[25] IKWUEKE I, BANDARA S, FISHMAN S J, et al. Congenital dermal sinus tract in the lateral buttock: unusual presentation of a typically midline lesion[J]. Journal of Pediatric Surgery, 2008, 43(6): 1200-1202.

[26] SATYADAS T, DAVIES M, NASIR N, et al. Tailgut cyst associated with a pilonidal sinus: an unusual case and a review[J]. Colorectal Disease, 2002, 4 (3): 201-204.

[27] MCEACHRON K R, GAERTNER W B. Extradural sacrococcygeal subcutaneous ependymoma misdiagnosed as pilonidal disease: case report and review of the literature[J]. Journal of Surgical Case Reports, 2016, 2016(7): rjw121.

7

化脓性汗腺炎

Jacqueline Harrison and Francois Dagbert[①]

章　阳译　韩昌鹏校[②]

化脓性汗腺炎是一种皮肤疾病,可以累及含有顶浆分泌腺的皮肤区域。肛周以及臀部、腹股沟、腋窝区域,由于富含大汗腺故经常会被累及。女性较男性更容易患病(男性和女性患病比例为1:3),肥胖和吸烟被认为是危险因素[1]。疾病的病程可以变化不定,但通常可以发展为慢性疾病,伴随皮下脓肿、慢性窦道和广泛的皮肤纤维化。尽管药物治疗以及简单的切开引流对于早期病变、局限性病变和急性感染是足够了,但其在慢性及广泛性病变中的治疗作用是有限的[2]。通常情况下,简单的切开引流术后复发率为100%[3]。

慢性、重度化脓性汗腺炎的治疗主要是手术治疗。对于存在广泛病变的患者,需要分期治疗。平均而言,患者在接受根治性切除术前伴有10年活动性疾病的病史[4]。由此产生的伤口需要数周甚至数月才能完全愈合,这可能与显著的发病率和致残率有关。化脓性汗腺炎患者的生活质量会

① J. Harrison • F. Dagbert: Division of Colon and Rectal Surgery, John H. Stroger Hospital of Cook County, 1900 W. Polk Street, Chicago, IL 60612, USA; e-mail: Sbhayden@ hotmail. com
© Springer International Publishing AG 2017: H. Abcarian et al. (eds.), *Complications of Anorectal Surgery*, DOI 10. 1007/978-3-319-48406-8_7
② 章阳:南京中医药大学附属南京中医院副主任医师
韩昌鹏:上海中医药大学附属岳阳中西医结合医院副主任医师

受到疾病及其治疗的影响,抑郁和焦虑则更为常见[5]。文献中对于肛周化脓性汗腺炎切除的范围,以及对于通常造成的巨大伤口闭合的方法存在广泛的争议。炎症性肠病和化脓性汗腺炎的频繁共存,使诊断和治疗具有挑战性。临床医生需要意识到与长期化脓性汗腺炎相关的恶性肿瘤的风险,特别是在肛周和会阴区域,以及这种灾难性的并发症所需的适当治疗。

7.1 延期愈合及其处理

肛周化脓性汗腺炎的外科治疗可能导致出现难以处理的伤口。广泛性局部切除直至正常组织后,伤口二期愈合是最常用的方法。这些伤口需要积极的局部护理才能完全愈合。为了保持伤口区域的清洁,通常需要每天 3～4 次的坐浴或淋浴,并经常更换敷料。Thornton 和 Abcarian 报道了该方法的应用,对 104 例使用广泛性局部切除术治疗的肛周和会阴部大汗腺炎患者进行二期治疗,获得完全治愈,平均治疗时间为 3.5～7 周(小的伤口 3.5 周,超过 5 cm 的伤口 7 周)[4]。Bocchini 等报道了相似的结果,对于广泛性局部切除术的患者进行二期治疗,完全愈合的平均时间为 10 周[6],而 Balik 等报道平均愈合时间为 12 周[7]。愈合的时间与切除的范围有关。因此,早期积极的外科手术切除,由于减少了皮肤切除的范围,可能会缩短患者的恢复时间。

对于会阴和肛周广泛性开放伤口的处理通常是困难的。为了缩短这些较大创面缺损的愈合时间,多种技术已被报道使用。负压装置通过增加氧张力,促进肉芽形成,减少细菌数,避免伤口形成的剪切力,加速慢性伤口的愈合[8]。它们也被临床用于加强中厚植皮技术的效果[9-11]。然而,这种装置在肛周区域的应用非常困难,因为这些装置需要始终密封。这种真空装置主要用于臀部、臀沟或腹股沟伤口,因为需要保证这些伤口边缘至肛缘有足够的正常皮肤。

对于大面积皮肤缺损的修复通常采用中厚植皮的方法[12],这种方法在肛周和会阴部化脓性汗腺炎中的应用已经在文献中有很好的描述[13-17]。在广泛性局部切除术后,和二期治疗相比较,这种植皮手术平均愈合时间较短(二期治疗 12.2 周 vs 延期植皮术 8 周)[7]。植皮手术通常会选择大腿部位的皮肤,因为来自这里的供皮区域化脓性汗腺炎的发病率较低(除了疼痛)。在很多时候,延期皮肤移植术会在切除术后两到三周进行。中厚植皮技术的效果一般来说是较好的。部分移植皮肤的缺失相当常见,但通常可以通过局部伤口的护理和二期治疗来处理使其愈合。

Bocchini 等报道了在研究病例中有 37.5% 的患者出现部分移植皮肤的缺失,有 8% 的患者需要重新植皮[6],而 Harrison 等则报道部分移植皮肤缺失的发生率为 45%,但不需要再次植皮[18]。皮肤移植技术的主要缺点是:需要限制活动,延长住院时间,有潜在移植失败的风险,以及需要一块供皮区域的皮肤。

Maeda 等报道了一种可重复使用的皮肤移植技术,该技术在根治性切除前从病变部位表面获取皮肤,并将其移植到术后伤口,从而不需要其他供皮区域的皮肤。即使组织学评估提示隐藏的表皮囊肿也可能导致复发,但他们没有发现植皮部位疾病的复发[19]。还需要更多的研究来验证这一新的技术。

对于广泛性局部切除术后重建的另一项技术是应用局部皮瓣,该项技术最大的价值在于避免局部区域瘢痕挛缩的高风险,特别是在腹股沟皱褶区[20]。如果切除的范围过大,没有足够的皮肤覆盖,就不应当使用局部皮瓣闭合技术。局部转移皮瓣或皮瓣 V-Y 成形的临床效果较好,可以缩短伤口愈合时间[6,21-22]。对于慢性不愈合的肛周伤口也建议使用局部皮瓣闭合技术[23]。轻度的伤口裂开是常见的,但一般进行局部伤口的护理即可[24]。严重的伤口裂开和感染是罕见的,但这可能导致更大的伤口,甚至比原来扩大切除造成的缺损更难以处理。

大多数患者并不需要行转流性结肠造口术,因为即使行扩大切除术,肛管上皮通常也是被保留的。对于身体虚弱的患者,或是在某些情况下,对于范围较大的肛周疾病行中厚植皮术后的患者,可以行粪便转流手术,治疗的初期阶段可以在直肠留置软管帮助分流粪便[25]。

7.2 瘘管

肛周化脓性汗腺炎和肛周瘘管共存的情况并不少见,根据不同研究报道发生率在 2%~14% 之间[6,15]。因此,在肛周化脓性汗腺炎的外科治疗过程中,应当经常做肛门镜检查,对于那些被诊断为肛周化脓性汗腺炎的患者,有人建议应当做电子结肠镜检查,排除克罗恩病。被漏诊的瘘管可能导致反复发作的脓肿和持续存在的慢性溃流脓水。汗腺炎本身可以导致肛管远端的表浅瘘管[26],而由于肛管近端没有顶泌腺,所以近端发生的瘘管提示增加了伴随腺源性疾病和诊断克罗恩病的可能性[27]。对于伴随肛瘘的治疗首先是进行相关脓肿的引流和挂线,以促进伤口的愈合,然后再考虑肛瘘的手术治疗。化脓性汗腺炎伴随肛瘘应及时评估克罗恩病的可能性。化脓性汗腺炎患者中有 2%～38% 的患者与克罗恩病相关,肛周区域是最常见被累及的部位[15,28-30]。在这些患者中,克罗恩病通常累及的是结肠和直肠,严重的直肠病变可以导致直肠切除率高达 70%。对于应用药物治疗控制较好的克罗恩病患者,其肛周病变采用广泛性局部切除术后皮肤移植的方法已经被报道[29]。

7.3　肛门狭窄

肛管上皮和肛周皮肤的广泛性切除可以导致肛门狭窄。这种情况在肛周汗腺炎的治疗过程中通常是可以避免的,因为肛管上皮通常是被保留的,但可能会使严重肛周病变的环切变得复杂化[6]。肛门狭窄在肛周皮肤移植术后也有被报道。如果需要在肛门边缘切除,分期切除可能会降低发生肛门狭窄的风险。简单的扩肛对于轻度狭窄是有效的,但重度狭窄则需要行肛门成形术和局部皮瓣推移术或环状全厚皮片移植术[31-33]。

7.4　肛周化脓性汗腺炎手术后复发率

对于严重的化脓性汗腺炎患者,外科手术仍然是最可靠的治疗方法。肛周汗腺炎的手术治疗包括急性脓肿的单纯切开和引流术,顶端切除术和广泛的根治性切除术。缺乏前瞻性随机对照试验和现有回顾性数据的异质性使得不同手术治疗之间的结果难以比较。由 Mehdizadeh 等人进行的 2015 年 Meta 分析特别关注了化脓性汗腺炎术后复发率,广泛根治性切除术(估计平均复发率为 13.0%)的复发率最低,而适当的顶端切除术为 27.0%,局部切除术为 22.0%[13]。顶端切除是单纯切开引流和根治切除之间的折中方案,它包括探针定向切除所有覆盖的皮肤,暴露窦道和瘘管的基底部,刮除瘘管的肉芽组织,在去顶切除的病变中间保留皮岛,缩小创面,愈合更快[34-36]。操作可以使用手术刀、电灼或激光。

伤口闭合方法中复发率的差异在某种程度上反映了组织切除的潜在范围。在一些伤口一期闭合的系列研究中报道的高复发率可能是为了使一期伤口闭合成为可能而对伤口切除范围进行折中的考虑所致。前文提到的 Mehdizadeh 的 Meta 分析排除了广泛性切除的患者,并允许在没有皮瓣或移植的情况下通过二次治疗治愈。根治性切除术的定义也有些变化,一些文章报道切除术必须达到下方筋膜,还有一些描述其为一种从皮下组织至正常脂肪组织的深层切除,切除的横向范围包括所有皮下管道[13]。Morgan 和 Hughes 报道了一种确定切除范围的方法,该方法包括静脉注射阿托品以阻断外分泌,然后给予催产素以刺激汗液分泌;用碘涂上皮,然后涂上蓖麻油中的淀粉。这个过程使得汗液与碘-淀粉混合物接触,大汗腺分布显示为黑点标记,引导所有大汗腺的广泛切除[37]。另一种描述是用于确定切除范围的辅助手段:将甲基紫(龙胆紫),或 3~5 mL 的亚甲蓝注入窦道,为窦道和瘘管着色并引导切除[38]。虽然书中已经描述了这些方法,但是它们的使用频率,特别是阿托品、碘-淀粉方法的使用频率是未知的。更常见的是在指诊和直视下切除病变组织,例如由炎症引起的硬结,以及在切除分割或使用金属探针探查窦道/瘘管时遇到的肉芽组织。虽然通常化脓性汗腺炎的炎症过程的传播方式是横向的,要求有足够宽的感染组织被切除,但该过程也可以深入到皮下组织中。已有报道描述了潜在的骨头受感染波及而导致了骨髓炎的发生,以及肛瘘、直肠瘘的形成,但也应该排除其他诊断,并考虑恶变可能。

与切除程度相比,闭合方法不是影响复发率的重要因素,但可能会在一定程度上影响复发率。Mehdiza-deh 的 Meta 分析发现,在广泛切除的患者中,一期缝合复发率为 15%,推移皮瓣缝合复发率为 8%,移植术复发率为 6%[13]。仅通过二期愈合的患者被排除在该 Meta 分析之外。

与腋窝和腹股沟不同(该区域的二次愈合可能伴随瘢痕挛缩),在肛周汗腺炎的广泛切除术后很少发生瘢痕挛缩[4]。文献报道克罗恩病与化脓性汗腺炎共存率高达 38%[28]。Yadav 等人报道,患有炎症性肠病的患者发生化脓性汗腺炎的可能性是普通人群的 9 倍[30]。当然,区分这两个疾病可能很困难,有时需要在麻醉下进行检查以明确诊断。在检查肛管时,病变远离肛管齿状线的诊断为化脓性汗腺炎,而在肛管齿状线处的可能提示为克罗恩病或腺源性肛瘘[26]。这一经验法则源于在组织学上肛管远端三分之二缺乏大汗腺[27]。然而,克罗恩病和化脓性汗腺炎经常共存。令人信服的证据是,患有克罗恩病的化脓性汗腺炎患者通常涉及肛周区域以外的典型大汗腺分布区域,例如腋窝。这些患者持续的或复发的肛周病变可能需要仔细检查以排除与克罗恩病相关的肛瘘。即使诊断似乎很清楚,在进行广泛的局部切除肛周汗腺炎之前,进行术前结肠镜检查以排除伴随的炎症性肠病是谨慎的做法,因为对于克罗恩病伴有直肠炎症的患者无意中造成较大的肛周伤口可能是灾难性的。

复杂性肛瘘也可能与肛周化脓性汗腺炎混淆,特别有多个分支的复杂性肛瘘,累及双侧坐骨直肠间隙的马蹄形肛瘘会被忽视。总之,通过对肛管的检查来识别原发性瘘口与齿状线的关系,有助于明确诊断。

7.5　化脓性汗腺炎继发鳞状细胞癌

众所周知,化脓性汗腺炎长期刺激可继发鳞状细胞癌,这在很多方面与慢性烧伤后出现 Marjolin's 溃疡的情况类似。Jackman 发现化脓性汗腺炎继发鳞状细胞癌的发病率为 3.2%[39],且一项大样本 217 例化脓性汗腺炎研究报道其癌变发病率为 4.6%[40]。发病部位在会阴部似乎是疾病发展的独立危险因素,但是文献尚未报道过病变部位在腋窝的化脓性汗腺炎继发鳞状细胞癌的案例[41]。所有报道的病例都发生在肛周、会阴、臀肌、大腿、腹股沟或外阴区域。虽然化脓性汗腺炎常见于女性,腋外化脓性汗腺炎在男性中更常见,两者继发鳞状细胞癌的恶变比例是4:1。通常,化脓性汗腺炎的病程很长,平均持续时间为 25 年(范围为 3~50年)[41]。有人提出,人乳头瘤病毒感染可能是本病的致病因素[42-43],这有助于解释为何腋窝或乳房下汗腺炎引起鳞状细胞癌的病例报道较缺乏。本病的预后不确定,但经常因为诊断延迟而导致预后不佳。Maclean 自 2007 年报道本病两年内死亡率为 48%[41],而在 Pena 对文献报道的 21名患者的综述中发现死亡率至少为 43%,尽管缺乏许多病例的诊断时间[44]。在诊断时间明确的病例中,一例在诊断后仅两天就死亡,另一例在诊断后一个月死亡。存在局部淋巴结转移导致治疗无法获得成功[41],广泛的根治性切除术是那些没有淋巴结或远处转移的患者的治疗选择。对于那些有淋巴结转移的患者,应考虑适用于肛门鳞状细胞癌的姑息性放疗和化疗,特别是对于无残留(RO)切除希望渺小的患者,应鼓励患者考虑"姑息性手术"。MacLean 和 Coleman 报道了一例有臀部化脓性汗腺炎病史 32 年的 50 岁男性患者,被诊断出鳞状细胞癌,在化疗结合放疗后,症状缓解,无须手术。8 个月后,患者在对侧臀部再次发现鳞状细胞癌,最终从臀部和会阴部进行根治性切除术,腹会阴部切除术采用带蒂腹直肌肌皮瓣和中厚皮移植术来覆盖组织缺损、双侧腹股沟组织和右侧髋关节脱位处的组织。患者在髋关节脱位后 4 个月,臀部局部癌变复发,此后迅速死亡,从第一次诊断癌变到死亡的时间是 26 个月[41]。这个案例证明了本病的侵袭性,并且是对积极尝试局部切除术的警示。Altunay等人报道了一名患有本病的 54 岁男性,伴有双侧淋巴结转移,一侧 7 cm×4 cm 大小,对侧淋巴结肿大,医生建议从骨盆上部到骶骨区之间躯干的下半部分予以切除截断,但患者拒绝,3 个月后死亡[45]。图 7.1、图 7.2 和图 7.3 来自一位 54 岁的患有腋窝、耻骨、腹股沟、会阴和大腿化脓性汗腺炎的女性,病史超过 25 年,突然出现臀部和会阴疼痛,伴有腿部疼痛和肿胀。术前未发现恶性肿瘤,化脓性汗腺病变区域进行了广泛切除手术。手术标本中发现了多灶性鳞状细胞癌。术后不到 6 个月进行了最后一次随访,由于化疗缺乏疗效且不能阻止疾病进展而暂停,建议患者进行姑息治疗。随访时患者因慢性虚弱性疼痛及手术创面难愈而被迫卧床。

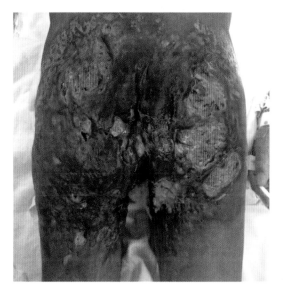

术前严重的肛周、臀部和大腿化脓性汗腺炎患者,病程 27 年的 54 岁女性,她被发现有多灶性鳞状细胞癌。

图 7.1　化脓性汗腺炎并发鳞状细胞癌的患者

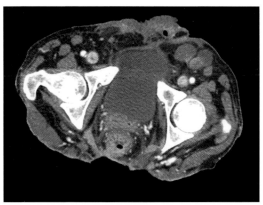

术前 CT 提示会阴部化脓性汗腺炎并发多灶性鳞状细胞癌,左侧腹股沟淋巴结肿大。

图 7.2　患者 CT 图像

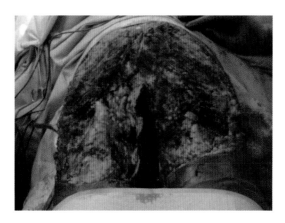

严重的臀部和会阴部化脓性汗腺炎大范围
切除术后,手术标本中发现多灶性鳞状细胞癌,
有多个区域残留癌组织。

图7.3　大范围切除术

当然,化脓性汗腺炎继发的鳞状细胞癌比正常皮肤中的鳞状细胞癌
更具侵袭性。在高度警惕的情况下进行早期诊断以及在保证无残留
(RO)切除的情况下在足够的边缘迅速进行手术切除是本病治愈的唯一
希望。在这种情况下,可能需要反复多次组织活检来确诊鳞状细胞癌。
这种恶性肿瘤倾向于沿着化脓性汗腺炎的皮下区扩散,因此如果活检的
组织不够深,可能会漏掉这些区域潜在的恶变。过浅的活检可能仅显示
典型的假性上皮瘤样增生。如果临床高度怀疑癌变,可以采用多次深层
取样进行重复活检[40]。

新的病例报道提出化脓性汗腺炎在使用如英夫利昔单抗等生物治疗
时[40,46],特别是与单克隆抗体的免疫抑制作用相结合时,继发鳞状细胞
癌的侵袭性更大,并强调了早期手术治疗化脓性汗腺炎的优势。

7.6　化脓性汗腺炎的微生物学

轻度化脓性汗腺炎的主要治疗方法之一是抗生素治疗。化脓性汗腺
炎的病因一直存在争议。最广泛被接受的理论认为,角质堵塞毛囊会导
致毛囊扩张、破裂和周围炎症。细菌在这个过程中扮演的角色仍然存在
争议。细菌入侵会引发炎症通路吗? 还是细菌侵入是继发的? 克林霉
素、利福平和四环素是用于化脓性汗腺炎的三种最有效的抗生素,具有已

知的抗炎特性,这也是一个问题。Ring 等人回顾了 1988—2014 年间关于化脓性汗腺炎细菌学的 9 项研究的综述,其中大多数细菌学研究并不局限于一个区域,即它们包含患有腋窝汗腺炎、腹股沟病变、外阴和阴囊病变以及肛周疾病或这些疾病并发的患者。他们也没有按收集地点分解这些微生物学的发现[47]。Highet 等人 1988 年的一项研究报道了会阴部化脓性汗腺炎的微生物学分析。这包括肛周、大腿上部、腹股沟、臀部和生殖器病变。作者认为,米氏链球菌最可能导致患者疾病恶化,而清除该细菌的抗生素通常可成功改善化脓症状。金黄色葡萄球菌也被认为与疾病密切相关,但程度较轻。有趣的是,凝固酶阴性葡萄球菌(CoNS)经常在患者的组织中被培养出现,但基本上被忽视为无处不在的共生体,并被认为是非致病性的[48]。随后的研究认为 CoNS 在疾病传播过程中发挥更大的作用,因为它产生了生物膜("黏液"),这是一种由蛋白质、多糖和细胞外 DNA 组成的细胞外聚合物质基质。产生这种生物膜的细菌被嵌入黏液中,这为它们提供了抵抗抗生素和天然宿主防御的保护。表皮葡萄球菌和路邓葡萄球菌(Staphylococcus lugdunensis)都是产生生物膜的凝固酶阴性葡萄球菌。两者都与化脓性汗腺炎病变有关[49-51]。

厌氧放线菌(图列茨放线菌、瑞丁放线菌、纽氏放线菌和夏氏放线菌)出现在后来的化脓性汗腺炎的研究中。这些物种生长缓慢且难以鉴定,这可能与在早期研究中未能被培养有关。它们通常难以根除并需要长期抗菌才能被杀灭。它们通常与厌氧菌共存[50,52]。

最后,有 1 例患有臀部化脓性汗腺炎的患者接受了回肠造口术、局部切除和引流术、瘘管切除术和去顶术,但他的脓毒症在回肠造口术后复发。对臀部进行了大范围切除,发现其中一个脓腔内有一个 9 mm 的钩虫幼虫。这种幼虫在迁移通过皮肤时会引起潜行的凸起隧道。在这种情况下,幼虫可能会引发进一步的炎症。但这并不意味着会引起化脓性汗腺炎[53]。

总之,许多细菌种类涉及隐匿性病变的发病机制或重复感染,包括皮肤共生物,如凝固酶阴性 S 表皮葡萄球菌和路邓葡萄球菌、米氏链球菌、病原体如金黄色葡萄球菌和放线菌,以及稀有细菌(如在胃肠道定植的沃氏嗜胆菌,但它与其他疾病过程如阑尾炎有关[54])等,对这些微生物进行有效的抗生素治疗可能会改善化脓性病变,但停药后的复发是常态。此外,许多用于化脓性汗腺炎的更常见的抗生素方案是使用克林霉素、四环素和利福平,它们具有抗炎特性,这可能使它们在汗腺炎的治疗中发挥有益作用。

7.7　总结

　　肛周和臀部化脓性汗腺炎是一种慢性复发性疾病,会导致患者严重残疾并降低生活质量。疾病经常被明显地延迟诊断。虽然很多药物治疗可以暂时缓解症状,但手术切除是最有效的治疗方法。疾病迁延不愈可能与鳞状细胞癌的发展有关。这些肿瘤往往比原发性鳞状细胞癌更具侵袭性。如果可能,早期诊断和适当的切除是唯一的治愈方法。肛周和臀部区域长期患有汗腺炎的患者需要充分了解癌症发展的风险。

参考文献:

[1] JEMEC G B E. Hidradenitis suppurativa[J]. New England Journal of Medicine, 2012, 366(2): 158-164.

[2] KAGAN R J, YAKUBOFF K P, WARNER P, et al. Surgical treatment of hidradenitis suppurativa: a 10-year experience[J]. Surgery, 2005, 138(4): 734-741.

[3] RITZ J P, RUNKEL N, HAIER J, et al. Extent of surgery and recurrence rate of hidradenitis suppurativa[J]. International Journal of Colorectal Disease, 1998, 13(4): 164-168.

[4] THORNTON J P, ABCARIAN H. Surgical treatment of perianal and perineal hidradenitis suppurativa[J]. Diseases of the Colon & Rectum, 1978, 21(8): 573-577.

[5] SHAVIT E, DREIHER J, FREUD T, et al. Psychiatric comorbidities in 3207 patients with hidradenitis suppurativa[J]. Journal of the European Academy of Dermatology and Venereology, 2015, 29(2): 371-376.

[6] BOCCHINI S F, HABR-GAMA A, KISS D R, et al. Gluteal and perianal hidradenitis suppurativa: surgical treatment by wide excision[J]. Diseases of the Colon and Rectum, 2003, 46(7): 944-949.

[7] BALIK E, EREN T, BULUT T, et al. Surgical approach to extensive hidradenitis suppurativa in the perineal/perianal and gluteal regions[J]. World Journal of Surgery, 2009, 33(3): 481-487.

[8] ELWOOD E T, BOLITHO D G. Negative-pressure dressings in the treatment of hidradenitis suppurativa[J]. Annals of Plastic Surgery, 2001, 46(1): 49-51.

[9] YE J N, XIE T, WU M J, et al. Negative pressure wound therapy applied before and after split-thickness skin graft helps healing of fournier gangrene[J].

Medicine，2015，94(5)：e426. DOI：10.1097/md.0000000000000426.

[10] PETKAR K S，DHANRAJ P，KINGSLY P M，et al. A prospective randomized controlled trial comparing negative pressure dressing and conventional dressing methods on split-thickness skin grafts in burned patients[J]. Burns，2011，37(6)：925-929.

[11] CHEN E，FRIEDMAN H I. Management of regional hidradenitis suppurativa with vacuum-assisted closure and split thickness skin grafts[J]. Annals of Plastic Surgery，2011，67(4)：397-401.

[12] KARIAN L S，CHUNG S Y，LEE E S. Reconstruction of defects after fournier gangrene：a systematic review[J]. Eplasty，2015，15：e18.

[13] MEHDIZADEH A，HAZEN P G，BECHARA F G，et al. Recurrence of hidradenitis suppurativa after surgical management：a systematic review and meta-analysis[J]. Journal of the American Academy of Dermatology，2015，73(5)：S70-S77.

[14] ALHARBI Z，KAUCZOK J，PALLUA N. A review of wide surgical excision of hidradenitis suppurativa[J]. BMC Dermatology，2012，12(1)：1-8.

[15] WILTZ O，SCHOETZ D J Jr，MURRAY J J，et al. Perianal hidradenitis suppurativa[J]. Diseases of the Colon & Rectum，1990，33(9)：731-734.

[16] BANERJEE A K. Surgical treatment of hidradenitis suppurativa[J]. British Journal of Surgery，1992，79(9)：863-866.

[17] SVEN SSON J B H. Surgical treatment of hidradenitis suppurativa[J]. Scandinavian Journal of Plastic and Reconstructive Surgery and Hand Surgery，2001，35(3)：305-309.

[18] HARRISON B J，MUDGE M，HUGHES L E. Recurrence after surgical treatment of hidradenitis suppurativa[J]. BMJ，1987，294(6570)：487-489.

[19] MAEDA T，KIMURA C，MURAO N，et al. Promising long-term outcomes of the reused skin-graft technique for chronic gluteal hidradenitis suppurativa[J]. Journal of Plastic，Reconstructive & Aesthetic Surgery，2015，68(9)：1268-1275.

[20] RIEGER U M，ERBA P，PIERER G，et al. Hidradenitis suppurativa of the groin treated by radical excision and defect closure by medial thigh lift：Aesthetic surgery meets reconstructive surgery[J]. Journal of Plastic，Reconstructive & Aesthetic Surgery，2009，62(10)：1355-1360.

[21] ORKIN B A. Perineal reconstruction with local flaps：technique and results[J]. Techniques in Coloproctology，2013，17(6)：663-670.

[22] KISHI K，NAKAJIMA H，IMANISHI N. Reconstruction of skin defects after resection of severe gluteal hidradenitis suppurativa with fasciocutaneous flaps[J]. Journal of Plastic，Reconstructive & Aesthetic Surgery，2009，62(6)：800-805.

［23］BERNARDI C, PESCATORI M. Reconstructive perineoplasty in the management of non-healing wounds after anorectal surgery[J]. Techniques in Coloproctology, 2001, 5 (1): 27-32.

［24］CHEN M L, ODOM B, SANTUCCI R A. Surgical management of genitoperineal hidradenitis suppurativa in men[J]. Urology, 2014, 83(6): 1412-1417.

［25］MENDERES A, SUNAY O, VAYVADA H, et al. Surgical management of hidradenitis suppurativa[J]. International Journal of Medical Sciences, 2010: 240-247.

［26］CULP C E. Chronic hidradenitis suppurativa of the anal canal[J]. Diseases of the Colon & Rectum, 1983, 26(10): 669-676.

［27］MCCOLL I. The comparative anatomy and pathology of anal glands[J]. Annals of the Royal College of Surgeons of England, 1967, 40: 36-37.

［28］CHURCH J M, FAZIO V W, LAVERY I C, et al. The differential diagnosis and comorbidity of hidradenitis suppurativa and perianal Crohn's disease[J]. International Journal of Colorectal Disease, 1993, 8(3): 117-119.

［29］KAMAL N, COHEN B L, BUCHE S, et al. Features of patients with Crohn's disease and hidradenitis suppurativa [J]. Clinical Gastroenterology and Hepatology, 2016, 14(1): 71-79.

［30］YADAV S, SINGH S, EDAKKANAMBETH VARAYIL J, et al. Hidradenitis suppurativa in patients with inflammatory bowel disease: a population-based cohort study in Olmsted County, Minnesota[J]. Clinical Gastroenterology and Hepatology, 2016, 14(1): 65-70.

［31］MARIA G, BRISINDA G, CIVELLO I M. Anoplasty for the treatment of anal stenosis[J]. The American Journal of Surgery, 1998, 175(2): 158-160.

［32］KATDARE M V, RICCIARDI R. Anal stenosis[J]. Surgical Clinics of North America, 2010, 90(1): 137-145.

［33］SZETO P, AMBE R, TEHRANI A, et al. Full-thickness skin graft anoplasty: novel procedure[J]. Diseases of the Colon and Rectum, 2012, 55(1): 109-112.

［34］VAN DER ZEE H H, PRENS E P, BOER J. Deroofing: a tissue-saving surgical technique for the treatment of mild to moderate hidradenitis suppurativa lesions[J]. Journal of the American Academy of Dermatology, 2010, 63(3): 475-480.

［35］VAN HATTEM S, SPOO J R, HORVÁTH B, et al. Surgical treatment of sinuses by deroofing in hidradenitis suppurativa[J]. Dermatologic Surgery, 2012, 38(3): 494-497.

［36］LIN C H, CHANG K P, HUANG S H. Deroofing: an effective method for treating chronic diffuse hidradenitis suppurativa[J]. Dermatologic Surgery, 2016, 42(2): 273-275.

[37] MORGAN W P, HUGHES L E. The distribution, size and density of the apocrine glands in hidradenitis suppuritiva[J]. British Journal of Surgery, 1979, 66(12): 853-856.

[38] ROMPEL R, PETRES J. Long-term results of wide surgical excision in 106 patients with hidradenitis suppurativa[J]. Dermatologic Surgery, 2000, 26(7): 638-643.

[39] JACKMAN R J. Hidradenitis suppurativa: diagnosis and surgical management of perianal manifestations[J]. Proceedings of the Royal Society of Medicine, 1959, 52(1_suppl): 110-112.

[40] LAVOGIEZ C, DELAPORTE E, DARRAS-VERCAMBRE S, et al. Clinicopathological study of 13 cases of squamous cell carcinoma complicating hidradenitis suppurativa[J]. Dermatology (Basel, Switzerland), 2010, 220(2): 147-153.

[41] MACLEAN G M, COLEMAN D J. Three fatal cases of squamous cell carcinoma arising in chronic perineal hidradenitis suppurativa[J]. Annals of the Royal College of Surgeons of England, 2007, 89(7): 709-712.

[42] BROWN M D, ZACHARY C B, GREKIN R C, et al. Genital tumors: Their management by micrographic surgery[J]. Journal of the American Academy of Dermatology, 1988, 18(1): 115-122.

[43] COSMAN B C, O'GRADY T C, PEKARSKE S. Verrucous carcinoma arising in hidradenitis suppurativa [J]. International Journal of Colorectal Disease, 2000, 15(5/6): 342-346.

[44] PENA Z G, SIVAMANI R K, KONIA T H, et al. Squamous cell carcinoma in the setting ofchronic hidradenitis suppurativa: report of a patient and update of the literature[J]. Dermatol Online J. 2015,21(4). pii: 13030/qt9q9707dp.

[45] ALTUNAY I K, GÖKDEMIR G, KURT A, et al. Hidradenitis suppurativa and squamous cell carcinoma[J]. Dermatologic Surgery, 2002, 28(1): 88-90.

[46] VERDELLI A, ANTIGA E, BONCIANI D, et al. A fatal case of hidradenitis suppurativa associated with sepsis and squamous cell carcinoma[J]. International Journal of Dermatology, 2016, 55(1): e52-e53.

[47] RING H C, RIIS MIKKELSEN P, MILLER I M, et al. The bacteriology of hidradenitis suppurativa: a systematic review[J]. Experimental Dermatology, 2015, 24(10): 727-731.

[48] HIGHET A S, WARREN R E, WEEKES A J. Bacteriology and antibiotic treatment of perineal suppurative hidradenitis[J]. Archives of Dermatology, 1988, 124(7): 1047-1051.

[49] LAPINS, JARSTRAND, EMTESTAM. Coagulase-negative staphylococci are the most common bacteria found in cultures from the deep portions of

hidradenitis suppurativa lesions, as obtained by carbon dioxide laser surgery[J]. British Journal of Dermatology, 1999, 140(1): 90-95.

[50] GUET-REVILLET H, COIGNARD-BIEHLER H, JAIS J P, et al. Bacterial pathogens associated with hidradenitis suppurativa, France [J]. Emerging Infectious Diseases, 2014, 20(12): 1990-1998.

[51] RING H C, EMTESTAM L. The microbiology of hidradenitis suppurativa[J]. Dermatologic Clinics, 2016, 34(1): 29-35.

[52] NIKOLAKIS G, JOIN-LAMBERT O, KARAGIANNIDIS I, et al. Bacteriology of hidradenitis suppurativa/acne inversa: a review[J]. Journal of the American Academy of Dermatology, 2015, 73(5): S12-S18.

[53] SCIAUDONE G, LIMONGELLI P, SELVAGGI F. The image of surgical infection: hidradenitis suppurativa and Ancylostoma braziliense [J]. Surgical Infections, 2008, 9(2): 217-218.

[54] BARON E J, CURREN M, HENDERSON G, et al. Bilophila wadsworthia isolates from clinical specimens[J]. Journal of Clinical Microbiology, 1992, 30 (7): 1882-1884.

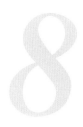

直肠脱垂经会阴修补

Richard Nelson[①]

陈文平 译 郭修田 校[②]

8.1 手术方法简介

直肠脱垂的手术方法很多,医学文献中广泛流传的术式多达 130 种。手术方法这么多,有两种理解:其一是每一种手术方法可能都不是最好的术式;其二是直肠脱垂的病理生理学目前仍不明确,到底是疝、内套叠、直肠动力障碍,还是排便障碍的结果? 抑或是腰椎前凸不够? 目前仍不清楚。

真的有 130 种吗? 至今仍不清楚有哪位学者真正统计过。大多数手术方法在概念上都非常简单,但它们可能忽略了直肠脱垂的病理生理学特点,要么是在上方悬吊直肠,要么是在下方出口处紧缩以防止其脱垂。

① R. Nelson:Epidemiology/Biometry Division,School of Public Health,University of Illinois at Chicago,1603 West Taylor,Room 956,Chicago,IL 60612,USA;e-mail:altohorn@ uic. edu

© Springer International Publishing AG 2017:H. Abcarian et al. (eds.),*Complications of Anorectal Surgery*,DOI 10. 1007/978-3-319-48406-8_8

② 陈文平:西安大兴医院副主任医师

郭修田:上海中医药大学附属市中医医院主任医师

还有的术式是直接切除一段结肠,因为他们认为结肠附着点的上移会预防其进一步脱垂。本章将重点阐述经会阴入路的手术方式,当然也希望这些手术方式在某种程度上能够改善直肠脱垂合并排便功能紊乱的问题,但没有太多的数据(如随机对照实验—RCTs)支持这一观点。

手术方式如下:

(1)经会阴直肠切除术,也称 Altemeier 术;

(2)肛管直肠黏膜切除术,也称 Delorme 术;

(3)肛门环缩术,也称 Theirsch 术,采用金属丝、硅胶、丝线或生物材料等;

(4)经会阴吻合器直肠切除吻合术(TRANSTAR 术和 PSP 术)。

所有这些术式通常都联合盆底出口/肛管横纹肌的紧缩,或采用异物进行肛管环缩。笔者个人经验是倾向前者,通常术中予以同时处理,而无须再次手术。采用"肛提肌成形术"或其他未受损伤的外括约肌折叠术以重建肛管,术后即刻恢复肌肉张力,4 个月后,这种紧绷感就完全消失了。人们不禁要问,对于之前未受损伤的外括约肌,怎么可能达到紧缩目的呢? 这正如分娩后的盆底恢复,肌肉是可以通过瘢痕组织得以加固的。

本章没有比较各种术式的有效性,Cochrane 综述对这个问题已做了很好的阐述[1]。

处理显而易见的问题至关重要,对于肛门自制功能正常的患者,采用以上提及的手术方式后是否会产生肛门失禁? 文献中是否有报道? 笔者目前尚未发现。

对于术前合并有肛门失禁的患者,术后失禁情况的报道各不相同。正如人们所预料的那样,盆底神经和肌肉处于封闭状态,在长时间拉伸的情况下已经适应,从盆底神经肌肉角度来看,这与经阴道分娩没有什么不同。从现有的病例序列报道来看,常规脱垂修补术后,这些失禁问题会有一定程度的改善。

下面讨论并发症。首先声明,这不是系统回顾,因为非正式报道(如病例序列、案例报道等)很多,也很随意,以至于对每种并发症的准确评估,在统计学意义上是不准确的,甚至是乏味的。对于严重并发症,有人可能会问:"这怎么可能发生?""这种情况可能再次发生吗?"下面是一个广泛应用的并发症评分方法,编号为1~4:"1"代表小的并发症,无须处理;"4"代表死亡;"3"代表器官缺失或持续残疾;"2"可根据纠正干预的侵袭性而有很多细分[2](图 8.1)。

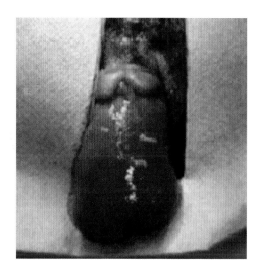

图 8.1 直肠脱垂

8.2 Altemeier 术及其并发症

8.2.1 经会阴直肠切除术后内脏经肛脱出

首先,给大家讲一个故事,负压冲洗原理常用于飞机上的抽水马桶,同样道理,一个非常肥胖的人在飞机上如厕,没有站起来而是坐在马桶上按下冲水按钮,这种情况下由于负压原理,即使没做手术也可能发生内脏经肛脱出的情况,但这种情况从未见报道。

1987 年 JAMA 有一篇病例报道,但没有照片或目击证人。这篇文章中,当事人说"都出来了"[3]。是否是小肠通过破裂的直肠而脱出还是简单的直肠脱垂,文章中并没有明确阐述。无论如何,它不是在飞机上,而是在邮轮上。有文献记载:儿童坐在游泳池的排水口,有大量小肠经肛门脱出,该文献附有照片和详细临床病史[4]。也有病例报道发现有明确的直肠脱垂病史,但没有特殊的触发事件而出现直肠破裂,小肠经肛脱出体外[5-6](图 8.2),这种情况似乎并不罕见。Morris 在 2003年总结整理了 53 例类似的病例报道,该报道可追溯到 Brodie1827 年在《柳叶刀》上发表的最早文献[7]。自 2003 年起,对 PubMed 进行检索,又增加 15 例,到本书截稿为止总共有 68 例小肠经肛脱出体外的报道。在这些病例中,并非所有的患者都合并有直肠脱垂,但至少有 70% 是伴有的。

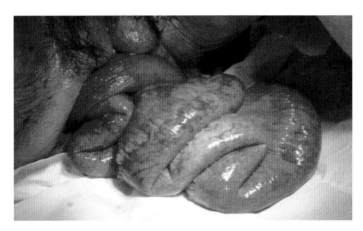

图 8.2 有明确直肠脱垂病史的患者小肠脱出体外

在此基础上,笔者补充了一篇相同不良事件的病例报道,该病例发生在 Altemeier 术后不久,推测为吻合口破裂[8](图 8.3)。同时增加了一例笔者没有发表的病例,她是一名来自精神病院的患者,很容易做出一些粗暴行为,该患者的照片是她手术当晚拍的(图 8.4),随即给予剖腹探查,还纳小肠并行吻合口加强手术,术中发现小肠是通过破裂的吻合口脱出的,手术后恢复顺利。在已发表的病例报道中,有一名 42 岁的男性患者,小肠脱出发生在术后 4 天,是由于他用力排便所致。当他回到医院接受手术时,小肠已经坏死了,于是切除吻合口及坏死回肠,最终采用结肠造口。这属于 3 级手术并发症[2]。

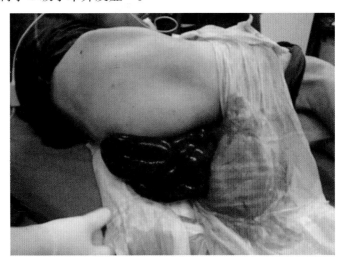

图 8.3 4 天前行 Altemeier 术患者小肠经肛脱出体外

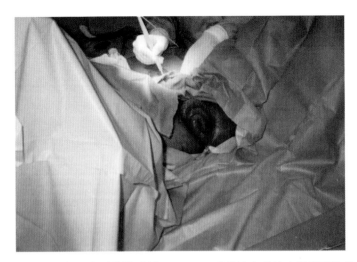

图 8.4　一名 8 小时前接受过 Altemeier 手术的患者的小肠脱出体外

那么,这两个病例的发生,到底是由于吻合口瘘、吻合口吻合不良,还是由于腹内压突然大幅增加而导致吻合口受力过大呢? 在游泳池和厕所环境下,直肠壁会有一个很大的压力梯度。对于直肠脱垂患者,是否可能会有漏诊的孤立性直肠溃疡的存在呢? 这种情况不能被排除,并且孤立性直肠溃疡在直肠脱垂中也并不罕见。

经会阴直肠切除术后吻合口瘘常有被报道,1971 年 Altemeier 在他最初的文献中也有 4 例报道[9]。[题外话:在 Altemeier1971 年的系列文章[10]发表之前,经会阴直肠切除术已经开展了很多年。Altemeier 在原手术基础上增加了肛提肌成形术。但随着时间的推移,几乎所有的经会阴直肠切除术(非吻合器吻合)都被称为 Altemeier 术]。明尼苏达大学报道的 518 名患者中,有 8 例出现吻合口瘘[11],与荷兰公布的 7％～8％的结肠吻合口瘘风险相比,吻合口瘘发生率较低[12]。尽管有些文章中的描述为无症状瘘,但很难想象在没有症状的情况下,它们是如何被发现的或为什么会被发现。许多患者接受了长时间的静脉注射抗生素和肠道休息治疗获得痊愈,这属于 2 级并发症。如果吻合口瘘引起盆腔脓肿,采用经吻合口引流是有效的。病情严重者需做造口手术,但文章中并没有提供更多细节。文章报道有一例 Altemeier 术后早期吻合口瘘,经腹膜后一直延伸到患者面部进而形成巨大肺气肿[13](图 8.5 中的 a 和 b)。

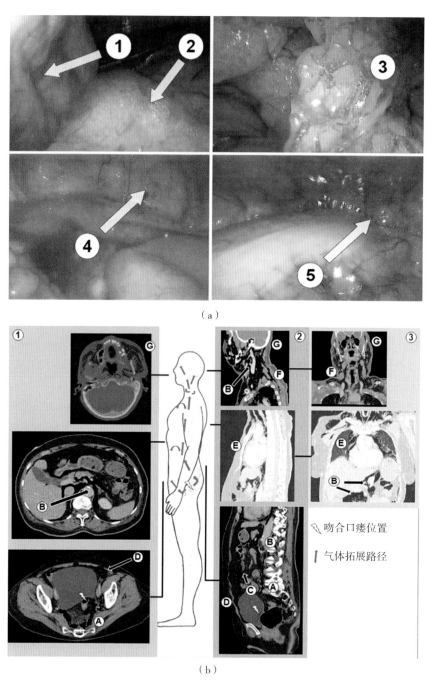

（a）

（b）

a 在术后早期出现皮下气肿的患者手术中发现肺气肿；b CT 定位患者气肿拓展范围。

图 8.5　Altemeier 术后早期吻合口瘘

8.2.2　局部缺血

直肠缺血坏死在直肠脱垂中并不罕见,可进一步形成嵌顿[14]。事实上,即使经会阴直肠切除术后其两端组织都是健康的,也可能出现这种情况。另外,吻合口上方的结肠急性缺血性坏死在 Altemeier 术后也不容忽视。目前还没有关于此类并发症的报道,但有一个案例我很熟悉,该例患者也进行了经会阴直肠切除术。

患者腹部有一道下腹部中线的瘢痕,已经很多年了,她不知道瘢痕从何而来。之前因不明原因疾病而行乙状结肠切除,但是发现瘢痕时已经很晚了,因为有一段乙状结肠都失去了血供,术中认为血供良好,其实吻合口上下没有任何血供,所以才导致其最终缺血坏死。

然而,在认识到经会阴直肠切除术有引起直肠缺血坏死风险之前,我们也注意到 Delorme 手术后也有直肠乙状结肠缺血的病例。Delorme 手术只是非常有限的黏膜切除[15],为何会发生这样的事?已发表的文献中除了报道近端嵌塞外没有提供任何的治疗建议(图 8.6)。

8.2.3　出血

出血是痔疮、瘘管等所有经会阴手术后的一个突出的问题,当然对于直肠脱垂的经会阴手术也是如此,硬化注射除外[16-17](硬化注射疗法也是治疗直肠脱垂的一种方法,尤其是对儿童,但没有报道并发症)。有个别病例报道需要重新回到手术室进行吻合口缝扎止血,但这也不是 Altemeier 术独有的并发症。经会阴直肠切除术也有其特殊的相关风险,当直肠黏膜和肌层在齿状线附近离断时,需要对肠系膜血管进行连续的离断并结扎。随着手术技术的进步,每一个做此手术的外科医生都会越来越多地思考如何控制好肠系膜的离断问题。如果血管滑脱,就会缩回骨盆上部,完全无法触及。此时,不管患者有多么虚弱,剖腹手术都是其唯一的选择。目前还没有这方面的病例报道。笔者的经治病例中也没有这种情况的发生,但在很长一段时间内,笔者都担心它的发生。

8.2.4　吻合口狭窄等

吻合口狭窄也有被报道,但很少,发生率在 $1\% \sim 2\%$。当然,这种狭窄很容易处理。尿潴留在文献报道中也经常被提到,其在合并有相关病史或住院患者中很常见[18-19]。

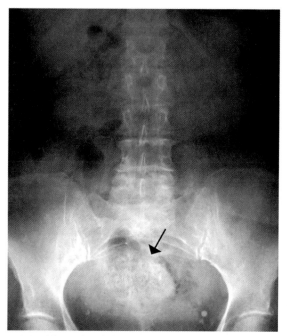

（a）平片显示直肠有粪便嵌塞（箭头）没有结肠扩张

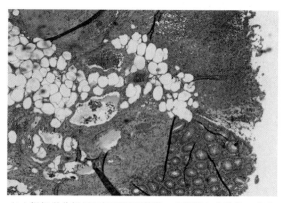

（b）组织学分析显示梗死累及黏膜：直肠壁内有脓肿。苏木精–伊红染色原始放大率 为125 倍

图8.6　术后粪便嵌塞，术后一月形成直肠缺血

8.3　Delorme 术及其并发症

有趣的是，在 PubMed 检索结果中，这种手术是所有直肠脱垂经会阴

手术中被讨论最多的。然而,笔者对它的了解相对较少。该手术非常简单:黏膜袖状切除,黏膜下肌层折叠,黏膜在折叠的肌层上进行吻合。因此,可以理解为这是一种自体 Thiersch 术。在 Wu 等人的综述中,对这一点以及直肠脱垂的所有治疗方法及其历史、解剖学和生理学相关问题进行了详细的讨论[20]。

那么,Delorme 术后可能会出现什么并发症呢?一例患者在术后出现腹膜反折以上粪便嵌塞,需要手术处理,术后 4 周形成局部缺血[14](图 8.6)。有的文献中并未提及并发症,但有的文献中却报道高达 45%。吻合口裂开可能是最常见的严重并发症,其发生频率和严重程度也有很大差异。有的描述为无症状,但是如果没有症状,怎么会被发现?

不过在肌层完整的情况下,其风险可能是很小的。有些文献提到需要再次手术,通常是为了止血,但也有因为黏膜吻合口裂开后行粪便转流的报道[21]。有很多文献报道狭窄需要扩张治疗[22]。折叠的功能就像上面提到的肌肉环一样(图 8.7)。在许多文献中报道 Delorme术与肛提肌成形术或环缩术联合应用,起到吊带或束带的作用,除了其他并发症外,联合应用可能会增加皮下伤口感染的可能[23]。

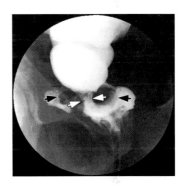

图 8.7 Delorme 术后钡灌肠显示

8.4 两种或多种术式对比研究

有一些已发表的文献对比了直肠脱垂的各种手术方法,因为没有随机试验,所以分配患者至各个手术治疗组时,显然会受到选择偏倚的影响,尤其是经腹入路和经会阴入路的对照中,疗效是无法评估的。但希望通过这些比较研究能够提供关于在同一机构同时采用这两种术式的同一外科医生治疗组发生并发症的相对风险信息。其中有两篇文献对比了经腹手术与 Delorme 术,有趣的是,在其中一个病例序列中,Delorme 组有 4例死亡,其中 3 例发生在术后早期,包括 1 例小肠穿孔,还有 1 例经过直肠狭窄扩张 6 个月后死亡[24]。在另外一项研究中,只报道了 Delorme 组在术后出现出血而需要干预[25]。Altemeier 术与 Delorme 术的对比有两项研究,其中一项研究报道 22 例患者的 Altemeier 组中有 4 例吻合口瘘,

3 例需要造瘘,1 例出现小肠梗阻。而在 Delorme 组中,报道有 1 例肛门狭窄,1 例充血性心力衰竭,2 例尿路感染[26];Altemeier 组并发症发生率为 22%,Delorme 组并发症发生率为 7%。在第二项研究中,Delorme 组没有并发症报道;而在 Altemeier 组(n=32)中,有 1 例早期死亡,1 例出现血肿需要造瘘,此外 4 例出现远期狭窄[27]。

8.5 Thiersch 术

这种备受诟病的术式仍是外科文献中常常提及的话题[28]。大多情况下,银质金属线已被更具延展性的材料如丝线或弹性补片所取代[29]。当环缩材料出现感染、断裂,或侵蚀直肠或肛周皮肤时,需要予以去除,这种情况下也容易出现感染。Thiersch 术后也有慢性感染的报道,这种情况可出现在肛门以外的区域[30](图 8.8),例如小儿阴囊部脓肿。经会阴手术通常是体质虚弱患者的首选(详见下文),而 Thiersch 术是经会阴手术中治疗效能最弱的手术[31]。有报道称,其术后死亡原因是患者合并的潜在疾病。Thiersch 手术的目的仅仅是让脱垂消失在视野之内,并没有达到改善盆底功能的真正意图。

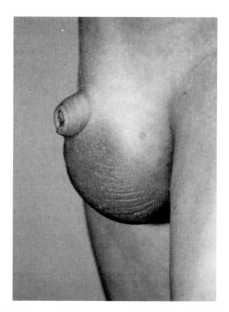

图 8.8 小儿 Thiersch 术后形成阴囊脓肿

8.6　吻合器手术

吻合器手术也被称为 Transtar 术（吻合器经肛直肠切除术）和 PSP 术（经会阴吻合器直肠脱垂手术），它与 Altemeier 的经会阴直肠切除术类似。其中部分内容将在其他章节中介绍。作为一种新技术，并发症的报道更为详细[32-34]。有一篇文献描述了 1 例吻合口瘘，2 例需手术处理的出血，2 例尿潴留（其中 1 例需要膀胱造瘘术）。第二篇文献报道纳入了 27 名患者，其中：有 1 例吻合口瘘，需造口处理；2 例出血，其中 1 例需要手术止血；2 例腹膜后血肿。直肠远端残留的吻合钉可能引起一些类似于痔吻合器手术后的不适症状[35]。

8.7　随机对照试验

随机对照试验除了在避免选择偏倚方面的优势外，也提供更多关于并发症的信息。所有 RCTs 需要伦理委员会的批准，需要收集所有并发症。这些研究包括：

Boccassanta[36]：对比了两种不同的手术器械在 Altemeier 手术中的应用，纳入了 58 例患者，没有并发症报道。

Deen[37]：对比了直肠切除固定和 Altemeier 加肛后修补，纳入 20 例患者。经腹组有 1 例肠梗阻，经会阴组有 1 例狭窄。

Emile[38]：对比了腹侧补片直肠固定术与 Delorme 术，纳入 50 例患者。前者有 5 例小的伤口并发症，后者有 3 例小的并发症。

Senapati[39]：PROSPER 试验是一项大型多中心随机对照试验，对比了两种经腹手术和两种经会阴手术的疗效，293 例患者随机分组，213 例采用经会阴入路，其中 106 例采用 Altemeier 术，107 例采用 Delorme 术。但在评估时有大量的数据损耗，几乎达到 50%。经会阴组早期有 4 例死亡，其中 1 例为 Delorme 组中患者因动脉瘤破裂而死亡，1 例为 Altemeier 组中因吻合口瘘合并脓毒症、胸腔感染和心肌梗死而死亡。此外，Altemeier 组中有 4 例吻合口瘘。

Youseff[40]：对比了 Delorme 术±肛管后位修补联合肛提肌成形术，纳入 82 例患者，在括约肌修补组中，有 1 例直肠狭窄，1 例吻合口裂开。

Rothenhoefer[41]：DeloRes 实验，这是一项刚刚发布的对比 Delorme

术与经腹直肠切除固定术的对照,目前还没有最终数据。

所以这 6 个 RCTs 并没有给本文的总结增加更深刻的见解。

参考文献:

[1] TOU S, BROWN S R, NELSON R L. Surgery for complete (full-thickness) rectal prolapse in adults[J]. The Cochrane Database of Systematic Reviews, 2015 (11): CD001758.

[2] DINDO D, DEMARTINES N, CLAVIEN P A. Classification of surgical complications: a new proposal with evaluation in a cohort of 6336 patients and results of a survey[J]. Annals of Surgery, 2004, 240(2): 205-213.

[3] WYNNE J B. Vacuum toilet evisceration[J]. JAMA: the Journal of the American Medical Association, 1987, 257(9): 1177.

[4] PRICE N R, SOUNDAPPAN S V, SPARNON A L, et al. Swimming pool filter-induced transrectal evisceration in children: Australian experience[J]. Medical Journal of Australia, 2010, 192(9): 534-536.

[5] KUMAR S, MISHRA A, GAUTAM S, et al. Small bowel evisceration through the anus in rectal prolapse in an Indian male patient[J]. Case Reports, 2013, 2013(sep05 1): bcr2013010411.

[6] SHOAB S S, SARAVANAN B, NEMINATHAN S, et al. Thiersch repair of a spontaneous rupture of rectal prolapse with evisceration of small bowel through anus-a case report[J]. Annals of the Royal College of Surgeons of England, 2007, 89(1): 6-8.

[7] MORRIS A M, SETTY S P, STANDAGE B A, et al. Acute transanal evisceration of the small bowel[J]. Diseases of the Colon & Rectum, 2003, 46(9): 1280-1283.

[8] LENA M D, ANGARANO E, GIANNINI I, et al. Strangulated ileal trans-coloanal-anastomotic hernia: a complication of Altemeier's procedure previously never reported[J]. World Journal of Gastroenterology, 2013, 19(5): 776-777.

[9] ALTEMEIER W A, CULBERTSON W R, SCHOWENGERDT C, et al. Nineteen years' experience with the one-stage perineal repair of rectal prolapse [J]. Annals of Surgery, 1971, 173(6): 993-1006.

[10] CIROCCO W C. The Altemeier procedure for rectal prolapse: an operation for all ages[J]. Diseases of the Colon and Rectum, 2010, 53(12): 1618-1623.

[11] TIENGTIANTHUM R, JENSEN C C, GOLDBERG S M, et al. Clinical outcomes of perineal proctectomy among patients of advanced age[J]. Diseases of the Colon and Rectum, 2014, 57(11): 1298-1303.

[12] DAAMS F, LUYER M, LANGE J F. Colorectal anastomotic leakage: aspects of prevention, detection and treatment[J]. World Journal of Gastroenterology,

2013，19(15)：2293-2297.

[13] ANGEHRN F V E J，DASTER S，ANTONESCU M. Massive surgical emphysema after perineal proctosigmoidectomy[J]. Case Reports，2014，2014 (oct07 1)：bcr2014206257.

[14] ABDELHEDI C，FRIKHA F，BARDAA S，et al. Altemeier operation for gangrenous rectal prolapse[J]. South African Journal of Surgery，2014，52(3)：86.

[15] DE NARDI P，OSMAN N，VIOLA M，et al. Ischemic proctitis following Delorme procedure for external rectal prolapse[J]. Techniques in Coloproctology，2006，10 (3)：253-255.

[16] CHAN W K Y，KAY S M，LABERGE J M，et al. Injection sclerotherapy in the treatment of rectal prolapse in infants and children[J]. Journal of Pediatric Surgery，1998，33(2)：255-258.

[17] ZGANJER M. Treatment of rectal prolapse in children with cow milk injection sclerotherapy：30-year experience [J]. World Journal of Gastroenterology，2008，14(5)：737.

[18] RIS F，COLIN J F，CHILCOTT M，et al. Altemeier's procedure for rectal prolapse：analysis of long-term outcome in 60 patients[J]. Colorectal Disease，2012，14(9)：1106-1111.

[19] PINHEIRO L V，LEAL R F，COY C S R，et al. Long-term outcome of perineal rectosigmoidectomy for rectal prolapse[J]. International Journal of Surgery，2016，32：78-82.

[20] WU J S. Rectal prolapse：a historical perspective[J]. Current Problems in Surgery，2009，46(8)：602-716.

[21] LIEBERTH M，KONDYLIS L A，REILLY J C，et al. The Delorme repair for full-thickness rectal prolapse：a retrospective review[J]. The American Journal of Surgery，2009，197(3)：418-423.

[22] PATEL S，LEVINE M S，ROMBEAU J L. Appearance of the rectum on Barium enema examination after the Delorme procedure[J]. AJR. American Journal of Roentgenology，2007，188(4)：W396.

[23] WARWICK A M，ZIMMERMANN E，BOORMAN P A，et al. Recurrence rate after Delorme's procedure with simultaneous placement of a Thiersch suture[J]. The Annals of the Royal College of Surgeons of England，2016，98 (6)：419-421.

[24] MARCHAL F，BRESLER L，AYAV A，et al. Long-term results of delorme's procedure and Orr-loygue rectopexy to treat complete rectal prolapse [J]. Diseases of the Colon & Rectum，2005，48(9)：1785-1790.

[25] EMILE S H，ELBANNA H，YOUSSEF M，et al. Laparoscopic ventral mesh

rectopexyvsDelorme's operation in management of complete rectal prolapse: a prospective randomized study[J]. Colorectal Disease, 2017, 19(1): 50-57.

[26] ELAGILI F, GURLAND B, LIU X, et al. Comparing perineal repairs for rectal prolapse: Delorme versus Altemeier[J]. Techniques in Coloproctology, 2015, 19(9): 521-525.

[27] AGACHAN F, PFEIFFER J, JOO J S, et al. Resuts of perineal procedures for rectal prolapse[J]. The American Journal of Surgery, 1997,63: 9-12.

[28] BERKOWITZ J. Correction of rectal procidentia: the Thiersch operation as a simple palliative procedure[J]. The New England Journal of Medicine, 1953, 248(17): 720-722.

[29] AMAR A, JOUGON J, HILLION G, et al. Treatment of rectal prolapse with elastic circling of the anus: Perspectives of utilization[J]. Journal De Chirurgie, 1996, 133(4): 183-185.

[30] SALEEM M M, AL-MOMANI H. Acute scrotum as a complication of Thiersch operation for rectal prolapse in a child[J]. BMC Surgery, 2006, 6(1): 1-3.

[31] NAALLA R, PRABHU R, SHENOY R, et al. Thiersch wiring as a temporary procedure in a haemodynamically unstable patient with an incarcerated rectal procidentia[J]. Case Reports, 2014, 2014(jun23 1): bcr2014204822.

[32] BOCCASANTA P, VENTURI M, CALABRO G, et al. Stapled transanal rectal resection in solitary rectal ulcer associated with prolapse of the rectum: a prospective study[J]. Diseases of the Colon & Rectum, 2008, 51(3): 348-354.

[33] MISTRANGELO M, TONELLO P, BRACHET CONTUL R, et al. Perineal stapled prolapse resection for full-thickness external rectal prolapse: a multicentre prospective study [J]. Colorectal Disease, 2016, 18 (11): 1094-1100.

[34] SEHMER D, MARTI L, WOLFF K, et al. Midterm results after perineal stapled prolapse resection for external rectal prolapse[J]. Diseases of the Colon & Rectum, 2013, 56(1): 91-96.

[35] DE NARDI P, BOTTINI C, FATICANTI SCUCCHI L, et al. Proctalgia in a patient with staples retained in the puborectalis muscle after STARR operation [J]. Techniques in Coloproctology, 2007, 11(4): 353-356.

[36] BOCCASANTA P, ROSATI R, VENTURI M, et al. Surgical treatment of complete rectal prolapse: results of abdominal and perineal approaches [J]. Journal of Laparoendoscopic & Advanced Surgical Techniques. Part A, 1999, 9 (3): 235-238.

[37] DEEN K I, GRANT E, BILLINGHAM C, et al. Abdominal resection rectopexy with pelvic floor repair versus perineal rectosigmoidectomy and pelvic floor repair for full-thickness rectal prolapse[J]. The British Journal of Surgery, 1994, 81(2): 302-

304.

[38] EMILE S H，ELBANNA H，YOUSSEF M，et al. Laparoscopic ventral mesh rectopexyvsDelorme's operation in management of complete rectal prolapse：a prospective randomized study[J]. Colorectal Disease，2017，19(1)：50-57.

[39] SENAPATI A，GRAY R G，MIDDLETON L J，et al. PROSPER：a randomised comparison of surgical treatments for rectal prolapse[J]. Colorectal Disease，2013，15(7)：858-868.

[40] YOUSSEF M，THABET W，EL NAKEEB A，et al. Comparative study between Delorme operation with or without postanal repair and levateroplasty in treatment of complete rectal prolapse[J]. International Journal of Surgery，2013，11(1)：52-58.

[41] ROTHENHOEFER S，HERRLE F，HEROLD A，et al. DeloRes trial：study protocol for a randomized trial comparing two standardized surgical approaches in rectal prolapse-Delorme's procedure versus resection rectopexy[J]. Trials，2012，13：155.

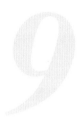

直肠前突修复（出口梗阻型便秘）

Steven Brown，Salvador G. Guevara and Linda M. Farkas[1]

张正国 译　林宏城 校[2]

9.1　STARR 术后并发症及处理

　　STARR 手术或经肛门吻合器直肠切除术起源于痔钉合术或吻合器脱垂痔上黏膜环切钉合术（PPH）。该手术是 20 世纪后期引入的一种治疗痔病的新方法[1]，以 Thompson 理论为基础，其认为痔的发生与肛垫的支持性结缔组织损伤有关，导致痔黏膜脱垂、静脉曲张和充血[2]。上提肛垫可保留更多的生理功能。至少理论上，恢复正常解剖结构将保持痔组织的功能，比如控便和促进排空。该术式的另一个优点是术后恢复更快。与传统的痔切除术不同，该术式不会出现痛觉敏感。

　　在 PPH 术刚投入临床的时候，所有实施该技术的医师都明白有一部

①　S. Brown：Thornbury Hospital，312 Fulwood Road，Sheffield South Yorkshire S10 3BR，UK；e-mail：Steve. brown@sth. nhs. uk

　　S. G. Guevara. L. M. Farkas：Division of Colon and Rectal Surgery，Department of Surgery，University of California，2221 Stockton Blvd，Davis，Sacramento，CA 95817，USA

　　© Springer International Publishing AG 2017：H. Abcarian et al. （eds.），*Complications of Anorectal Surgery*，DOI 10. 1007/978-3-319-48406-8_9

②　张正国：徐州市中心医院副主任医师

　　林宏城：中山大学附属第六医院副主任医师

分患者不仅仅有痔脱垂，还存在直肠内脱垂或直肠内套叠。这些患者经常描述排便障碍或梗阻性排便，单纯切除脱垂的黏膜并不能使这些问题得到充分解决，必须切除更多的组织，因此 STARR 术应运而生。

利用相同的器械，PPH 术经改良后可以切除更多、更深的直肠壁[3]。解决梗阻性排便是手术目的，后续研究表明，存在梗阻性排便的患者比例很高。对该技术和器械的改良（如 Trans STARR）可以实现更多的组织切除，以期获得更好的疗效。

21 世纪初，STARR 手术和 PPH 术在欧洲得到了普及。然而如今，特别是在英国，这两种术式的应用开始逐渐减少，原因包括对其有效性的质疑以及治疗梗阻性排便的替代方案的出现（如腹腔镜经腹直肠固定术）。然而，另一个影响其普及程度的主要因素是可能出现的各种复杂的并发症，其中一些问题更是新颖且具有挑战性，这些是本章讨论的重点。

9.1.1 STARR 术后的常见并发症

（1）未能解决梗阻性排便

尽管文献（包括更高质量的随机对照试验）表明，STARR 手术在解决梗阻性排便方面非常成功[4-5]，但并非所有患者都能如此。即使在最优秀的术者和最乐观的病例系列中，STARR 手术仅可以治疗大约 60%～70% 的患者[4]。如果正确执行该术式，术后影像学检查通常可以确认正常解剖结构的复原。因此，恢复正常解剖结构可能不是解决排便障碍的唯一因素。Pescatori 在他的外科"冰山"图谱中非常简洁地阐述了这个观点[6]。梗阻性排便可具有复杂的病因学，包括解剖学因素（如肠套叠、直肠前突）和功能性因素（如焦虑、抑郁、盆底失弛缓综合征、神经病变）。仅纠正解剖结构可能是不够的，而单纯揭示其他潜在结果又会让外科医生的手术泡汤。

（2）急便和失禁

欧洲的一项大型实践调查确定了 STARR 手术的常见并发症[7]。最常见是术后急便感，发生率超过 20%。几乎所有其他病例系列都描述了一些患者存在这一现象。这种急便感可能很严重，导致失禁并对生活质量产生重大影响。

急便感有多种解释。括约肌复合体的损伤是一个明显的潜在原因。STARR 手术的肛门镜直径为 33 mm。括约肌复合体扩张可能导致内括约肌损伤[8]。但是，这不太可能成为急便感的主要原因，扩张的程度很少会引起括约肌损伤[9-10]，在手术后评估括约肌的试验中几乎没有证据表明括约肌受损[11]。此外，内括约肌的损伤通常也不会导致急便感，外括约肌损伤是必要的。另一种解释是导致急便感和失禁的症状在术前即已存在,手术治疗梗阻性排便会使这些潜在的症状"显露"[7]。作者认为,急便感最可能的解释是术后吻合口会不可避免出现炎症和水肿。这可以解释为什么随着时间的推移,许多患者会出现症状消退[12]。如果切除部分直肠壁,直肠容量和顺应性将会不可避免地降低,这也可能导致急便感。一项研究表明,术前直肠肠腔直径小于 40 mm 的患者在行 STARR 术后比肠腔更大的患者更容易发生急便感[13]。最后一个更具争议性的解释是:急便感是肠道的一种神经内分泌运动障碍[14]。这似乎不太可能,但支持者声称 H_2 拮抗剂和巴氯芬对急便感有效。

对其他的一些治疗方案而言,可以向患者保证随着时间的推移,结合生物反馈治疗,症状通常会改善。对有持续症状的患者,可以推荐进行神经调节术[15]。然而,能在术中避免急便感的发生总比术后治疗好。鉴于老龄或分娩常导致盆腔薄弱,对这类患者和直肠容积小的患者进行手术时要谨慎。

(3) 持续性疼痛

疼痛是 PPH 和 STARR 术后另一种相对常见的症状。像急便感一样,疼痛也可能是严重的和持续的。在使用 PPH 吻合器械的案例中很早就首次报道了这种不适[16-17]。关于这种不适同样也有各种解释。当然,一个潜在的原因是不正确的手术技术。如果吻合口太低,可能会钉合在肛管皮肤上从而导致不适[18-19],更有可能会发生开裂、血肿形成甚至感染,应予以引流或适当治疗。然而,仍有一部分患者不符合这样的解释。这些患者疼痛的病因已通过多种理论得以解释,其中最有可能的是括约肌痉挛。在一些研究中,这些患者已被证实存在内括约肌高压。这为旨在减少痉挛的治疗提供了依据。有报道提到了使用如硝苯地平和 GTN 之类的平滑肌松弛剂且认为值得一试[20-21]。

其他关于疼痛的理论包括吻合口影响盆底肌或神经组织[22]。切除瘢痕对一些人有好处,值得再次考虑。就像急便感随着时间的推移而改善一样,疼痛大多数在 3 个月内缓解[17]。

(4) 出血和血肿形成

术后大出血的发生率可能高达 5%,吻合口出血在早期的病例报道中较为常见[23],因而促使关于技术改进的建议。尽可能对组织进行压缩,在击发吻合器前和释放吻合器后要各等一段时间,在击发吻合器之前压榨动作是必不可少的。即便如此,对任何活动性出血点进行精细止血仍是必要的[23]。使用 PPH03 吻合器可以更好地压缩吻合钉,可有效降低出血风险,但缺点是不能像 PPH01 一样切除更多的组织[24]。

（5）尿潴留

任何盆底手术都有可能导致尿潴留,特别是如果已预先存在尿道出口流量降低的情况。手术期间谨慎的液体管理和充分缓解初始疼痛至关重要。如果发生尿潴留,临时导尿可能是必要的。

（6）狭窄

根据作者的经验,吻合器痔上黏膜切除术和STARR术后发生吻合口轻度狭窄较为常见,并且在术后数周每次对患者进行检查时做轻度扩肛没有任何效果[25]。更严重的狭窄可能与脓毒症或局部缺血有关。然而,在钉合时保持吻合器与直肠纵轴线平行,可以避免包括吻合口倾斜在内的技术失误[23]。严重的狭窄可能导致排空功能障碍的恶化。在麻醉下轻度扩肛通常有效,更严重的病例则需要切除瘢痕和再吻合。

9.1.2 罕见并发症

曾有一些罕见和严重并发症的相关报道。这些并发症需要重要的手术补救,有些甚至会危及生命。这些罕见并发症会让外科医生产生犹豫,因为针对良性疾病的手术仅是为了提高生活质量而已。手术的支持者认为如果手术进行得小心准确,这些并发症不太可能发生。然而这些并发症并不如想象中那么罕见[26]。

直肠阴道瘘[7,27-28]、直肠坏死、穿孔[29]、肠腔闭合[30]、小肠损伤[25,27,31]和直肠口袋综合征[32]是这些罕见但潜在严重并发症的例子。它们通常与外科医生的技术失误有关。

为预防直肠阴道瘘,术中应反复评估阴道壁,当钉枪闭合时,阴道壁应可独立于直肠移动。然而,即使以这种方式评估阴道,直肠阴道瘘仍有被报道,这可能与相对缺血或血肿形成以及继发感染有关。

直肠坏死非常罕见。在一些被报道的病例中,它与选择患者不当有关。例如,至少有一个病例的原因是对有直肠固定手术史的患者进行STARR术[29]。直肠坏死也可能与技术有关。在Trans STARR手术中,螺旋状的吻合口可能导致直肠壁缺血。

直肠腔闭合在PPH术中被报道过,可能是由于荷包线打结没围着吻合器杆打,而是打在吻合器杆旁[30]。

如果有一个够大够低的肠疝被纳入吻合器,理论上小肠损伤有可能发生。当然,这种解剖异常应该在术前和术中应进行双合诊检查。最初小肠疝被许多人认为是STARR术的禁忌证[25,27,31],但随后的共识认为如果倾斜手术床让肠疝回落[33]或者在腹腔镜下悬吊肠疝脱离盆腔的话[34-35],STARR术是安全的。

直肠口袋综合征[32]已被用来描述一个吻合口附近的窦道，导致粪质残留，可能导致严重的直肠痛和感染。PPH术后也有此报道，这可能意味着荷包线没有完整缝合，使得粪质残留从而形成慢性脓肿和内盲瘘。可以通过修正吻合线、取钉、搔刮等方法治疗。

腹膜后脓毒症值得特别注意。这是一个公认的现象，并且已经在许多痔治疗后有被报道[36]。常见的症状有意外的腹部或会阴部疼痛、尿潴留或排尿困难和发热。手术探查发现阳性结果的可能微乎其微，它包括水肿和脓性腹腔积液或只是一般炎症。然而，在许多情况下，可能有一个诱因预示着一个不理想的手术。例如，有缺陷的吻合口或无意中的直肠穿孔可能会导致脓毒症[37 38]。

9.1.3　结论

即使在最好的医生手中，STARR术式的疗效也只有$60\%\sim70\%$，总体并发症发生率约为36%，有些并发症很严重，甚至可能危及生命，因此STARR手术受到质疑似乎是合理的。然而，根据现有的少量优质的文献，STARR术式的优势在于它确实可以解决大部分患者的症状，而且相对于传统治疗，选择STARR的患者明显更多[4-5]。许多并发症与技术不过硬有关，足够的培训和经验是必不可少的。不良的结果也不可避免地与选择患者不当相关。除了上述提到的因素外，伴随心理疾病可能在不良结果中有着非常重要的作用：一组有心理疾病的患者行STARR术式治疗，成功率从74%跌至26%[39]。

值得注意的是，STARR术式对结直肠盆底外科的发展起到积极作用。人们对这一领域的兴趣和研究呈指数级增长，我们现在对出口梗阻型便秘的病理生理学有了更好的理解。在促进该手术的行业支持下，对此盆底外科医生逐渐形成了一个学术圈，并在此基础上开发了更多的新术式。进一步的理解应该导致更好的患者（和手术）选择、更好的培训和经验积累，以及结果的总体改善。

9.2　直肠前突修复术的并发症

由于直肠前突在女性中普遍存在，直肠前突修复术是一种常见的手术，由妇科医生和结直肠外科医生执行。治疗直肠前突的一个常见难点是，它们通常不是孤立发现的，而是经常与医生检查和影像学上发现的解剖异常有关，例如：肠疝、乙状结肠前突、阴道脱垂、直肠内套叠和孤立性直肠溃疡等。此外,还有相关的功能障碍:盆底失弛缓综合征、阴部神经病变、肠易激综合征、直肠低敏感和焦虑或抑郁。

因此,从膳食纤维、泻药、灌肠、盆底训练、心理治疗,到经肛门、经会阴、经阴道或经腹部入路等一系列手术方式,拥有这么多治疗方式也就不足为奇了。本章将讨论经肛门、经会阴和经阴道入路的并发症。STARR术式也将被讨论。

最常见的并发症是手术失败和复发。像性交痛和失禁这样的并发症也很常见。由于直肠前突伴有解剖异常和功能障碍的复杂性,为了取得最佳疗效,需要谨慎地选择患者并进行多学科考量,最大程度地保护直肠功能,明确的结果预期和干预前的频繁心理评估是必要的。

直肠前突被描述为直肠壁向阴道后壁的凸起。直肠阴道隔缺如,直肠与阴道壁直接接触。隆起可达到处女膜的高度,最严重的可下降到处女膜以下。直肠前突很普遍,有 12.9%～18.6% 的女性患有此病,平均每 100 名妇女每年发生 5.7 例[40-41](图 9.1)。

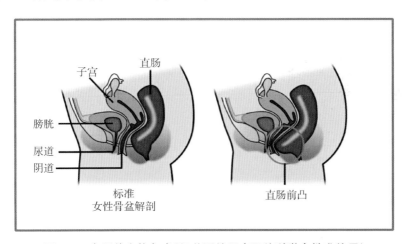

图 9.1 直肠前突修复术(经美国结肠直肠外科学会批准使用)

虽然直肠前突在解剖学上很常见,但大多数女性没有临床症状。因此,在开始纠正解剖异常之前,必须谨慎评估和制定治疗策略,这可能导致潜在的并发症或无法解决症状。盆底结构相对薄弱,经常有其他器官突入此处导致相关的疾病,如膀胱膨出。本章将只关注单纯直肠前突的治疗策略及并发症。

盆底薄弱可能是多种原因共同导致的。这些可能包括多种原因造成的过度紧张,如焦虑、便秘和不协调的排便。创伤(分娩、慢性咳嗽、肥胖或妇科/肛肠手术)会损伤和削弱盆底。任何原因引起的牵拉,不仅会损伤盆底肌,还会导致阴部神经的拉伸,这可能会进一步损害排便感觉,并加重便秘。

9.2.1 临床表现和检查

虽然大多数直肠前突是无症状的,但也有一些患者可能有很多的症状,需要进行初步评估,仔细梳理,以确定有多少症状可以归因于存在的直肠前突。这超出了本章的范围。临床表现包括不完全排空、结肠运动碎片化、大便失禁、漏粪或手助排便(如手指按压会阴或阴道后壁)、上厕所时反复变换大便体位或直接用手指掏粪。粪便机械性梗阻引起的隆起可导致阴道充盈或性交痛。

检查至少要包括物理检查和内镜检查。进一步的检查策略包括:经阴道超声(TVUS)、排粪造影、肛门直肠测压(ARM)和球囊排出、肠道排粪造影、动态会阴超声、磁共振(MRI)排粪造影、阴部神经运动终末潜伏期(PNTML)和心理评估[42-48]。检查取决于医生的喜好、可用的设施和患者的主诉。

9.2.2 手术入路及其并发症

单纯性直肠前突修复的三种主要非经腹的方法是:经阴道、经会阴和经直肠。本章的目的是讨论每一个入路的常见并发症。

(1) 经阴道入路

经阴道入路需切开阴道后壁和折叠直肠阴道隔。经典的"阴道后壁修补术"是从肛提肌板到会阴体将肛提肌间断缝合,同时缩小直肠前壁。切除冗余的阴道组织并完成修复。由于经阴道手术术后不适感较小,因此这一技术往往受到妇科医生的青睐。经阴道入路还可以同时解决其他妇科问题,如合并经阴道子宫切除术或宫颈切断术。由于大多数经阴道入路的文献都是由妇科医生报道的,绝大多数患者术前未进行功能性检查以评估便秘类型(出口梗阻型或慢运输型)或结直肠外科常用的影像学检查(排粪造影)。这种差别在很大程度上是由于专科培训不同,也可能是自然选择的结果,因为妇科医生的患者通常会有更典型的妇科症状,如阴道膨出和性交痛。因此,肛门测压、结肠转运试验和排粪造影在妇科术前检查中的应用较少。术后并发症的报道也是妇科医生关注的重点,例如,妇科的文献中常常将复发定义为阴道膨出和对术后排便的不适。作为第五届国际失禁协会的成员,Karram 和 Maher 总结了广泛的综述研究和结果[49](表 9.1)。大多数研究对患者进行了至少 12 个月的随访。76%~96% 的患者可以实现解剖学治愈,4%~31% 的患者发生阴道膨出,0~33% 的患者尚需阴道指压,8%~36% 的患者存在排便功能障碍,

8%～45%的患者存在性交痛。许多研究没有术前的性交痛或排便障碍的发生率，无法与术后进行比较。术后性交痛的发生率可能被低估，因为许多研究对象是老年妇女和性生活不活跃的人。Maher 报道[50]术前 37/38 的女性存在性交痛，术后仅有 2 例，然而 Abramov[51] 报道性交痛却从 8/183 上升到 31/183。Kahn[52] 也报道了术后性交痛加重的情况。Weber 的研究表明阴道的大小与性功能无关[53]。

对这些研究进行对比是困难的，因为手术的选择过程是不一致的。根据 Mellgren 报道，手术并发症包括 12% 的患者术后血肿，4% 的患者尿潴留和 4% 的患者尿路感染[54]。Arnold 等报道在他们的 29 例患者中[①]，术后早期有 10% 的患者尿潴留，4% 的患者伤口开裂，3% 的患者感染(非脓肿)和 7% 的患者发生嵌顿[55]。长期随访发现 54% 的患者便秘，36%的患者失禁，32% 的患者疼痛，41% 的患者出血，23% 的患者性功能障碍。尽管报道繁多，但患者好转率达 77%，满意度达 77%。

表 9.1　阴道后壁修补术/后正中线折叠术的随访

报道者	数量	随访(月)	解剖学治愈(%)	阴道膨出(复发)(%)	阴道指压(%)	排便障碍(%)	性交痛(%)
Arnold	24	80				36	23
Mellgren	25	12	96	4	0	8	8
Kahn	171	42	76	31	33	11	16
Weber	53	12					26
Sand	67	12	90				
Maher	38	12	87	5	16	16	5
Abramov	183	>12	82	4		18	17
Paraiso	28	17.5	86		26	32	45
总体结果			83	9.2	26	17	18

虽然同样是经阴道入路，其他外科医生倾向于辨别缺损的筋膜并且用不可吸收缝线局部修复。这被描述为一种"定点修复"，只修复其中肉眼可见的肛提肌缺损的部分。该理论认为，较少的肛提肌折叠可减少性交痛的发生率[52,56]。然而，Karam[49]收集了许多病例(表 9.2)，对比了阴道后壁修复术和定点修复术，发现二者在术后并发症和成功率方面没有差异。Nichols 经观察后广泛地总结到：前盆腔修复是"最容易被误解和

---

① 原著的表 9.1 中 Arnold 的样本数量为 24 例，与正文存在不一致。

表现不佳"的妇科手术[57]。

其他的修复技术可能包括是否使用补片(自体/异体/异种移植和人工合成补片)。Sand[58]报道了132名使用聚合物补片修复的女性患者,与未使用补片的患者相比无明显差异。Sung[59]在一项双盲多中心随机试验中,研究了137例2级症状的女性直肠前突患者,对比了猪肠黏膜下组织移植修复术和自体组织修复术。在一年内,排便症状的客观成功率和主观成功率无差异。两组的性交痛发生率也没有统计学差异,分别为7%和12.5%。Paraiso[60]在一项前瞻性随机试验中评估了3种技术:阴道后壁修复术、定点修复和使用猪小肠黏膜下组织定点修复。虽然每组样本数量相对较少(n分别为37例、37例、32例),但使用移植物的解剖失败率最高,在主观症状和性交痛方面均无显著性差异。这些结果都不支持使用补片。

表9.2 阴道后壁定点修复术的随访

报道者	数量	随访(月)	解剖学治愈(%)	阴道膨出(复发)(%)	阴道指压(%)	排便障碍(%)	性交痛(%)
Cundiff	61	12	82	18	18	8	19
Porter	72	6	82	14	21	21	46
Kenton	46	12	90	9	15		8
Glavind	67	3	100				3
Singh	33	18	92	7		5	125
Abramov	124	>12	56	11	21	19	16
Paraiso	27	17.5	78				28
Sung	70	12	90	7	15.5	21	7
总体结果			83	11.4	18	17	18

(2)经直肠入路

经直肠入路,也称为经肛门或直肠内修复术,长期以来一直被结直肠外科医生报道作为他们的首选术式,可能是因为该入路属于这些外科医生的专业技术领域。该技术的特点是上提直肠黏膜,折叠直肠阴道隔,去除冗余组织和消除直肠前突缺损。如果存在失禁情况,经常合并行前侧肛提肌成形术[61]。虽然该入路也可以同时处理其他直肠肛管病变,但经直肠入路有局限性,因为它只能解决直肠前突缺损,而无法修复任何其他伴随的盆腔病变,如肠疝或膀胱膨出,这是经直肠入路已知的两种禁忌证[62-63]。

虽然经肛门入路目的仅是消除解剖缺陷,但一些研究表明,该方法可能比其他方法产生更好的功能结果[64]。Hammond 研究了 88 例接受经肛门直肠前突修补术的女性,重点关注术前和术后的肠道和泌尿系统的症状。和没有直肠前突的对照组对比,这些女性患者在排便的多个方面有显著改善,包括排便费力、排便不尽感和需要手法助便或泻药[61]。

尽管经肛门直肠修复术术后症状良好,但一项对 71 例经肛门直肠前突修复术长期疗效(平均 74 个月)的回顾性研究显示,总复发率为 50%,其中单纯性直肠前突复发率为 41%,伴有肠疝的直肠前突复发率为 8%[65]。Nieminen 的随机对照试验比较了 30 例经肛门修复和经阴道修复的患者,尽管这两种技术都提供了可靠的修复以及相关的症状缓解,但经肛门修复导致更频繁的复发。经过 12 个月的随访,经肛门修复组的直肠前突复发率(40%),在统计学上远高于经阴道修复组(7%)[66]。此外,经肛门修复也比经阴道修复术后更容易导致肛门括约肌张力减弱,这一发现也得到了其他组研究的支持[67]。Nieminen 虽然注意到经肛门修复组的解剖修复较差和括约肌张力减弱,但两组患者在排便时对手法助便的需求显著降低,直肠前突的症状也有所减轻。由于随访的患者数量太少,无法比较这两种方法的优劣性[66]。

谨慎选择患者可以使成功最大化。一项对 59 例排便障碍超过 19 个月的女性患者进行的经肛门修复的前瞻性回顾研究发现,如果患者无盆底失弛缓综合征,其排便效果尤其好(93%)[67]。另一项对 45 例女性进行了研究,只有在排便造影时造影剂残留超过 15% 的情况下,这些患者才进行经肛门修复术,研究发现她们排空能力得到改善,手助排便减少,性交痛减少(11% 降至 3%),而且没有新发的性功能障碍报道[68]。第三项研究指出,当那些需要排便支持和排便造影时钡剂残留的患者才可以接受手术时,术前症状改善了 80%。在主要以经肛门修复为术式进行的回顾性分析中,33 例女性中有 88% 的患者阴道膨出得以完全解决,在平均随访 31 个月后,92% 的患者症状改善和对手术满意[69]。

经肛门入路与经阴道入路有许多相同的并发症。Nieminen 对这两种技术进行小型随机试验,发现在并发症方面二者无显著差异,在 15 例经肛门修复的患者中只有 1 例术后发生感染[66]。常见的并发症包括:粪便嵌塞、尿潴留、出血、伤口破裂、窦道形成和修复持续时间短。Thornton[70] 在行阴道后壁修复术中发现:在肠道功能和性功能方面,经肛门入路的肛门失禁率下降了 13%,有 36% 的人发生性交痛。经肛门入路的特殊并发症包括直肠阴道瘘和狭窄[62,69]。在大多数报道中,这些不寻常的并发症很少作为单一的发病率被报道。

（3）经会阴入路

经会阴直肠前突修补术是为了避免其他两种方法的并发症。此入路以修复无功能的直肠阴道隔为重点，避免经阴道入路导致的阴道紧张或经肛门入路导致的括约肌损伤和失禁[71]。经会阴入路可直达通常已变宽的肛提肌，有利于会阴组织和直肠黏膜下层的折叠缝合。还可以同时行经会阴（前部）肛提肌成形术，以加强直肠阴道隔和缓解排便功能障碍的症状。对 Medline 数据库进行检索分析，很少有论文将该技术与其他两种技术相比，我们只能推测经会阴入路没有之前讨论过的其他两种方法常用。

1998 年的一项前对 35 名直肠前突患者进行的瞻性研究，这些患者均接受经会阴肛提肌成形术，74％的患者术后排便得以改善，无须手助排便。20 例患者术前存在失禁的患者，术后有 75％的患者失禁有所改善[71]。Lamah 对行经会阴肛提肌成形术的直肠前突患者进行了平均 3.2年的随访，发现 88％的患者在不需要手助的情况下排便得到改善，74％的患者表示极其满意或满意[72]。

一项针对 St Mark 医院的 15 例行经会阴直肠前突修复术的女性患者的小型研究，平均随访 27 个月，发现经肛门直肠前突修复和经会阴直肠前突修复均可减小直肠前突的大小，改善排空感，减少手助排便的需求。然而，经会阴修复在总体症状上显示出更大的改善。有趣的是，剩余直肠前突的大小与两组症状的改善无关[73]。

由于担心肛提肌成形术会引起的性交痛，有学者进行了一项随机对照试验，将经肛门修复与经会阴修复术（肛提肌成形术和无肛提肌成形术）进行对比[74]。在 6 个月的随访中，虽然经会阴组的便秘情况有显著改善，但经肛门组的改善更加明显。然而，经会阴肛提肌成形术组在减少手辅助排便方面改善最好，有更完全的排空感，没有出血、感染、穿孔或直肠阴道瘘等主要并发症的报道。在这三组中，没有任何一组的性功能得到显著改善，但经会阴肛提肌成形术与 13％的患者性交痛恶化相关，因此学者建议对性活跃的直肠前突女性患者避免行肛提肌成形术[74]。

由于修复长期薄弱的直肠阴道隔效果可能不会持久，所以经会阴入路术引入了补片，以增强直肠阴道隔的修复，使肛提肌不会处于紧张状态。已有的补片包括聚羟基乙酸补片、猪皮胶原移植物和聚丙烯网片。结果表明，该方法补片无侵蚀，效果良好。这很可能是典型的偏倚报道的结果。对于外科医生来说，补片在直肠阴道隔内腐蚀仍然是一个问题。总的来说，补片相关报道的结果并不优于无补片研究报道结果。另外，大多数案例报道数量较少[75-77]，而较大的案例报道随访时间较短[78]。因此,没有高水平的证据证明这种技术的合理性,何况其需要更多费用以及在其他手术中已知的补片风险。

类似的并发症如性交痛、伤口感染、出血等均有被报道。一个特殊的情况是,如果在游离直肠阴道隔时发生直肠穿孔,则是置入补片的禁忌证[75]。

9.3 药物治疗

由于直肠前突手术治疗最常见的并发症是复发,在手术干预之前,应先进行仔细评估和药物治疗。包括仔细评估直肠前突以外症状的原因。一旦发现直肠前突或排便不适的真正原因,需在手术前处理。在此期间,可以进行饮食和规律的心理或物理治疗。虽然大多数妇科文献强调结缔组织的强度,但结直肠文献往往涉及潜在的心理因素和结肠无力或盆底失弛缓综合征。如果不能确定直肠前突的主要原因,任何随访时间较长的外科手术都会出现复发率上升和患者不满意的情况。

充足的纤维摄入是必不可少的第一步,因为小而硬的大便更难以排出,并且不太可能通过刺激直肠壁触发直肠肛门抑制反射(RAIR)以促进大便排出。一些人建议避免食用某些增加食物黏度的食物,如巧克力[79]。显然,饮食控制的风险最小,因此应该先让所有患者进行尝试,或者可以在后续的诊疗中应用。其他低风险干预措施包括:灌肠、瑜伽、生物反馈和家用电刺激等[80-84]。评估中一个明显但经常被遗忘的部分是焦虑、抑郁和性创伤的详细既往史,33%患有阻塞性疾病和肛门直肠痛的女性在未成年时有性创伤史[85]。

9.4 总结

直肠前突是一种常见的解剖学改变,一般不需要修复。许多研究反复说明解剖修复并不意味着功能修复和所有带有症状的功能障碍的纠正。存在多种术式,说明没有一种最好的技术。虽然直肠前突可以被看到和感觉到,但真正的潜在疾病往往是功能性排便障碍或隐藏的心理痛苦。当出现症状时,应首先纠正潜在的疾病,最大限度地行药物治疗,并且应采用物理治疗和频繁的心理治疗使成功最大化,因为手术治疗并非没有并发症。药物治疗几乎没有任何副作用,而且可能会产生良好的效果。若直肠前突是原发性疾病导致的,如果不治疗根本原因,手术将不会成功。当保守治疗失败时,必须对产生症状的原因进行彻底的评估。医生有必要坦率地告知患者,修复解剖异常不一定能纠正他们的症状。恢复解剖并不等于恢复功能。性交痛的权衡需要与那些仍然有性行为的女性进行仔细的讨论。考虑到这些注意事项,真正需要手术治疗的直肠前突的数量可能远低于文献报道的手术率。

参考文献:

[1] MEHIGAN B J, MONSON J R, HARTLEY J E. Stapling procedure for haemorrhoids versus Milligan-Morgan haemorrhoidectomy: randomised controlled trial[J]. The Lancet, 2000, 355(9206): 782-785.

[2] THOMSON H. The anal cushions: a fresh concept in diagnosis[J]. Postgraduate Medical Journal, 1979, 55(644): 403-405.

[3] BOCCASANTA P, VENTURI M, SALAMINA G, et al. New trends in the surgical treatment of outlet obstruction: clinical and functional results of two novel transanal stapled techniques from a randomised controlled trial [J]. International Journal of Colorectal Disease, 2004, 19(4): 359-369.

[4] VAN GELUWE B, STUTO A, DAPOZZO F, et al. Relief of obstructed defecation syndrome after stapled transanal rectal resection (STARR): a meta-analysis[J]. Acta Chirurgica Belgica, 2014, 114(3): 189-197.

[5] LEHUR P A, STUTO A, FANTOLI M, et al. Outcomes of stapled transanal rectal resection vs. biofeedback for the treatment of outlet obstruction associated with rectal intussusception and rectocele: a multicenter, randomized, controlled trial[J]. Diseases of the Colon & Rectum, 2008, 51(11): 1611-1618.

[6] PESCATORI M, SPYROU M, PULVIRENTI D'URSO A. A prospective evaluation of occult disorders in obstructed defecation using the 'iceberg diagram'[J]. Colorectal Disease, 2006, 8(9): 785-789.

[7] JAYNE D G, SCHWANDNER O, STUTO A. Stapled transanal rectal resection for obstructed defecation syndrome: one-year results of the European STARR Registry[J]. Diseases of the Colon and Rectum, 2009, 52(7): 1205-1212.

[8] HO Y H, TSANG C, TANG C L, et al. Anal sphincter injuries from stapling instruments introduced transanally: randomized, controlled study with endoanal ultrasound and anorectal manometry[J]. Diseases of the Colon and Rectum, 2000, 43(2): 169-173.

[9] CREVE U, HUBENS A. The effect of Lord's procedure on anal pressure[J]. Diseases of the Colon & Rectum, 1979, 22(7): 483-485.

[10] KREIS M E, JEHLE E C, HAUG V, et al. Functional results after transanal endoscopic microsurgery[J]. Diseases of the Colon & Rectum, 1996, 39(10): 1116-1121.

[11] NALDINI G. Resected specimen evaluation, anorectal manometry, endoanal ultrasonography and clinical follow-up after STARR procedures[J]. World Journal of Gastroenterology, 2011, 17(19): 2411.

[12] STUTO A, RENZI A, CARRIERO A, et al. Stapled trans-anal rectal resection (STARR) in the surgical treatment of the obstructed defecation syndrome: results of STARR Italian Registry[J]. Surgical Innovation, 2011, 18(3): 248-253.

[13] BOENICKE L, REIBETANZ J, KIM M, et al. Predictive factors for postoperative constipation and continence after stapled transanal rectal resection [J]. British Journal of Surgery, 2012, 99(3): 416-422.

[14] GOEDE A C, GLANCY D, CARTER H, et al. Medium-term results of stapled transanal rectal resection (STARR) for obstructed defecation and symptomatic rectal-anal intussusception[J]. Colorectal Disease, 2011, 13(9): 1052-1057.

[15] BOENICKE L, KIM M, REIBETANZ J, et al. Stapled transanal rectal resection and sacral nerve stimulation-impact on faecal incontinence and quality of life[J]. Colorectal Disease, 2012, 14(4): 480-489.

[16] CHEETHAM M J, MORTENSEN N J, NYSTROM P O, et al. Persistent pain and faecal urgency after stapled haemorrhoidectomy[J]. The Lancet, 2000, 356 (9231): 730-733.

[17] DODI G, PIETROLETTI R, MILITO G, et al. Bleeding, incontinence, pain and constipation after STARR transanal double stapling rectotomy for obstructed defecation[J]. Techniques in Coloproctology, 2003, 7(3): 148-153.

[18] ARROYO A, PEREZ-VICENTE F, SERRANO P, et al. Proctitis complicating stapled hemorrhoidectomy: report of a case [J]. International Journal of Colorectal Disease, 2006, 21(2): 197-198.

[19] PÉREZ-VICENTE F, ARROYO A, SERRANO P, et al. Prospective randomised clinical trial of single versus double purse-string stapled mucosectomy in the treatment of prolapsed haemorrhoids[J]. International Journal of Colorectal Disease, 2006, 21(1): 38-43.

[20] THAHA M A, IRVINE L A, STEELE R J C, et al. Postdefaecation pain syndrome after circular stapled anopexy is abolished by oral nifedipine[J]. British Journal of Surgery, 2005, 92(2): 208-210.

[21] IZZO D, BRILLANTINO A, IACOBELLIS F, et al. Role of 0.4% glyceryl trinitrate ointment after stapled trans-anal rectal resection for obstructed defecation syndrome: a prospective, randomized trial[J]. International Journal

of Colorectal Disease，2014，29(1)：105-110.

[22] NARDI P，BOTTINI C，FATICANTI SCUCCHI L，et al. Proctalgia in a patient with staples retained in the puborectalis muscle after STARR operation [J]. Techniques in Coloproctology，2007，11(4)：353-356.

[23] FRASCIO M，STABILINI C，RICCI B，et al. Stapled transanal rectal resection for outlet obstruction syndrome：results and follow-up[J]. World Journal of Surgery，2008，32(6)：1110-1115.

[24] MADBOULY K M，ABBAS K S，HUSSEIN A M. Disappointing long-term outcomes after stapled transanal rectal resection for obstructed defecation[J]. World Journal of Surgery，2010，34(9)：2191-2196.

[25] BOCCASANTA P，VENTURI M，STUTO A，et al. Stapled transanal rectal resection for outlet obstruction：a prospective，multicenter trial[J]. Diseases of the Colon & Rectum，2004，47(8)：1285-1297.

[26] NALDINI G. Serious unconventional complications of surgery with stapler for haemorrhoidal prolapse and obstructed defaecation because of rectocoele and rectal intussusception[J]. Colorectal Disease，2011，13(3)：323-327.

[27] PESCATORI M，GAGLIARDI G. Postoperative complications after procedure for prolapsed hemorrhoids（PPH）and stapled transanal rectal resection （STARR）procedures[J]. Techniques in Coloproctology，2008，12(1)：7-19.

[28] BASSI R，RADEMACHER J，SAVOIA A. Rectovaginal fistula after STARR procedure complicated by haematomaof the posterior vaginal wall：report of a case[J]. Techniques in Coloproctology，2006，10(4)：361-363.

[29] ZEHLER O，VASHIST Y K，BOGOEVSKI D，et al. Quo vadis STARR? A prospective long-term follow-up of stapled transanal rectal resection for obstructed defecation syndrome[J]. Journal of Gastrointestinal Surgery，2010，14(9)：1349-1354.

[30] BARAZA W，SHORTHOUSE A，BROWN S. Obliteration of the rectal lumen after stapled hemorrhoidopexy：report of a case[J]. Diseases of the Colon and Rectum，2009，52(8)：1524-1525.

[31] CORMAN M L，CARRIERO A，HAGER T，et al. Consensus conference on the stapled transanal rectal resection（STARR）for disordered defaecation[J]. Colorectal Disease，2006，8(2)：98-101.

[32] PESCATORI M，SPYROU M，COBELLIS L，et al. The rectal pocket syndrome after stapled mucosectomy[J]. Colorectal Disease，2006，8(9)：808-811.

[33] REIBETANZ J，BOENICKE L，KIM M，et al. Enterocele is not a contraindication to stapled transanal surgery for outlet obstruction：an analysis of 170 patients[J]. Colorectal Disease，2011，13(6)：e131-e136.

[34] PETERSEN S, HELLMICH G, SCHUSTER A, et al. Stapled transanal rectal resection under laparoscopic surveillance for rectocele and concomitant enterocele [J]. Diseases of the Colon & Rectum, 2006, 49(5): 685-689.

[35] CARRIERO A, PICCHIO M, MARTELLUCCI J, et al. Laparoscopic correction of enterocele associated to stapled transanal rectal resection for obstructed defecation syndrome[J]. International Journal of Colorectal Disease, 2010, 25(3): 381-387.

[36] MAW A, EU K W, SEOW-CHOEN F. Retroperitoneal sepsis complicating stapled hemorrhoidectomy[J]. Diseases of the Colon & Rectum, 2002, 45(6): 826-828.

[37] GAGLIARDI G, PESCATORI M, ALTOMARE D F, et al. Results, outcome predictors, and complications after stapled transanal rectal resection for obstructed defecation[J]. Diseases of the Colon & Rectum, 2008, 51(2): 186-195.

[38] MOLLOY R G, KINGSMORE D. Life threatening pelvic sepsis after stapled haemorrhoidectomy[J]. The Lancet, 2000, 355(9206): 810.

[39] PESCATORI M, BOFFI F, RUSSO A, et al. Complications and recurrence after excision of rectal internal mucosal prolapse for obstructed defaecation[J]. International Journal of Colorectal Disease, 2006, 21(2): 160-165.

[40] HANDA V L, GARRETT E, HENDRIX S, et al. Progression and remission of pelvic organ prolapse: a longitudinal study of menopausal women[J]. American Journal of Obstetrics and Gynecology, 2004, 190(1): 27-32.

[41] HENDRIX S L, CLARK A, NYGAARD I, et al. Pelvic organ prolapse in the women's health initiative: Gravity and gravidity[J]. American Journal of Obstetrics and Gynecology, 2002, 186(6): 1160-1166.

[42] BRUSCIANO L, LIMONGELLI P, PESCATORI M, et al. Ultrasonographic patterns in patients with obstructed defaecation[J]. International Journal of Colorectal Disease, 2007, 22(8): 969-977.

[43] TAYLOR S A. Defecographic study of rectal evacuation in constipated patients [M]//Benign Anorectal Diseases. Milano: Springer Milan, 2006: 231-241.

[44] SANTORO G A, DI FALCO G. Benign anorectal diseases[M]. Milano: Springer Milan, 2006.

[45] PILONI V, TOSI P, VERNELLI M. MR-defecography in obstructed defecation syndrome (ODS): technique, diagnostic criteria and grading[J]. Techniques in Coloproctology, 2013, 17(5): 501-510.

[46] BEER-GABEL M, CARTER D. Comparison of dynamic transperineal ultrasound and defecography for the evaluation of pelvic floor disorders[J]. International Journal of Colorectal Disease, 2015, 30(6): 835-841.

[47] HILL J, HOSKER G, KIFF E S. Pudendal nerve terminal motor latency measurements: what they do and do not tell us[J]. British Journal of Surgery, 2002, 89(10): 1268-1269.

[48] RUSSO A, PESCATORI M. Psychological assessment of patients with proctological disorders[M]//Complex Anorectal Disorders. London: Springer-Verlag, : 747-760.

[49] KARRAM M, MAHER C. Surgery for posterior vaginal wall prolapse[J]. International Urogynecology Journal, 2013, 24(11): 1835-1841.

[50] MAHER C F, QATAWNEH A M, BAESSLER K, et al. Midline rectovaginal fascial plication for repair of rectocele and obstructed defecation[J]. Obstetrics & Gynecology, 2004, 104(4): 685-689.

[51] ABRAMOV Y, KWON C, GANDHI S. Long-term anatomic outcome of discrete site-specific defect repair versus standard posterior colporrhaphy for the correction of advanced rectocele: a 1 year follow-up analysis[J]. Neurourology and Urodynamics, 2003, 22(5): 520-521.

[52] KAHN M A, STANTON S L. Posterior colporrhaphy: its effects on bowel and sexual function[J]. International Journal of Gynecology & Obstetrics, 1997, 57 (2): 243.

[53] WEBER A. Sexual function in women with uterovaginal prolapse and urinary incontinence[J]. International Journal of Gynecology & Obstetrics, 1995, 51 (3): 296.

[54] MELLGREN A, ANZÉN B, NILSSON B Y, et al. Results of rectocele repair [J]. Diseases of the Colon & Rectum, 1995, 38(1): 7-13.

[55] ARNOLD M W, STEWART W R C, AGUILAR P S. Rectocele repair[J]. Diseases of the Colon & Rectum, 1990, 33(8): 684-687.

[56] CUNDIFF G W, FENNER D. Evaluation and treatment of women with rectocele: focus on associated defecatory and sexual dysfunction[J]. Obstetrics & Gynecology, 2004, 104(6): 1403-1421.

[57] NICHOLS D H. Posterior colporrhaphy and perineorrhaphy: Separate and distinct operations[J]. American Journal of Obstetrics and Gynecology, 1991, 164(3): 714-721.

[58] SAND P K, KODURI S, LOBEL R W, et al. Prospective randomized trial of polyglactin 910 mesh to prevent recurrence of cystoceles and rectoceles[J]. American Journal of Obstetrics and Gynecology, 2001, 184(7): 1357-1364.

[59] SUNG V W, RARDIN C R, RAKER C A, et al. Porcine subintestinal submucosal graft augmentation for rectocele repair [J]. Obstetrics & Gynecology, 2012, 119(1): 125-133.

[60] PARAISO M F R, BARBER M D, MUIR T W, et al. Rectocele repair: a

randomized trial of three surgical techniques including graft augmentation[J]. American Journal of Obstetrics and Gynecology, 2006, 195(6): 1762-1771.

[61] HAMMOND K L, ELLIS C N. Outcomes after transanal repair of rectoceles [J]. Diseases of the Colon and Rectum, 2010, 53(1): 83-87.

[62] SULLIVAN E S, LEAVERTON G H, HARDWICK C E. Transrectal perineal repair[J]. Diseases of the Colon & Rectum, 1968, 11(2): 106-114.

[63] KHUBCHANDANI I T, SHEETS J A, STASIK J J, et al. Endorectal repair of rectocele[J]. Diseases of the Colon & Rectum, 1983, 26(12): 792-796.

[64] KHUBCHANDANI I T, CLANCY III J P, ROSEN L, et al. Endorectal repair of rectocele revisited[J]. British Journal of Surgery, 1997, 84(1): 89-91.

[65] ROMAN H, MICHOT F. Long-term outcomes of transanal rectocele repair[J]. Diseases of the Colon & Rectum, 2005, 48(3): 510-517.

[66] NIEMINEN K, HILTUNEN K M, LAITINEN J, et al. Transanal or vaginal approach to rectocele repair: a prospective, randomized pilot study[J]. Diseases of the Colon & Rectum, 2004, 47(10): 1636-1642.

[67] HO Y H, ANG M, NYAM D, et al. Transanal approach to rectocele repair may compromise anal sphincter pressures[J]. Diseases of the Colon & Rectum, 1998, 41(3): 354-358.

[68] TJANDRA J J, OOI B S, TANG C L, et al. Transanal repair of rectocele corrects obstructed defecation if it is not associated with anismus[J]. Diseases of the Colon & Rectum, 1999, 42(12): 1544-1550.

[69] MURTHY V K, ORKIN B A, SMITH L E, et al. Excellent outcome using selective criteria for rectocele repair[J]. Diseases of the Colon & Rectum, 1996, 39(4): 374-378.

[70] THORNTON M J, LAM A, KING D W. Laparoscopic or transanal repair of rectocele? A retrospective matched cohort study[J]. Diseases of the Colon & Rectum, 2005, 48(4): 792-798.

[71] OMMER A, KÖHLER A, ATHANASIADIS S. Results of transperineal levator-plasty in treatment of symptomatic rectocele[J]. Der Chirurg; Zeitschrift Fur Alle Gebiete Der Operativen Medizen, 1998, 69(9): 966-972.

[72] LAMAH M, HO J, LEICESTER R J. Results of anterior levatorplasty for rectocele[J]. Colorectal Disease, 2001, 3(6): 412-416.

[73] LAARHOVEN C J H M, KAMM M A, BARTRAM C I, et al. Relationship between anatomic and symptomatic long-term results after rectocele repair for impaired defecation[J]. Diseases of the Colon & Rectum, 1999, 42(2): 204-210.

[74] FARID M, MADBOULY K M, HUSSEIN A, et al. Randomized controlled trial between perineal and anal repairs of rectocele in obstructed defecation[J].

World Journal of Surgery, 2010, 34(4): 822-829.

[75] MERCER-JONES M A, SPROWSON A, VARMA J S. Outcome after transperineal mesh repair of rectocele: a case series[J]. Diseases of the Colon & Rectum, 2004, 47(6): 864-868.

[76] LEVENTOĞ LU S, MENTEŞ B B, AKN M, et al. Transperineal rectocele repair with polyglycolic acid mesh: a case series[J]. Diseases of the Colon & Rectum, 2007, 50(12): 2085-2095.

[77] SMART N J, MERCER-JONES M A. Functional outcome after transperineal rectocele repair with porcine dermal collagen implant[J]. Diseases of the Colon & Rectum, 2007, 50(9): 1422-1427.

[78] LECHAUX J P, LECHAUX D, BATAILLE P, et al. Traitement de la rectocèle par voie périnéale avec prothèse. Une étude prospective[J]. Annales De Chirurgie, 2004, 129(4): 211-217.

[79] DIETZ H P. Rectocele or stool quality: what matters more for symptoms of obstructed defecation? [J]. Techniques in Coloproctology, 2009, 13 (4): 265-268.

[80] DOLK A, HOLMSTRmM B, JOHANSSON C, et al. The effect of yoga on puborectalis paradox[J]. International Journal of Colorectal Disease, 1991, 6 (3): 139-142.

[81] PUCCIANI F, REGGIOLI M, RINGRESSI M N. Obstructed defaecation: what is the role of rehabilitation? [J]. Colorectal Disease, 2012, 14(4): 474-479.

[82] BOVE A, PUCCIANI F, BELLINI M, et al. Consensus statement AIGO/ SICCR: diagnosis and treatment of chronic constipation and obstructed defecation (part I: diagnosis)[J]. World Journal of Gastroenterology, 2012, 18(14): 1555-1564.

[83] PETICCA L, PESCATORI M. Outlet obstruction due to anismus and rectal hyposensation: effect of biofeedback training[J]. Colorectal Disease, 2002, 4 (1): 67.

[84] MATZEL K E. Invited comment[M]//Santoro GA, Di Falco G, editors. Benign anorectaldisease: diagnosis with endoanal and endorectal ultrasound and new treatment options. Milan: Springer, 2006:367-368.

[85] DEVROEDE G. Early life abuses in the past history of patients with gastrointestinal tract and pelvic floor dysfunctions[J]. 2000, 122: 131-155.

10

直肠阴道瘘修补术的并发症

Slawomir Marecik，Ariane M. Abcarian and Leela M. Prasad[①]

王 琛译 许 晨校[②]

尽管外科技术已有长足的发展，直肠阴道瘘(RVF)仍然是一个具有挑战性的外科问题。直肠阴道瘘(RVF)的女性患者遭受着严重的身体、社会和情感创伤[1]。此外，术后的并发症将导致患者承受更多痛苦。

有关直肠阴道瘘(RVF)的医学报道大多关注于成功的手术案例，而鲜有关于失败病例的所谓"负面研究"。而与直肠阴道瘘相关的，能够用于分析失败原因的教育材料就更少了。本章旨在讨论直肠阴道瘘修补术的特殊并发症。

评价一个外科医生的好坏不仅取决于他或她能在多大程度上通过手术解决问题，而且还取决于并发症出现时的处理水平。任何外科治疗引

① S. Marecik • L. M. Prasad：Division of Colon and Rectal Surgery，Advocate Lutheran General Hospital，1775 W. Dempster Ave，Park Ridge，IL 60068，USA；e-mail：Smarecik @hotmail. com(Leela M. Prasad 已故)

S. Marecik • L. M. Prasad：Division of Colon and Rectal Surgery，University of Illinois at Chicago，840 S. Wood St.，Suite 518E，Chicago，IL 60612，USA

A. M. Abcarian：Division of Colon and Rectal Surgery，John H. Stroger Hospital of Cook County，1600 W. Polk Street，Chicago，IL 60612，USA

© Springer International Publishing AG 2017：H. Abcarian et al. (eds.)，*Complications of Anorectal Surgery*，DOI 10. 1007/978-3-319-48406-8_10

② 王琛：上海中医药大学附属龙华医院主任医师

许晨：天津市人民医院副主任医师

起的并发症都可能导致纠纷[2]，而更多的原因是术前讨论（知情同意）过程中解释不充分，患者对潜在并发症缺乏足够的了解。本文所提供的信息旨在对这一重要内容有更多的了解。

10.1 解剖结构

掌握外科解剖学知识和术中正确识别解剖结构对于直肠阴道瘘修复术至关重要，这也正是手术成功和避免并发症的主要因素之一。

外科手术技术所追求的终极目标是清洁、精确、无血，以及基于解剖标志和组织平面的精细切除。此外，使用血供良好的健康组织进行重建，同时避免遗留死腔。

而在结直肠外科临床上，直肠阴道瘘并不常见[3]。不幸的是，这也导致受训者缺少接触直肠阴道瘘的机会，而在专科培训时，往往只有 2～3 次机会参与直肠阴道瘘的修补手术。事实上，受训者在这段时间内所见识的手术方法，往往只有 1～2 种。

由于手术区域的特点导致直肠阴道瘘的术中暴露和解剖位置易被血液模糊，从而导致术者出现定位错误。出血可能来源于血供极其丰富的阴道壁、阴道周围血管丛或直肠和肛管下端的痔血管丛。手术中组织游离可能因解剖标志的不清晰而再次被误导，原因可能是由于初次手术欠妥，或前期修补手术而致。因此，找到可靠的解剖层面非常重要。

外科医生应该熟悉截石位和俯卧位的会阴解剖结构。以下内容是对直肠阴道瘘修复过程中作为参考的重要解剖结构的回顾。

(1) 会阴体

会阴体，也被称为会阴中缝，是位于会阴中心的解剖位置，位于肛门括约肌复合体的前侧。它具有肌腱特征，因为它包括双侧肌肉的交叉，其中包括会阴浅横肌和深横肌、球海绵体肌和外括约肌复合体。会阴体将肛门与阴道口分隔开来。

(2) 括约肌复合体

括约肌复合体由两层管状肌肉组成。外层（即外括约肌）长而厚，来源于横纹肌（骨骼肌）。内层（即内括约肌）明显薄而短，由平滑肌组成。内外括约肌之间的长度差异形成了括约肌间沟，这是位于肛门边缘近端的一个重要的标志。内括约肌由同心排列的平滑肌构成。总的来说，内括约肌层的厚度约为 2～4 mm。在肛门直肠交界处，内括约肌移行为直肠壁的内环肌层。

肛管是由括约肌复合体形成的功能结构。它位于阴道口下部的后方，源于球海绵体肌和前庭大腺。女性肛管的平均长度为 2.5～3.5 cm，但是这个长度依赖于肌肉张力，故在局部或全身麻醉及深度镇静下肛管会明显缩短。隆起明显的内痔通常会覆盖肛管的上半部分，而肛管的下半部分则有表面光滑的黏膜覆盖。

（3）耻骨直肠肌

耻骨直肠肌是一个带状结构，形成了肛提肌的中间部分。它起于后侧耻骨，并向后延伸，呈吊带状环绕肛直肠相接处，它将肛管直肠连接处向前牵引而形成肛直角。它对肛门直肠连接处产生的压迫作用，在很大程度上增强了控便力。

（4）耻尾肌

耻尾肌是一种片状结构。它沿着肛提肌腱弓起于内侧闭孔筋膜的前半部分，然后从背部、中间和尾端向骶骨下端延伸。在中线上，纤维与来自对侧的纤维相互交织，形成肛尾缝的前侧部，紧贴于括约肌复合体后侧。前侧，部分纤维并没有聚集在一起，而是连接耻骨直肠肌，在盆底前部形成了一个开放的空间，即"提肌裂孔"。其后侧构成了肛门直肠连接处（直肠裂孔）。而前部则形成泌尿生殖系统结构（泌尿生殖系统裂孔）。增厚的盆腔内筋膜形成泌尿生殖隔（裂孔韧带），从而将泌尿生殖结构固定到肛提肌复合体上。

（5）肛提肌

在直肠阴道瘘修补术时，肛提肌作为术语，通常用来描述相互融合的耻骨直肠和耻骨尾骨肌（如前所述），直接承托着下段阴道和直肠的侧面。沿着无血供平面可以将脏器与肛提肌进行分离。

（6）会阴深横肌

会阴深横肌是一种片状肌肉结构，横行分布在耻骨下支之间。它位于括约肌复合体前方、提肌前下方、裂孔韧带正下方，覆盖泌尿生殖裂孔。其包含由圆形尿道括约肌包绕的前侧开口和阴道口。

（7）会阴浅横肌

会阴浅横肌是一个狭窄的带状成对肌肉结构，分布于两侧坐骨结节，并在会阴中央交叉。两块肌肉在括约肌复合体前面的中心相连接，成为了会阴体的一部分。这些肌肉与位于其正深部的会阴深横肌直接相连。

（8）球海绵体肌

球海绵体肌（也被称为球海绵体）是一对较薄的肌肉，覆盖于前庭球下外侧基底部之上。它起于会阴中心腱，被大阴唇的脂肪垫所覆盖，而这些脂肪垫可以在修复重建时用于填充。大阴唇脂肪垫的血供来源于会阴动脉的后支,其本身也是阴部内动脉的一个分支。血供从后外侧到达脂肪垫处。

(9) 直肠阴道隔

直肠阴道隔是将直肠腔与阴道腔分离的主要结构,它是通过阴道壁外膜的结缔组织将直肠前壁和阴道后壁融合而形成的。值得注意的是,肥胖者直肠肌和阴道壁之间可能存在一些直肠系膜脂肪。偶尔,也可以识别出清晰的直肠系膜筋膜(直肠前筋膜)。另一个重要的结构是阴道静脉丛在阴道壁周围以静脉窦的形式存在。主要位于两侧,但是也向阴道壁后方延伸。在分离直肠阴道隔时,任何持续性静脉出血都可能是上述静脉丛被破坏的结果。在阴道的下部,直肠阴道隔在由耻骨直肠肌和耻骨尾骨肌组成的肛提肌几乎垂直的方向之间延伸。此外,直肠和阴道都可以从肛提肌上游离出来,这样就可以充分暴露并有利于进行肛提肌修补。

10.2 与直肠阴道瘘修补术相关的常见并发症

与直肠阴道瘘修补术相关的常见并发症包括复发、出血、感染以及周围组织结构的损伤。这些都可以导致肠道相关的功能紊乱和泌尿生殖系统并发症,从而影响患者生活质量。此外,复杂的修补手术通常需要行粪便转流,因此还会导致更多的潜在并发症。而放疗又会增加直肠阴道瘘治疗的复杂程度。

10.2.1 复发

即使采取正规的直肠阴道瘘修补方法,当修补失败(复发/未愈)时会令医生惧怕和苦恼。复发可单独作为一个并发症,也可能是其他并发症的结果,例如出血和感染。报道显示术前较高的复发率会影响到手术的成功率。

直肠阴道瘘修补的成功与否受到多方面因素的影响。众所周知,直肠阴道瘘有不同类别,因为在阴道与直肠、肛管各个水平都可能相通。瘘管开口大小不同,意味着直肠阴道隔、括约肌复合体、会阴体和盆底肌群组织可能存在缺损。残留的炎症反应和前期放疗的副作用可能导致残余组织的质量改变。管道粗且组织条件较差的瘘管属于复杂性直肠阴道瘘,其预后往往较差[4]。文献显示,反复多次行直肠阴道瘘修补者预后多不佳[4-6]。为此,医生对患者既往直肠阴道瘘修补术的手术回顾和常见直肠阴道瘘术式的了解是至关重要的。

　　由于直肠阴道瘘的患者遭受着病痛的折磨,尽管他们急切希望尽快解决这个问题,但是治疗仍应以保守为主。换言之,首先需选择创伤最小的方法,其次再考虑创伤较大的手术。手术时机也非常重要,结合保守治疗的原则,为了使局部组织达到最佳修复能力需等待足够长时间。最后,记住即使采用正确的手术想要来减少复发率并不是一项简单的任务。这些不仅需要医生经验积累,更需要时间的积淀。事实上,由于直肠阴道瘘的发病率较低,许多医生只能从自身失败的经历中获取经验。

　　大多数直肠阴道瘘患者最初表现为原发感染灶不同程度的炎症反应,很少具备即时手术修补的良好组织条件。因此,在尝试进行修补术前应控制局部的感染灶[7]。尽管可采用麻醉下探查、外科清创、去除所有不可吸收缝线,再以挂线进行引流的方法(图 10.1),但短期的抗生素使用更有利于治疗[8]。因此,推荐 8～10 周后再行修补手术。尽管外科学丛书中很少提到麻醉下探查这个方法,但是它有利于后期修复手术方案(模拟日后可能采用的手术)。基于麻醉下探查的结果,医生可以决定在最终修补术之前是否需要进行多学科联合诊治,例如邀请整形外科医生参与复杂的组织重建。

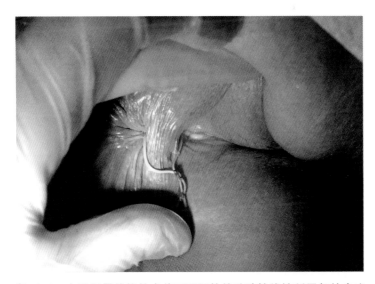

图 10.1　在进行最终修补术前可用细软的硅胶挂线控制局部的炎症

　　降低失败的概率就必须遵循创面愈合的原则。糖尿病患者需要控制他们的血糖,由于大多数修补手术都是择期进行的,因此在术前一段时间需密切监测患者的血糖和糖化血红蛋白水平。尽管对于糖尿病患者而言可能很难达到正常血糖值,但是维持围手术期血糖水平至关重要。因此,建议术前血糖控制在 1 400~2 000 mg/L(7.8~11.1 mmol/L)范围,快速血糖应在1 400 mg/L(7.8 mmol/L)以下,随机血糖应控制在 1 800 mg/L(10 mmol/L)以下[9]。

吸烟会通过多种机制影响创面愈合,其中包括血管收缩导致局部血流灌注减少,解剖组织的相对缺血、抑制炎症反应、杀菌机制受损和胶原代谢改变等[10]。吸烟因素在采用组织瓣进行重建手术时显得尤其重要[11-12]。在某些情况下,为了保证最佳愈合条件,可通过测量患者体液中的可替宁水平来监测患者戒烟的效果。若遇到不配合的患者则应延缓她们的手术时机。

有时患者的瘘管存在支管或直肠处还有第二个内口,病情就更为复杂。尤其进行再次手术和瘘管复发时,术者应警惕这种可能性。必要时可在麻醉下进行实时经直肠腔内超声检查或术前完善磁共振检查[13-14]。

瘘管复发也可能受其它因素影响,包括血肿、感染、周围组织条件差、炎症,异物[包括吻合钉(图 10.2)、补片和不可吸收的缝线、肛瘘栓]、炎症性肠病(IBD)、恶性肿瘤、放射性脉管炎、闭塞性动脉内膜炎、缺血、死腔、排便梗阻综合征或使用激素。因此,在直肠阴道瘘的外科治疗中,会有诸多影响因素。这也可以解释直肠阴道瘘为什么在行多次手术修补后仍然难以痊愈,尤其手术次数越多,成功率却越低[4]。

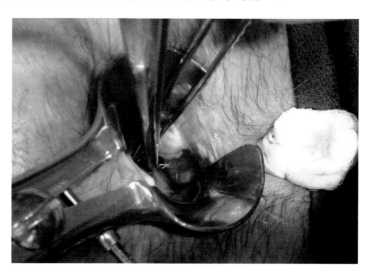

图 10.2　吻合钉残留(异物)是导致第二次直肠推移瓣修复 PPH
(脱垂性痔术式)引起的直肠阴道瘘手术失败的原因

克罗恩病患者由于炎症的透壁性,常会导致瘘管的发生。肛门直肠区域是最常见的瘘管形成部位,而邻近的阴道后壁的病变则会形成直肠阴道瘘。这些瘘管常伴严重的炎症反应和狭窄,导致术后复发[7]。患者反复多次手术的情形并不少见,例如切开引流、挂线引流、肛瘘栓、生物胶和皮瓣修复术,但通常都会失败。事实上,由于这些令人沮丧的结果,许多患者放弃治疗而选择带瘘生存。同样,医生考虑到克罗恩病直肠阴道瘘患者的直肠黏膜炎症状态,他们更倾向先行转移性造口,再进行经肛手术治疗[15]。

通过生物制剂的治疗,例如阿达木单抗(Humira,AbbVie)和英夫利昔单抗(Remicade,Janssen Biotech),可以减轻炎症反应,并有助于部分瘘管的闭合。然而通过磁共振影像学支持的瘘管远期愈合情况却尚不明确。在克罗恩病的 ACCENT 二期临床试验中,Sands 和他的同事研究了25 位(18%)直肠阴道瘘的患者[16]。接受英夫利昔单抗静脉滴注治疗的患者中,在第 10 周和第 14 周,分别有 60% 和 44.8% 的瘘管闭合。此外,与安慰剂组的瘘管闭合平均维持时间(33 周)相比,使用英夫利昔 5 mg/kg 静脉滴患者瘘管的闭合维持时间更长(46 周)。所有患者均未采取手术治疗。

粪便转流虽然有利于减轻炎症反应和感染,但尚未证明可促进直肠阴道瘘闭合[17]。然而粪便转流的好处之一就是可以改善患者的生活质量,且利于患者接受最终采取的直结肠切除术。Scott 和他的同事报道,38 例非直肠阴道瘘的肛周克罗恩病患者中,有 13 例需要进行造口或直肠切除术;而 29 例患有克罗恩病直肠阴道瘘患者中,有 18 例最终行造口或直肠切除术。上述结果具有统计学差异[18]。

癌症患者也可能发展形成直肠阴道瘘。宫颈癌患者行短程放射治疗以及直肠癌患者行外源性放射治疗均可导致直肠阴道瘘发生。直肠前壁肿瘤侵犯阴道时,由于辐射导致组织坏死有时会引起直肠阴道瘘。同样,低位直肠阴道瘘可见于进展期肛管癌行放化疗的患者。如果直肠阴道瘘是宫颈癌治疗后所致,必须进行麻醉下探查,并在瘘管阴道及直肠侧分别行活检排除残留组织恶变的可能。如果排除了肿瘤可能,则可以尝试采取超低位前切除(VLAR)和低位结直肠或结肠肛管吻合术,可以将大网膜填补于阴道和结直肠吻合处之间[19]。

10.2.2 出血

出血是几乎任何外科手术都可能出现的并发症。涉及肛门直肠、直肠阴道隔和阴道壁的手术本身就存在较高的出血风险。其主要原因是阴道壁血供丰富、阴道周围静脉丛（主要是侧方并延伸至后方）的血管增多，直肠周围主要血管丛，尤其是下段的痔静脉丛较丰富。其中最重要的是直接相通的直肠和阴道静脉丛[20]。

尽管术中出血可导致大量失血，但很少发生危及生命的情况。在直肠阴道瘘修补术中出血可导致解剖标志模糊以及因采用电凝止血而导致的组织热损伤。如果术中组织游离切除的方向偏离了正确的、无血管（或血管较少）的平面，那么术中出血的风险就会增加。当既往手术破坏了局部解剖结构或情况特殊时（如严重的直肠前突伴随直肠阴道隔变薄），患者术中出血发生的风险更高。在这种情况下，建议使用精准缝扎止血，而不要使用大功率电凝来处理阴道静脉丛的持续出血。同时，也不建议使用金属夹来控制手术区域的出血，应尽量避免在可能感染的区域内遗留异物。持续的术中出血同样会对手术者团队产生心理影响，降低了士气，营造一种紧张的氛围，进而引起治疗上失误。避免出血或止血的最好方法是充分暴露手术区域，使用自固定拉钩，并沿着无血管的解剖平面进行手术操作。

大多数外科医生习惯于在切开组织前先局部注射混有肾上腺素的局麻药物，这样不仅可以防止术中出血，也能减轻术后疼痛。这一方法已使用了数十年，但需要注意的是，这样会导致组织间隙变形，或因针尖损伤血管导致血肿。在这种情况下，组织不仅会因水肿而发生改变，而且血肿还会引起感染。基于作者的个人经验，这种注射方法仅适用于无法评估手术视野是否存在血管丰富的情况。相反地，一旦组织切除后，含或不含肾上腺素的局麻药物通常可用于镇痛。

血肿通常在术后形成，并经常发生在出血较多的手术区域。它们可以是动脉性的（阴道或直肠壁、肛提肌），也可以是静脉性的（阴道周围静脉丛）。当起源于痔静脉丛时，也可以是动、静脉混合性的。切开后的直肠阴道隔有可能存在潜在腔隙，其更易发生血肿。便秘或腹泻患者因运动或用力擤便会增加腹腔和盆腔压力，从而引起血肿。在行括约肌成形术过程中，很可能会出现括约肌缝合张力过高的情况，这可能导致术后出现排便梗阻以及排便努挣时盆腔压力异常升高。这类情况也可能出现在由其他原因或括约肌张力过高引起排便障碍症状的患者身上。纤维膨胀剂疗法有助于改善患者的排空，因此推荐患者在行修补术后使用。

出血可发生于术后早期，这种情形应为手术操作的失误所致。若术后随即出现从肛管或阴道排出的新鲜血液或血块（术后 24 小时内），要求立即返回手术室，进行麻醉下探查，并止血处理。术后数日发生的迟发性出血通常是由轻度感染或缝合线断裂引起的,也意味着直肠阴道瘘修补术的早期失败。患者必须被送到手术室行麻醉下探查,然而此时行再修复手术往往会失败,最好的方法是先清创清洁创面使其开放,为二期愈合创造有利环境。再次修补术最好推迟 3～4 个月后行。

10.2.3　化脓

化脓是直肠阴道瘘修补术失败的主要原因。如果患者会阴部出现少量分泌物,则应行伤口清洁,提供低渣饮食,并短期使用抗生素,以期能够防止感染和脓肿形成[21]。然而,如果出现明显的脓性分泌物或红、肿、痛,甚至发热的时候,就应立即返回手术室行麻醉下探查,进行脓肿切开、清创和感染区域引流,而不要尝试同期进行修补术。

腹泻型肠易激综合征患者持续的粪便污染是导致化脓的主要原因。部分医生主张在直肠阴道瘘修补术后控便 3～5 天。这可能会导致数日后患者排便干硬难解。目前尚不清楚患者近端转移性造口后行直肠阴道瘘修补术仍出现感染的原因,但可以肯定地说,粪便转流并不是预防直肠阴道瘘术后伤口感染的最佳方法[22]。

直肠阴道瘘修补术后因感染或脓肿部位形成的死腔可使脓液隐匿积存数天(图 10.3)。因此,必须在手术时消除所有死腔。如果做不到的话,那么阴道侧的修补后创面可予以局部开放,起到引流作用,防止在修补好的直肠和阴道壁之间产生液体积聚。同样,如果术后感染或脓肿需要手术引流,则应敞开阴道侧,以确保充分的引流。

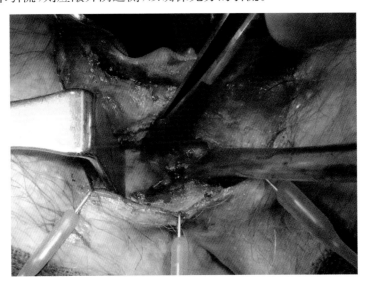

图 10.3　经会阴入路术后残留的较大死腔

要重视到直肠阴道瘘修补术后因稀便导致手术失败的风险。患有严重便秘或重度肠憩室的患者，很难达到彻底的肠道准备条件。这可导致肠道稀便积存过多。在这种情况下，建议正式修补手术前先进行结肠镜检查，以便吸除肠腔内液体物质。如果做不到的话，则应重新安排手术时间。有时，因为术后局部化脓可引起末端直肠的炎症反应而导致腹泻，这可能预兆着修补失败。

近期，Alverdy 等人研究结肠微生物群对低位直肠修补术失败的影响[23]。最初他们的研究对象是直肠癌切除采用低位和超低位吻合患者，但也适用于直肠阴道瘘修补术的患者。早期研究结果表明，特定种类的肠道菌群有更强的破坏力。正因为如此，除了机械肠道准备外，还要予以口服抗生素杀灭肠道细菌，有助于预防瘘管修补失败[24]。

10.2.4　胃肠道并发症

术后早期便秘通常与饮食饮水减少、使用阿片类镇痛药和患者对排便的恐惧感有关。要解决术后便秘必须要充分告知患者，增加口入液体量，并给予粪便软化剂和非阿片类止痛药。如果患者术后数天仍未排便，特别有明显的迹象表明粪便嵌塞、盆腔压力增加、排尿困难或时有便意但每次只排出少量稀便时，则应行局部探查，去除粪便嵌塞并进行灌肠。如果在解决粪便嵌塞过程中发现修补的直肠阴道瘘部分或全部开裂，则必须充分暴露并行保守治疗，而不是企图进行同期修补。如果创面需要彻底开放，应去除所有异物，包括缝合线、肛瘘栓、补片和吻合钉。

直肠阴道瘘修补术后的大便失禁情况与患者术前的控便能力密切相关。术前的肛管腔内超声、肛门直肠测压和阴部神经末梢运动潜伏期检测可以给术者提供详细信息，从而在与患者及其家属进行术前谈话时告知更充分。这一点非常重要，因为在美国，术后大便失禁是肛肠疾病最常见的纠纷原因[25]。

如果患者的直肠阴道瘘是由分娩产伤所致，术前检查若发现有神经源性的损伤（阴部神经潜伏期延长），即使进行了完美的手术修补，患者仍可出现持续性大便失禁[26]。另外，如果患者经直肠腔内超声发现合并有内、外括约肌明显的损伤，则是否同时进行或择期行括约肌修补，也应在术前谈话和知情同意时充分告知。

术后早期腹泻可能与术前肠道准备不彻底、肠易激综合征（腹泻型）、艰难梭菌结肠炎发病率上升以及瘘管修补失败的早期症状有关。在行修补术前排应除潜在的克罗恩病和放射性腹泻的可能。

10.2.5 泌尿生殖系统并发症

肛门直肠部位手术后发生尿潴留,尤其是在腰麻或硬膜外麻醉下行痔切除术和复杂的修补术后是非常常见的,其发生率可高达10%[27]。在复杂的直肠阴道瘘修补术后,如果发生尿潴留,可以导尿并留置24~48小时。如果患者在拔除导管后仍无法排尿,最好重新插入导尿管,让患者带回家并留置4~5天。拔除导管前每日口服Flomax®(0.4 mg)可避免再次导尿的风险。这亦适用于那些需要在急诊再次导尿的患者,因为再次导尿会增加尿路感染的风险,更糟的是,这也可能导致修补失败。合理使用麻醉性镇痛剂也很重要,因为此类药物会导致尿潴留[28]。一旦发生尿路感染,根据临床操作指南,需进行尿液培养和药敏试验以明确使用何种敏感抗生素。

在直肠阴道瘘修补术后,应告知患者在6~12周内不要进行性生活。性交困难并不少见,但通常随着时间的推移而好转。然而,对于那些年轻的、性生活活跃的女性来说,这是特别令人苦恼的,因为她们在行大范围组织修补如肛提肌成形术时可导致阴道口狭窄[29]。但一般无须行物理治疗和阴道扩张。

术者应劝告患者,今后阴道分娩可能对修补术有一定影响,并会导致再次修补术失败。这使患者能够在知情的情况下,决定是否将直肠阴道瘘修补推迟至阴道分娩后再进行,特别是当患者的症状非常轻微时。相反,她也可以选择进行直肠阴道瘘修补术,并采用选择性剖宫产分娩。这些信息和建议应该以书面形式提供给患者和她的产科医生,以防止今后可能出现的过失性纠纷索赔。

10.3 特殊修补术及其相关的并发症

10.3.1 经肛门入路的术式

(1) 直肠推移瓣

直肠推移瓣(RAF)是一种相对简单,成功率高的术式。虽然成功率有所差异,但大部分报道可达80%[7,30-33]。尽管它属于主流手术,但是在一些外科教材中,对该术式有许多改良。根据作者的经验,术中需充分游离一段血供良好的全层肠壁来覆盖修复后的瘘管缺损区。该术式可用于修复直肠中、下段的瘘管,但用于直肠阴道瘘修补最适合。在这种情况下,在瘘管的远端行推移瓣的游离。最初游离时,推移瓣只涉及肛管皮肤,向上至肛直环水平游离推移瓣厚度逐渐增加直至肠壁全层。要注意的是,内、外括约肌可用于瘘管的修复,但不应包含在推移瓣内。通常修复手术分为两个层面闭合(肌肉层和肛管肠壁层),阴道处的瘘口可开放引流。采用该方法进行修复时需要更多的肌肉参与填充。与直肠部位推移瓣的宽度相比,肛管内括约肌表面游离的皮瓣相对较窄(约 1～1.5 cm),应在狭窄处与内括约肌分离,并制作一个较厚的推移瓣来覆盖裸露的肌肉。

直肠推移瓣的主要并发症之一是推移瓣的缺血坏死,导致瘘管复发。避免这个问题需要遵循推移瓣原则,即底部的宽度必须是顶部的 2 倍。事实上,推移瓣的底部(直肠处)广泛延伸在肛提肌处(直肠下端靠近肛提肌的前外侧)。此外,因需要游离的直肠前壁,故患者俯卧位更适合手术。一些外科医生认为含黏膜下层的推移瓣或部分肌层的推移瓣足以进行重建修复,但全肌层的推移瓣血供好,因此被认为效果更好。有的出于麻醉和止血目的,提前局部注射含肾上腺素的溶液,可导致推移瓣血管收缩,引起灌注不足,尽管发生率低但也是有可能的。吸烟也被证实会影响直肠黏膜的血供[12,34]。

直肠推移瓣的另一个并发症是推移瓣的回缩。通常,从周围组织进行分离时,大部分组织有回缩的趋势。因此,推移瓣如果没有完全固定好就会回缩。故推移瓣固定时应避免远端缝合张力过高。为了达到这一目的,推移瓣近端边缘缝合时,要保证肠壁侧的缝针数大于皮瓣侧的。这将利于推移皮瓣固定更牢且减少远端缝合处的张力。缝线断裂也会导致皮瓣回缩。为了避免这种情况,推荐使用可吸收缝线(如薇乔线),至少用 3-0 号针和 2-0 号线。如果可能,阴道壁的折叠可用于缩短皮瓣基底部和括约肌之间的距离,可促使皮瓣的延长[35]以承受缝线顶部不必要的张力。肛门狭窄较为罕见,仅出现于一些修复失败的病例中。

直肠推移瓣术后大便失禁通常程度较轻,如果发生,可能与手术本身有关,尤其当大部分内括约肌被切除并游离成为推移瓣的一部分时(如前所述,这并不推荐)才会发生。直肠推移瓣突出肛外造成外翻,患者就会出现渗液。对于外翻症状明显的患者,最好在直肠阴道瘘修复完全愈合后,再等 4～6 个月,手术切除外翻的部分,创面可以敞开引流或用肛管皮肤瓣闭合[36-38]。幸运的是,成功修复直肠推移瓣后,失禁是非常罕见的并发症[39]。对于已经出现括约功能缺损的患者,保留内括约肌是维持肛门自制功能的关键。

直肠推移瓣术中出血一般较少,若无恰当处理,导致轻度渗血,可引起患者不安。为了更好暴露手术区域而反复调整 Lone Star® 拉钩的固定夹钩位置(如果使用了)会引起肛管皮肤或痔血管丛出血,而模糊了深部手术区域。简单的缝合结扎止血比电凝更有效。此外,沿黏膜下平面在内括约肌表面游离时,可引起内痔血管丛出血。还是应避免过度使用电凝以防止对内括约肌的损伤。通常情况下,在肛周组织注射含利多卡因/肾上腺素溶液是有效的。从血管较少的直肠阴道隔区域向阴道后壁组织游离时,可能由于伤及阴道周围静脉丛而引起出血。认识到这个错误很重要。再次提醒,局部缝扎止血可以比电凝止血更好地减少对阴道壁的伤害。

术中游离血供丰富的组织时,残留死腔就可能形成血肿。包括 RAF 修复手术。游离的组织量应与拟推移的组织瓣大小相当,且尽量减少残留死腔。基于作者本身经验,在将阴道侧修补后可将松弛的阴道壁在缺损的闭合过程中常规折叠,就像经阴道行直肠前突修补时可将直肠前侧壁折叠一样,起到加强修复的效果[35]。从而使皮瓣被推移向远端,而死腔则被最小化。

由于腹泻或便秘引起的盆腔压力升高导致的出血也会形成血肿。因此,预防术后便秘应用大便软化剂,而不是强泻剂。腹泻则可以用膨胀剂(纤维素)或动力抑制剂(例如盐酸洛哌丁胺)来控制。

(2) 直肠袖套式推移

直肠袖套式推移一般很少用于直肠阴道瘘的修补手术,主要用于一些特殊疾病或肛直环瘢痕明显者;多见于克罗恩病患者[40]。术中从齿状线处开始游离组织,尽量保留括约肌,并在直肠系膜周围间隙进行,保证远端直肠能充分游离。阴道侧瘘口先闭合,将直肠拖拉向下推移[41]。切除肛门直肠段病灶后,用手工缝合法行结肠肛门吻合。

直肠袖套式推移通常须行保护转流性造口。主要并发症与直肠癌的直肠拖出式修补类似。包括吻合口裂开、推移瓣回缩、盆腔脓肿和吻合口狭窄。有部分研究报道显示,直肠阴道瘘的复发率较低[40,42]。在某些情况下,尽管直肠修补术最初是裂开的,只要阴道创口仍然闭合,瘘管也会愈合。在这些情况下,保守治疗也可以使直肠处创口二次愈合[43-44]。对这一技术的改良式也有描述。与大多数结肠肛门拖出式手术一样,本术式也可能发生一定程度的失禁。

(3) 经阴道推移瓣

经阴道推移瓣(VAF)是一种相对简单的手术,其手术原则与经直肠推移瓣手术相似[15,45-46]。值得注意的是,这在结直肠外科很少使用,因为大多数直肠外科医生都认为首次皮瓣修复应优先在瘘管高压侧(肛门直肠)进行。然而,如果患者有潜在疾病,如克罗恩病,且病变涉及肛门直肠患者应行转流性造口。与 RAF 类似，修复另一侧（这里指肛门直肠）可予以敞开引流，待二次愈合，只要对患者行造口即可。

VAF 也可以与 Martius 皮瓣联合应用，即用球海绵体肌和大阴唇脂肪垫进行移植填充（本章后面将介绍）[45,47-49]。

经阴道推移皮瓣相关的并发症与 RAF 相似，因为该手术与后者呈镜像相似。值得关注的是，阴道周围静脉丛主要集中在阴道两侧，并在阴道壁后方延伸。正因为如此，在阴道皮瓣侧方游离过程中更易出血。

由于肛门直肠疾病频发，预计 VAF 的复发率将高于 RAF 的复发率。如果阴道瘘在 VAF 术后持续存在，患者阴道侧可能不止一个开口（分支瘘管），这是因为在游离皮瓣过程中损伤了阴道壁。

（4）皮肤推移瓣

Del Pino 和 Nelson 在 1996 年报道了皮肤推移瓣（DAF）治疗肛瘘（包括肛门阴道瘘）[50-51]。当患者直肠阴道瘘位置较低且会阴体的皮肤和皮下组织较丰满时可采用此术式治疗[52]。术中包括切除肛管处内口，建立一个近端的小的肛门皮瓣（lip），将括约肌缺损处闭合，把含有皮肤、远端肛门真皮和皮下组织的推移瓣拉入肛管。随后，用间断缝合将皮瓣固定在目标部位（开口处）。

此手术的并发症与前述皮瓣术式相似，同样应遵循保留血供的原则。而且同肛门成形术相关的并发症类似。患者是否适合行 DAF 治疗需进行可行性评估，如既往外阴切开术所致的瘢痕及既往会阴切开修补治疗引起的血管损伤。若患者的会阴体较短（肛门与阴道口的距离）且体形瘦弱就不适合采用这种重建术，除非在会阴体两侧有较多的软组织（此时肥胖可作为一个有利因素）。与肛门狭窄采用推移瓣手术治疗类似，由感染导致皮瓣失败的风险并不低。为了减少感染和缝线裂开，皮瓣修补处的伤口可敞开以期愈合。

（5）瘘管切除分层缝合术

对于一些特定的患者，可考虑采用瘘管切除联合分层缝合术治疗。因为肛门阴道瘘比直肠阴道瘘具备更多可供重建的组织，所以肛门阴道瘘的成功率相对更高些。针对这些情况，瘘管上皮切除后，分别缝合括约肌和肛管皮肤。一旦复发，造成的瘘管可能比术前更明显。

对于较高位的直肠阴道瘘的患者，由于直肠侧和阴道侧两条相对应缝合线的存在，复发的风险较高。因此，一些人主张可在修补时可填入生物补片[53]。这种方法的潜在并发症主要是补片的感染、液化、异物反应和补片的排出。

（6）肛瘘栓修补术

采用生物材料所制的肛瘘栓主要用于腺源性肛瘘治疗。然而，它逐渐地被用来治疗肛门阴道瘘，并取得了一定成功[54]。肛瘘栓通常用于治疗肛门阴道瘘，但高位直肠阴道瘘由于缺乏支撑组织和瘘道过短，因此肛瘘栓不适合高位 RVF 的治疗。为了解决这个问题，出现了改良的肛瘘栓，它由一个扁平的可固定部分（按钮状/圆盘状）和一个尾巴组成[55]。近年来，肛瘘栓由于成功率低而不受欢迎[56]。

肛瘘栓的成功率很低，但普遍认为肛瘘栓治疗是安全的。这一观点并不完全正确。将肛瘘栓硬插入一个细的瘘管管道内不可避免地会扩大内口。一旦失败，肛瘘栓就会被挤出，形成严重的感染（脓肿），导致更多的组织破坏和造成更大的瘘管。

（7）纤维蛋白胶

Hjortrup 和他的同事最初报道了纤维蛋白胶治疗肛瘘，但在治疗直肠阴道瘘方面只取得了极少的成功[57-59]。从逻辑上来说，这种方法很难治愈肛门阴道瘘，也不可能治愈真正的直肠阴道瘘。如果试图用它治疗肛门阴道瘘，建议先关闭内口，以防止生物胶流入肛管。理论上，可通过行近端造口来降低肛门直肠区的高压来提高治疗成功率，尽管这还没有被深入研究。

纤维蛋白胶相关的并发症较为罕见，滞留的纤维蛋白胶材料可能形成感染并再发展为脓肿，从而又导致直肠阴道隔进一步被破坏。

10.3.2 经会阴入路的术式

（1）括约肌间瘘管结扎

括约肌间瘘管结扎或称为 LIFT 手术，是 2007 年由泰国医生 Rojanasakul 发明，作为治疗肛瘘的一种手术方式，它也可以用于肛门阴道瘘和部分低位直肠阴道瘘的治疗[60]。

其操作相对简单，只要沿着解剖平面游离少量组织即可。包括在会阴体处或在临近括约肌间沟处做横行切口。随后，在无血管的括约肌间平面中继续分离至瘘管的水平。然后将瘘道结扎，切开，再缝合切口。

由于分离组织量少且操作是在无血管平面中进行，因此，LIFT 手术的并发症较少见。主要并发症是复发（所有肛门直肠瘘总体成功率约为 74%），通常表现为轻度会阴感染[61]。在这种情况下，会阴体就会形成一种"T"形瘘管（图 10.4），或者较好的情况下形成括约肌间会阴瘘。

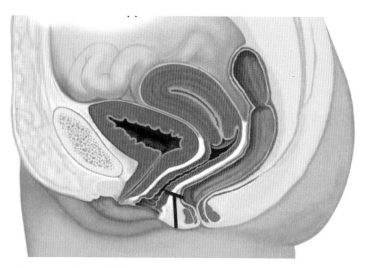

图 10.4　直肠阴道瘘经会阴修复失败后形成复杂性"T"形会阴瘘

（2）括约肌成形瘘管修复术（伴和不伴肛提肌成形术）

括约肌成形术最适合治疗肛门阴道瘘伴括约肌缺损引起大便失禁的患者。其手术目的是重建肛门括约肌环并在修复瘘管过程中提供局部足量的组织以保证有效的修补。此外，会阴体重建可以改善性功能并降低尿路感染的概率，这一优势却容易被临床忽视。

括约肌成形术最好采用重叠缝合的方式[62]，这需要横断前侧括约肌并保留瘢痕组织。除非修补失败，一般不建议去除瘢痕组织，因为理论上其有利于保护括约肌环。另一方面，当横断薄弱的瘢痕组织，直接进入会阴体或直肠阴道隔深部，实施括约肌成形术和瘘管修复术常常会变得更为简单实用。偶尔，括约肌成形术采用将一侧游离断端的肌肉置于对侧修复肛门直肠，这样为括约肌成形术提供坚实的组织条件。此外，对部分患者来说，联合提肛成形术可加强括约肌修复的效果[63]。

括约肌成形同时行瘘管修复术的并发症较少见。可能与瘘管修复本身及括约肌成形术有关。这些修复手术成功率相对较高（65%～100%），但失败的病例确有发生[4-5,64]。为了提高成功率，一些报道建议在括约肌成形术同时行直肠推移瓣[65]。在某些情况下，肛门直肠处的瘘口可采用小皮瓣或单纯清除瘘管边缘组织来关闭。如果肛门直肠侧瘘口较大，且瘘口边缘血供较少，闭合瘘口可能会比较困难。那么确保这部分组织修复效果的最好方法是用可吸收缝线将它们与深部健康组织缝合固定。类似于 LIFT 手术，复发可表现为会阴体的"T"形瘘管或形成前侧会阴部肛瘘。

会阴部修复手术的"黄金原则"是要遵循组织切除的最小化,因为只有这样可以防止括约肌神经损伤或遗留死腔而导致感染及复发。因此,当阴道瘘口被关闭后,许多医生将阴道侧伤口开放或会阴部创面部分开放引流,若修复失败时,会阴处开放性伤口可使阴道直肠瘘转变成为会阴部肛瘘。为了防止阻断肛管组织的血供,最好不要游离内括约肌(从肛管处游分开),而应沿着括约间沟进行外括约肌的游离,从而保持内括约肌仍附着于肛管上。

括约肌成形术中的出血通常来源于阴道侧方和后方,可采用可吸收缝线精准缝扎止血,这比过度电凝止血要好,因为电凝止血不可避免会导致较多组织损伤。从阴道侧面切开外括约肌时,这种出血情况最易出现。

括约肌成形术后感染很少见。术前肠道准备、术前规范使用抗生素、术中止血技术、避免残留死腔、反复用水冲洗清除坏死组织、防止组织干燥、手术部位的充分引流,上述提到的方法都可预防和减少感染。只要没有异物残留,口服抗生素即可有效控制感染。如果采用的缝线较粗则吸收时间较长,为了加快恢复需要将缝线拆除。

在某些情况下,如果括约肌成形术中肌肉缝合过紧,可能导致术后狭窄,造成术后排便障碍及直肠压力异常升高,而这些因素均可造成瘘管修复失败。

会阴伤口的浅层裂开比较常见,这就是为什么建议会阴部伤口部分开放引流。皮瓣的厚度和血供以及术区既往的手术瘢痕均可能导致部分的皮肤坏死。相反,只要使用可利用的肌肉碎片进行括约肌折叠修复,术后局部开裂非常少见。在大多数情况下是在部分瘢痕的肌肉组织进行缝合,当缝合肌层时,应该注意避免缝合过紧而导致阻断血供。

为了加强修复效果,可在括约肌成形术时行肛提肌成形术[64,66-67]。用2或3股牢固的缝线将耻骨直肠肌和耻骨尾骨肌缝合在一起,这可能会导致暂时深部盆腔的疼痛和偶发尿潴留。应该指出的是并非所有患者都适合行肛提肌成形术。例如,那些肛管较长而且肛提肌强壮的患者比肛提肌较薄、松弛且柔软的患者操作更为困难。应根据患者个体情况决定是否行肛提肌成形术。另外,肌肉成形张力过大会导致明显的疼痛。肛提肌成形术也可能导致肌肉撕裂、会阴部出血及暂时性的性交困难[29,68]。

(3) 会阴直肠切开术

由 Hull 及其同事普及的会阴直肠切开术是将直肠阴道瘘远端到瘘管之间的全部会阴组织完全切开[32,69],会阴直肠切开术将完整内外括约肌复合体、肛管、会阴体、部分阴道和直肠壁切开。实际上,从会阴中心到瘘管水平造成可控的Ⅳ度会阴撕裂伤。术中切除瘘管后按解剖层面缝闭所有相应的结构[70]。

一些来自高等机构的小样本研究报道,会阴直肠切开术成功率较高[32,71-72]。但应该注意一点,尽管最初的成功率高,但远期失禁率还没被研究报道。这种情况类似于因分娩造成四度撕裂伤的女性几十年后大便失禁发生率逐渐增加[73]。由感染导致的修补处部分开裂可能会导致更大的直肠阴道瘘出现。同样,如果术后修补创面完全开裂会导致泄殖腔畸形。当会阴组织切开达瘘管水平后(实际上是会阴部瘘管切开术),应特别注意不要用自动牵开器过度牵拉阴道或直肠腔,这可避免直肠阴道隔近端被无意造成撕裂伤。

(4)经会阴体解剖学切开联合分层缝合术

通常直肠阴道瘘或肛管阴道瘘患者有1～2次失败的经肛修补手术史,则可以采用经会阴体解剖学修复术[74]。也就意味着这是一种更高水平的复杂手术。产生于阴道侧(例如会阴切开术)和直肠侧(之前的推移瓣手术)的瘢痕,增加了阻断血运的风险(肛膜、括约肌),也可阻断了神经支配导致的肌肉萎缩。远期也可新出现大便失禁。

经会阴解剖学修复术后,周围瘢痕和肌肉的萎缩、周围组织都固定于中央会阴体的因素,均可以导致较大的死腔(图10.4)。而肥胖患者或骨盆底肌肉组织发达的患者残腔通常更深。这种情况有时会形成积液与感染,并可导致复发和形成会阴部"T"形瘘管。通常,行肛提肌重建可减少遗留残腔,肛提肌重建不仅可以增强修复效果,更有利于控便。一旦发生会阴部感染化脓,常常会持续一段时间,直到脓腔变小变浅才会好转。使用生物补片可以提高经会阴修复的成功率。然而,一旦感染,补片就是化脓的根源,必须将其移除或等它完全液化后才能愈合[53]。

(5)经会阴股薄肌填植修复

经会阴股薄肌瓣填植修复术通常在其他相对简单的手术修复失败后可考虑使用[75]。手术包括以下步骤:经会阴解剖学直肠阴道隔分离,闭合肛门直肠和阴道缺损,以及获取神经血供丰富的股薄肌。然后,游离的股薄肌穿过皮下隧道并固定于直肠阴道隔内,用血供良好的组织将直肠和阴道间缺损进行填充。通常在直肠阴道隔腔内放置引流条,然后将会阴部创面缝合。

带蒂组织瓣植入手术的并发症不仅与经会阴游离直肠阴道隔相关,而且与肌肉瓣的游离和移植有关(如前所述)。此外,这类复杂的修复都是在近端造口保护下实施的,因此,也应考虑到造口相关的并发症。据报道,股薄肌填植的成功率为53%～92%[22,75-77]。

游离股薄肌手术通常采取截石位,沿股薄肌的走向做一长切口,或者在股薄肌近端和远端各作一个单独的小切口。股薄肌能否存活取决于近端的固有神经血管蒂,因此在股薄肌游离后穿过皮下隧道时不能扭转。股薄肌的穿支血管也是需要充分游离的。为了减少腿部伤口的感染,操作时应该使用另一套单独的手术器械和铺巾。

Carr 等人报道了该手术有不到 10% 的患者住院期间游离股薄肌部位发生并发症[78]。包括局部伤口问题(如疼痛、感染、出血)和 1 例短期坐骨神经麻痹。大约一半的病例出现长期的供体部位不适(如瘙痒、皮肤色素变化、肌肉的丰度和敏感度变化),这些都与瘢痕有关。其他并发症包括刺痛和感觉减退。有 26% 的患者报道存在功能障碍,15% 的患者表现为短期无力且平均持续时间为 6 个月,6% 的患者无力症状持续存在,甚至妨碍他们跑步、行走或参加体育运动。另一个可能的并发症是股薄肌从其直肠阴道间填植部位回缩,并导致瘘管复发。

会阴伤口感染可导致会阴部的感觉减退。如果股薄肌缺血时在手术过程中颜色会变黑,这时应该提醒手术者,应中止手术并检查肌肉。隐匿性术后组织缺血表现为疼痛、肿胀、红肿和伤口分泌物,最终会导致股薄肌坏死和伤口破裂。这时就需要股薄肌切除。股薄肌植入失败后可能需要数周至数月才能恢复。报道显示 57% 的患者发生性交疼痛,部分原因就是会阴部瘢痕的形成[79]。

(6) Martius 瓣(大阴唇脂肪垫移植)

Martius 瓣技术采用大阴唇脂肪垫和球海绵体肌填植,其血供来源于阴部动脉阴唇后分支,它同时也是阴部内动脉的一个分支[47-49,80-82]。血供从外侧到达脂肪垫。经会阴或经阴道都可以进行 Martius 瓣填植。Martius 瓣的并发症与直肠推移瓣或阴道推移瓣的并发症相似[80]。皮瓣发生缺血主要因为其单一的血供,而血管蒂的扭转也会引起缺血。缝合创面深部的脂肪瓣组织发生缺血就会坏死而导致局部化脓。其他并发症包括皮瓣原位的开裂、大阴唇瘢痕形成和性交困难。Pitel 等人经过 35个月随访发现,使用 Martius 皮瓣治疗克罗恩病合并直肠阴道瘘的成功率可达 50%[83]。

(7) 吲哚菁绿

使用吲哚菁绿(ICG)实时评估组织血供情况在结直肠、血管和重建手术中越来越受欢迎[84]。虽然不一定需要用此方法判定直肠阴道修补术中皮瓣情况,对于那些复杂病例,当血供是否良好不确定时,请不要忘记这项新兴的技术。

(8) 补片植入

补片植入是将生物补片(例如猪肠黏膜下层)经直肠阴道隔植入游离

的阴道和直肠间[85-86]。放置的补片必须放得平整，不能打褶或隆起，并用可吸收线缝合固定。为了使补片能与周围创面愈合且避免并发症，必须保证好的血供和手术区域的干燥。目前研究报道中患者样本较少，其真正的成功率尚不明确[87]。据报道 1 年短期随访成功率为 71%～80%，但缺乏长期数据[53]。补片植入的并发症主要包括补片材料的外露和感染。补片缺失可导致直肠阴道瘘复发（未愈），但没有关于对肛门控便功能影响的报道。然而，它可能会造成反复感染，继而导致更多括约肌的损伤。

10.3.3　经腹入路的术式

（1）Bricker 手术

Bricker 手术是由 Bricker 和 Johnston 在 1979 年提出用于治疗放疗引起的高位直肠阴道瘘的一种创新手术[88]。如今，由于超低位结肠肛门拖出手术的技术进步，临床已经很少运用了。Bricker 术式包括游离切断乙状结肠并将其近端作为表层填补组织覆盖修补直肠阴道瘘的直肠侧瘘口，然后将结肠与乙状结肠吻合，通向阴道的侧开口保持开放状态[89]。该术式的并发症主要与手工缝合表层填补组织和乙状结肠吻合的难度有关。

（2）结肠肛门拖出吻合术

随着全直肠系膜切除技术的进步，结肠肛门拖出吻合术已经取代了Bricker 手术[90]。当今，首选的手术是低位前切除联合超低位结直肠或结肠肛管吻合并做转流性回肠造口术。这些病例可以采用微创的术式完成。阴道侧开口清创后旷置开放引流或用网膜填植于阴道和结肠直肠吻合处之间（如果可能的话）[91]。采用端侧吻合、结肠肛管储袋或结肠直肠吻合的血供均优于端-端吻合的方式[92-93]。超低位的结直肠或结肠肛管吻合的并发症会在其他章中讨论。

（3）网膜填植

网膜的良好血供使其成为诸多手术中的理想填植组织。无论血供来源于左或右胃网膜的动脉，活动度良好的网膜移植瓣都可以被用于骨盆填植[91]。直肠阴道隔完全切开后（直肠切除术），网膜被放植入骨盆以覆盖瘘管进行修复。此术式失败的主要因素有网膜延伸范围、张力、网膜缺血和盆腔深部感染[91]。

（4）粪便转流

通常在直肠阴道修补数多次失败后采用临时结肠造口或回肠造口。目前尚不清楚粪便转流是否有助于直肠阴道瘘愈合，但是它确实可以为腹泻型的肠易激综合征患者转流粪便[22]。直肠阴道瘘修补术后 3 个月可进行内镜和影像学检查,确定彻底愈合后才能将造口回纳。直肠阴道瘘伴大便失禁患者及某些严重的克罗恩病患者最终会选择永久性造口,对于部分特殊的患者这种方法不应被视为治疗的失败,对他们来说可能是最佳选择。同时还要考虑到回肠造口或结肠造口伴随的相关并发症。

10.4　总结

直肠阴道瘘对患者和医生都是令人沮丧的难题。根据各种各样的病因和不同的治疗需要,存在大量的临床方案[6,94]。每种治疗方式都有其潜在的并发症。因此,即使一个经验丰富的外科医生也会将直肠阴道瘘患者转诊到那些拥有大量临床经验和良好疗效的医疗中心,这种情况并非罕见。这不代表医生水平低下,相反,这应是令人钦佩和负责任的表现,体现出他们正确的判断力。治疗直肠阴道瘘的医生需要熟悉许多不同的术式,以便为每位患者选择发病率低的个体化术式。

参考文献:

[1] NG'ANG'A N. A nurse's journey to treat obstetric fistulae in Niger[J]. AWHONN Lifelines,2006,10(5):410-417.

[2] HOEXTER B,LABOW S B,MOSESON M D. Transanal rectovaginal fistula repair[J]. Diseases of the Colon & Rectum,1985,28(8):572-575.

[3] ADLER A J,RONSMANS C,CALVERT C,et al. Estimating the prevalence of obstetric fistula: a systematic review and meta-analysis[J]. BMC Pregnancy and Childbirth,2013,13(1):1-14.

[4] HALVERSON A L,HULL T L,FAZIO V W,et al. Repair of recurrent rectovaginal fistulas[J]. Surgery,2001,130(4):753-758.[LinkOut]

[5] LOWRY A C,THORSON A G,ROTHENBERGER D A,et al. Repair of simple rectovaginal fistulas[J]. Diseases of the Colon Rectum,1988,31(9):676-678.

[6] MACRAE H M,MCLEOD R S,COHEN Z,et al. Treatment of rectovaginal fistulas that has failed previous repair attempts[J]. Diseases of the Colon & Rectum,1995,38(9):921-925.

[7] SONODA T,TRACY HULL M D. Outcomes of primary repair of anorectal and rectovaginal fistulas using the endorectal advancement flap[J]. Diseases of the Colon & Rectum,2002,45(12):1622-1628.

[8] OAKLEY S H, BROWN H W, YURTERI-KAPLAN L, et al. Practice patterns regarding management of rectovaginal fistulae: a multicenter review from the Fellows' Pelvic Research Network[J]. Female Pelvic Medicine & Reconstructive Surgery, 1900, 21(3): 123-128.

[9] BUCHLEITNER A M, MARTÍNEZ-ALONSO M, HERNÁNDEZ M, et al. Perioperative glycaemic control for diabetic patients undergoing surgery[J]. The Cochrane Database of Systematic Reviews, 2012(9): CD007315.

[10] SORENSEN L T. Wound healing and infection in surgery: the pathophysiological impact of smoking, smoking cessation, and nicotine replacement therapy: a systematic review[J]. Annals of Surgery, 2012, 255(6): 1069-1079.

[11] MOLLER A M, VILLEBRO N, PEDERSEN T, et al. Effect of preoperative smoking intervention on postoperative complications: a randomised clinical trial [J]. The Lancet, 2002, 359(9301): 114-117.

[12] ZIMMERMAN D D E, DELEMARRE J B V M, GOSSELINK M P, et al. Smoking affects the outcome of transanal mucosal advancement flap repair of trans-sphincteric fistulas [J]. British Journal of Surgery, 2003, 90(3): 351-354.

[13] YIN H Q, WANG C, PENG X, et al. Clinical value of endoluminal ultrasonography in the diagnosis of rectovaginal fistula[J]. BMC Medical Imaging, 2016, 16(1): 1-6.

[14] SOFIC A, BESLIC S, SEHOVIC N, et al. MRI in evaluation of perianal fistulae[J]. Radiol Oncol, 2010, 44(4): 220-227.

[15] BAUER J J, SHER M E, JAFFIN H, et al. Transvaginal approach for repair of recto vaginal fistulae complicating crohn's disease[J]. Annals of Surgery, 1991, 213(2): 151-158.

[16] SANDS B E, BLANK M A, PATEL K, et al. Long-term treatment of rectovaginal fistulas in Crohn's disease: Response to infliximab in the ACCENT Ⅱ Study [J]. Clinical Gastroenterology and Hepatology, 2004, 2(10): 912-920.

[17] HANNAWAY C D, HULL T L. Current considerations in the management of rectovaginal fistula from Crohn's disease[J]. Colorectal Disease, 2008, 10(8): 747-755.

[18] SCOTT N A, NAIR A, HUGHES L E. Anovaginal and rectovaginal fistula in patients with Crohn's disease[J]. British Journal of Surgery, 1992, 79(12): 1379-1380.

[19] SCHLOERICKE E, HOFFMANN M, ZIMMERMANN M, et al. Transperineal omentum flap for the anatomic reconstruction of the rectovaginal space in the therapy of rectovaginal fistulas[J]. Colorectal Disease, 2012, 14(5): 604-610.

[20] MCHUGH P P, JEON H, GEDALY R, et al. Vaginal varices with massive

hemorrhage in a patient with nonalcoholic steatohepatitis and portal hypertension: Successful treatment with liver transplantation [J]. Liver Transplantation, 2008, 14(10): 1538-1540.

[21] RUMINJO J K, FRAJZYNGIER V, BASHIR ABDULLAHI M, et al. Clinical procedures and practices used in the perioperative treatment of female genital fistula during a prospective cohort study[J]. BMC Pregnancy and Childbirth, 2014, 14(1): 1-13.

[22] PINTO R A, PETERSON T V, SHAWKI S, et al. Are there predictors of outcome following rectovaginal fistula repair? [J]. Diseases of the Colon & Rectum, 2010, 53(9): 1240-1247. [LinkOut]

[23] SHOGAN B D, SMITH D P, CHRISTLEY S, et al. Intestinal anastomotic injury alters spatially defined microbiome composition and function [J]. Microbiome, 2014, 2(1): 1-10.

[24] MOROWITZ M J, BABROWSKI T, CARLISLE E M, et al. The human microbiome and surgical disease [J]. Annals of Surgery, 2011, 253 (6): 1094-1101.

[25] KERN K A. Medical malpractice involving colon and rectal disease: a 20-year review of United States civil court litigation[J]. Diseases of the Colon & Rectum, 1993, 36(6): 531-539.

[26] LAWSON J. Rectovaginal fistulae following difficult labour[J]. Proceedings of the Royal Society of Medicine, 1972, 65(3): 283-286.

[27] PRASAD M L, ABCARIAN H. Urinary retention following operations for benign anorectal diseases[J]. Diseases of the Colon & Rectum, 1978, 21(7): 490-492.

[28] VERHAMME K M C, STURKENBOOM M C J M, STRICKER B H C, et al. Drug-induced urinary retention: incidence, management and prevention[J]. Drug Safety, 2008, 31(5): 373-388.

[29] MIKLOS J R, KOHLI N, MOORE R. Levatorplasty release and reconstruction of rectovaginal septum using allogenic dermal graft [J]. International Urogynecology Journal, 2002, 13(1): 44-46.

[30] ROTHENBERGER D A, CHRISTENSON C E, BALCOS E G, et al. Endorectal advancement flap for treatment of simple rectovaginal fistula[J]. Diseases of the Colon & Rectum, 1982, 25(4): 297-300.

[31] WATSON S J, PHILLIPS R K S. Non-inflammatory rectovaginal fistula[J]. British Journal of Surgery, 1995, 82(12): 1641-1643.

[32] HULL T L, EL-GAZZAZ G, GURLAND B, et al. Surgeons should not hesitate to perform episioproctotomy for rectovaginal fistula secondary to cryptoglandular or obstetrical origin[J]. Diseases of the Colon and Rectum,

2011，54（1）：54-59.

[33] DE PARADES V，DAHMANI Z，BLANCHARD P，et al. Endorectal advancement flap with muscular plication：a modified technique for rectovaginal fistula repair[J]. Colorectal Disease，2011，13（8）：921-925.

[34] ZIMMERMAN D D E，GOSSELINK M P，MITALAS L E，et al. Smoking impairs rectal mucosal bloodflow：a pilot study：possible implications for transanal advancement flap repair[J]. Diseases of the Colon & Rectum，2005，48（6）：1228-1232.

[35] MARECIK S. Repair of a Recurrent Traumatic Rectovaginal Fistul[J]. ACS Video Library Cine-Med，2015（ACS-3956）.

[36] PEARL R K，HOOKS V H III，ABCARIAN H，et al. Island flap anoplasty for the treatment of anal stricture and mucosal ectropion[J]. Diseases of the Colon & Rectum，1990，33（7）：581-583.

[37] PIDALA M J，SLEZAK F A，PORTER J A. Island flap anoplasty for anal canal stenosis and mucosal ectropion[J]. The American Surgeon，1994，60（3）：194-196.

[38] ANGELCHIK P D，HARMS B A，STARLING J R. Repair of anal stricture and mucosal ectropion with Y-V or pedicle flap anoplasty[J]. The American Journal of Surgery，1993，166（1）：55-59.

[39] ORTÍZ H，MARZO J. Endorectal flap advancement repair and fistulectomy for high trans-sphincteric and suprasphincteric fistulas [J]. British Journal of Surgery，2000，87（12）：1680-1683.

[40] SIMMANG C L，LACEY S W，HUBER P J. Rectal sleeve advancement：repair of rectovaginal fistula associated with anorectal stricture in Crohn's disease[J]. Diseases of the Colon and Rectum，1998，41（6）：787-789.

[41] BERMAN I R. Sleeve advancement anorectoplasty for complicated anorectal/vaginal fistula[J]. Diseases of the Colon & Rectum，1991，34（11）：1032-1037.

[42] HULL T L，FAZIO V W. Surgical approaches to low anovaginal fistula in Crohn's disease[J]. The American Journal of Surgery，1997，173（2）：95-98.

[43] VERONIKIS D K，NICHOLS D H，SPINO C. The Noble-Mengert-Fish operation：Revisited：a composite approach for persistent rectovaginal fistulas and complex perineal defects [J]. American Journal of Obstetrics and Gynecology，1998，179（6）：1411-1417.

[44] MENGERT W F，FISH S A. Anterior rectal wall advancement：technic for repair of complete perineal laceration and recto-vaginal fistula[J]. Obstetrics and Gynecology，1955，5（3）：262-267.

[45] NOSTI P A，STAHL T J，SOKOL A I. Surgical repair of rectovaginal fistulas in patients with Crohn's disease [J]. European Journal of Obstetrics &

Gynecology and Reproductive Biology, 2013, 171(1): 166-170.

[46] SHER M E, BAUER J J, GELERNT I. Surgical repair of rectovaginal fistulas in patients with Crohn's disease: Transvaginal approach[J]. Diseases of the Colon & Rectum, 1991, 34(8): 641-648.

[47] KIN C, GURLAND B, ZUTSHI MI, et al. Martius flap repair for complex rectovaginal fistula[J]. Pol Przegl Chir, 2012,84 (11): 601-604.

[48] KNIERY K, JOHNSON E K, STEELE S R. How I do it: martius flap for rectovaginal fistulas[J]. Journal of Gastrointestinal Surgery, 2015, 19(3): 570-574.

[49] KNIERY K R, JOHNSON E K, STEELE S R. Martius flap for repair of recurrent rectovaginal fistulas[J]. Diseases of the Colon and Rectum, 2015, 58 (12): 1210.

[50] DEL PINO A, NELSON R L, PEARL R K, et al. Island flap anoplasty for treatment of transsphincteric fistula-in-ano [J]. Diseases of the Colon & Rectum, 1996, 39(2): 224-226.

[51] NELSON R L, CINTRON J, ABCARIAN H. Dermal island-flap anoplasty for transsphincteric fistula-in-ano[J]. Diseases of the Colon & Rectum, 2000, 43 (5): 681-684.

[52] DRAGANIC B, SOLOMON M J. Island flap perineoplasty for coverage of perineal skin defects after repair of cloacal deformity[J]. ANZ Journal of Surgery, 2001, 71(8): 487-490.

[53] ELLIS C N. Outcomes after repair of rectovaginal fistulas using bioprosthetics [J]. Diseases of the Colon & Rectum, 2008, 51(7): 1084-1088.

[54] O'CONNOR L, CHAMPAGNE B J, FERGUSON M A, et al. Efficacy of anal fistula plug in closure of Crohn's anorectal fistulas[J]. Diseases of the Colon & Rectum, 2006, 49(10): 1569-1573.

[55] RATTO C, LITTA F, PARELLO A, et al. Gore Bio-A? Fistula Plug: a new sphincter-sparing procedure for complex anal fistula[J]. Colorectal Disease, 2012, 14(5): e264-e269.

[56] EL-GAZZAZ G, ZUTSHI M, HULL T. A retrospective review of chronic anal fistulae treated by anal fistulae plug[J]. Colorectal Disease, 2010, 12(5): 442-447.

[57] HJORTRUP A, MOESGAARD F, KJÆRGÅRD J. Fibrin adhesive in the treatment of perineal fistulas[J]. Diseases of the Colon & Rectum, 1991, 34 (9): 752-754.

[58] VENKATESH K S, RAMANUJAM P. Fibrin glue application in the treatment of recurrent anorectal fistulas[J]. Diseases of the Colon & Rectum, 1999, 42 (9): 1136-1139.

［59］ABEL M E，CHIU Y S Y，RUSSELL T R，et al. Autologous fibrin glue in the treatment of rectovaginal and complex fistulas［J］. Diseases of the Colon & Rectum，1993，36(5)：447-449.

［60］ROJANASAKUL A. LIFT procedure：a simplified technique for fistula-in-ano［J］. Techniques in Coloproctology，2009，13(3)：237-240.

［61］BASTAWROUS A，HAWKINS M，KRATZ R，et al. Results from a novel modification to the ligation intersphincteric fistula tract［J］. The American Journal of Surgery，2015，209(5)：793-798.

［62］FANG D T，NIVATVONGS S，VERMEULEN F D，et al. Overlapping sphincteroplasty for acquired anal incontinence［J］. Diseases of the Colon & Rectum，1984，27(11)：720-722.

［63］MILLER R，ORROM W J，CORNES H，et al. Anterior sphincter plication and levatorplasty in the treatment of faecal incontinence［J］. British Journal of Surgery，1989，76(10)：1058-1060.

［64］TSANG C B S，MADOFF R D，WONG W D，et al. Anal sphincter integrity and function influences outcome in rectovaginal fistula repair［J］. Diseases of the Colon & Rectum，1998，41(9)：1141-1146.

［65］KHANDUJA K S，PADMANABHAN A，KERNER B A，et al. Reconstruction of rectovaginal fistula with sphincter disruption by combining rectal mucosal advancement flap and anal sphincteroplasty［J］. Diseases of the Colon & Rectum，1999，42(11)：1432-1437.

［66］CORMAN M L. Anal incontinence following obstetrical injury［J］. Diseases of the Colon and Rectum，1985，28(2)：86-89.

［67］RUSSELL T R，GALLAGHER D M. Low rectovaginal fistulas：Approach and treatment［J］. The American Journal of Surgery，1977，134(1)：13-18.

［68］MELICH G，PAI A.，KWAK M，et al. Transverse incision transvaginal rectocele repair combined with levatorplasty and biological graft insertion：technical details and case series outcomes［J］. Techniques in Coloproctology，2016，20(1)：51-57.

［69］HULL T L，BARTUS C，BAST J，et al. Success of episioproctotomy for cloaca and rectovaginal fistula［J］. Diseases of the Colon & Rectum，2007，50(1)：97-101.

［70］TANCER M L，LASSER D，ROSENBLUM N. Rectovaginal fistula or perineal and anal sphincter disruption，or both，after vaginal delivery［J］. Surgery，Gynecology & Obstetrics，1990，171(1)：43-46.

［71］MAZIER W P，SENAGORE A J，SCHIESEL E C. Operative repair of anovaginal and rectovaginal fistulas［J］. Diseases of the Colon & Rectum，1995，38(1)：4-6.

［72］PEPE F. Low rectovaginalfistulas［J］. Aust N Z J Obstet Gynaecol，1987，27
（1）：61-63.

［73］GUISE J M，MORRIS C，OSTERWEIL P，et al. Incidence of fecal incontinence
after childbirth［J］. Obstetrics & Gynecology，2007，109（2，Part 1）：281-288.

［74］GÖTTGENS K W A，HEEMSKERK J，GEMERT W，et al. Rectovaginal
fistula：a new technique and preliminary results using collagen matrix biomesh
［J］. Techniques in Coloproctology，2014，18（9）：817-823.

［75］WEXNER S D，RUIZ D E，GENUA J，et al. Gracilis muscle interposition for
the treatment of rectourethral，rectovaginal，and pouch-vaginal fistulas：results
in 53 patients［J］. Annals of Surgery，2008，248（1）：39-43.

［76］FÜRST A，SCHMIDBAUER C，SWOL-BEN J，et al. Gracilis transposition for
repair of recurrent anovaginal and rectovaginal fistulas in Crohn's disease［J］.
International Journal of Colorectal Disease，2008，23（4）：349-353.

［77］LEFÈVRE J H，BRETAGNOL F，MAGGIORI L，et al. Operative results and
quality of life after gracilis muscle transposition for recurrent rectovaginal fistula
［J］. Diseases of the Colon & Rectum，2009，52（7）：1290-1295.

［78］CARR M M，MANKTELOW R T，ZUKER R M. Gracilis donor site morbidity
［J］. Microsurgery，1995，16（9）：598-600.

［79］PAPADOPOULOS O，KONOFAOS P，GEORGIOU P，et al. Gracilis myocutaneous
flap：Evaluation of potential risk factors and long-term donor-site morbidity［J］.
Microsurgery，2011，31（6）：448-453.

［80］BORONOW R C. Repair of the radiation-induced vaginal fistula utilizing the
martius technique［J］. World Journal of Surgery，1986，10（2）：237-248.

［81］WHITE A J，BUCHSBAUM H J，BLYTHE J G，et al. Use of the
bulbocavernosus muscle（Martius procedure）for repair of radiation-induced
rectovaginal fistulas［J］. Obstetrics and Gynecology，1982，60（1）：114-118.

［82］MCNEVIN M S，LEE P Y H，BAX T W. Martius flap：an adjunct for repair of
complex，low rectovaginal fistula［J］. The American Journal of Surgery，2007，
193（5）：597-599.

［83］PITEL S，LEFEVRE J H，PARC Y，et al. Martius advancement flap for low
rectovaginal fistula：short-and long-term results［J］. Colorectal Disease，2011，
13（6）：e112-e115. DOI：10. 1111/j. 1463-1318. 2011. 02544. x.

［84］ATALLAH S B，ALBERT M R，DEBECHE-ADAMS T C，et al. Application
of laser-assisted indocyanine green fluorescent angiography for the assessment of
tissue perfusion of anodermal advancement flaps［J］. Diseases of the Colon and
Rectum，2013，56（6）：797.

［85］PYE PK，TUNDE DADA，GORDON DUTHIE，et al. Surgisistrade mark
mesh：a novel approach to repair of a recurrent rectovaginal fistula［J］. Dis

Colon Rectum, 2004, 47(9): 1554-1556.

[86] MOORE R D, MIKLOS J R, KOHLI N. Rectovaginal fistula repair using a porcine dermal graft[J]. Obstetrics & Gynecology, 2004, 104(Supplement): 1165-1167.

[87] SCHWANDNER O, FUERST A, KUNSTREICH K, et al. Innovative technique for the closure of rectovaginal fistula using Surgisis™ mesh [J]. Techniques in Coloproctology, 2009, 13(2): 135-140.

[88] BRICKER E M, JOHNSTON W D. Repair of postirradiation rectovaginal fistula and stricture[J]. Surgery, Gynecology & Obstetrics, 1979, 148(4): 499-506.

[89] STEICHEN F M, BARBER H K R, LOUBEAU J M, et al. Bricker-Johnston sigmoid colon graft for repair of postradiation rectovaginal fistula and stricture performed with mechanical sutures[J]. Diseases of the Colon & Rectum, 1992, 35(6): 599-603.

[90] THOMFORD N R, SMITH D E, WILSON W H. Pull-through operation for radiation-induced rectovaginal fistula[J]. Diseases of the Colon & Rectum, 1970, 13(6): 451-453.

[91] VAN DER HAGEN S J, SOETERS P B, BAETEN C G, et al. Laparoscopic fistula excision and omentoplasty for high rectovaginal fistulas: a prospective study of 40 patients[J]. International Journal of Colorectal Disease, 2011, 26(11): 1463-1467.

[92] RUBIN F O, DOUARD R, WIND P. The functional outcomes of coloanal and low colorectal anastomoses with reservoirs after low rectal cancer resections[J]. The American Surgeon, 2014, 80(12): 1222-1229.

[93] EBERLEIN T J. A randomized multicenter trial to compare long-term functional outcome, quality of life, and complications of surgical procedures for low rectal cancers[J]. Yearbook of Surgery, 2008, 2008: 367-368.

[94] TOZER P J, BALMFORTH D, KAYANI B, et al. Surgical management of rectovaginal fistula in a tertiary referral centre: many techniques are needed[J]. Colorectal Disease, 2013, 15(7): 871-877.

11

大便失禁

Christina Warner and Anders Mellgren[①]

崔 喆译 杜 鹏校[②]

　　排便是一种由肛门直肠感觉、肛门直肠反射、自主控便、认知意识及排便量等多种因素介导的复杂过程[1]。以上任意因素的破坏均可能会导致大便失禁(FI)。据估计,FI影响了7%~15%的美国老年人群,女性和老年人群患病率逐年增加[2]。由于继发于分娩损伤,女性较男性更容易发病。FI的风险因素包括高龄、女性、糖尿病、尿失禁、大便稀薄、虚弱及慢性疾病[3]。总的来说,FI的真实发病率可能因为患者羞于就诊或医务人员疏于筛查而被低估。FI患者需要承担巨大的心理、社会经济负担:被迫改变饮食习惯、不敢远离厕所、不敢出门、羞于身上的异味等原因常使FI患者的正常活动严重受限。

　　有许多用于评估FI严重程度和疾病影响的量表[4]。其中克利夫兰诊所大便失禁评分(CCFIS,表11.1)亦被称为Wexner评分,是评估术前

① C. Warner：Department of General Surgery，University of Illinois at Chicago，840 South Wood Street ♯578，Chicago，IL 60612，USA
A. Mellgren：Division of Colon and Rectal Surgery，Department of General Surgery，University of Illinois at Chicago，840 South Wood Street ♯578，Chicago，IL 60612，USA；
e-mail：AFMellgren@uic.edu；Anders.mellgren@icloud.com
© Springer International Publishing AG 2017：H. Abcarian et al.（eds.），*Complications of Anorectal Surgery*，DOI 10.1007/978-3-319-48406-8_11
② 崔喆：上海交通大学医学院附属仁济医院副主任医师
杜鹏：上海交通大学医学院附属新华医院主任医师

和术后结果最常用的严重程度量表。它根据患者症状的频率评分，从 0
到 20 分，0 为无大便失禁，20 为完全无意识类便失禁[5]。粪尿失禁生活
质量（FI-QOL）问卷是一个根据生活方式、应对方式、自我认知和抑郁、窘
迫四种因素对大便失禁影响的有效评分[6]。

表 11.1　克利夫兰诊所尿失禁评分（Wexner 评分）

失禁的类型	从来没有	很少	有时	经常	总是
固体	0	1	2	3	4
液体	0	1	2	3	4
气体	0	1	2	3	4
穿尿垫	0	1	2	3	4
生活方式的改变	0	1	2	3	4

从来没有 0；很少＜1 次/月；有时＜1 次/周，≥1 次/月；经常＜1 次/天，≥1/周；总是≥1 次/天。
评分范围 0（正常）～20（完全失禁）[5]。

11.1　大便失禁的病因及疾病评估

大便失禁的发病和病理生理机制可能是多因素的。它可能起病于肛
门括约肌或盆底肌无力（如分娩、手术、创伤）、神经变性（如阴部神经拉
伤、糖尿病）、盆底异常（如瘘管、直肠脱垂）、肛门直肠炎症（如炎症性肠
病、放射性直肠炎）、中枢神经系统疾病（如小脑血管意外、脊髓损伤、多发
性硬化）或肠道紊乱（如肠易激综合征、溢流性腹泻）[2]。FI 的治疗以详
细的病史采集和体格检查为指导，应该明确 FI 的发生频率、是部分失禁
（不能自主控制排气）还是完全失禁、大便性状（液体、固体、黏液）、是否合
并急迫症状。还要明确患者的饮食习惯、先天性异常史、分娩史、既往肛
门手术或低位肠吻合手术病史。

肛门体格检查应包括肛门的视诊、肛指检查和内镜检查。通常，检查
是要留意是否有内裤污染、肛裂、痔疮脱垂、手术瘢痕、会阴长度（缩短常
由于外括约肌缺陷）、肛门压力、可触及的缺损、针刺感、皮反射[7]。

有若干可用于评估大便失禁的辅助检查方法。肛内超声可以确定括
约肌（内外）损伤的部位和程度，盆底超声可以发现盆底和骨盆其他损伤
和异常，肛门直肠测压客观记录肛门静息压和收缩压、评估肛门直肠顺应
性和肛门直肠抑制反射。尽管阴部神经末梢运动潜伏期（PNTML）的应

用存在争议,但它可用来评估诸如阴部神经变性的可能性神经损伤。排粪造影可观察直肠的排便功能和记录功能异常,诸如直肠内套叠、直肠前突、肠疝等,可用荧光镜检查和 MRI 检查出上述异常。

11.2　大便失禁的保守治疗

　　彻底评估大便失禁症状后,FI 治疗一般从保守治疗开始:患者教育、改善大便性状、行为训练及盆底锻炼等[8]。饮食调整包括避免刺激食物(如咖啡、辛辣食物和酒精)、补充膳食纤维、服用止泻剂(如洛哌丁胺),这些主要用于腹泻相关的 FI。另一方面,泻药可用于粪便嵌塞相关的 FI。增加平滑肌压力(如苯肾上腺素、丙戊酸盐)的局部治疗也可用于治疗 FI 患者,局部治疗具有温和性,能有统计学意义地提高肠道控便功能。

　　行为训练包括定期上厕所和预防失禁训练,比如在弯腰、咳嗽、举重等腹内压增加动作之前做提肛训练。

　　盆底锻炼通常推荐强化盆底结构的肌肉训练,虽然对盆底训练的方法尚未达成共识,但患者可以通过学习这些方法来增加骨盆肌肉组织收缩和舒张的自我意识。生物反馈治疗是采用器械辅助的训练方法,使患者能够可视化地评估盆底强化训练特点和质量[7]。生物反馈治疗 FI 的有效率在不同的研究报道中有所不同,在 $40\%\sim100\%$ 之间[9]。Heymen 团队[9]开展的临床随机对照试验,试图确定生物反馈训练较一般盆底训练对 FI 的疗效。在这项研究中,治疗前,患者接受了有关骨盆底肌肉解剖和生理学的教育培训、肛门直肠测压结果的评估,以及纤维补充剂和抗腹泻药物的说明。经过 4 周保守治疗后,21%的患者症状得以适当缓解,FI 天数总体减少 41%;治疗 3 个月后,生物反馈训练组的症状缓解率为 67%,而一般盆底训练组的缓解率为 41%,且生物反馈组中患者 FI 天数更少(无统计学意义),失禁严重程度评分下降更多,力排时肛管压力和腹压一样都较低[10],这些结果维持至 12 个月的随访终点。保守和非手术治疗方案通常无风险,严重并发症未见报道。

11.3　肛门括约肌外科修复术

　　当保守和非手术不能获取满意的改善效果时,如患者合并有局部括约肌损伤,可考虑肛门括约肌修复手术。括约肌成形术通常需要修复肛门括约肌缺损而缺损部位常见于前部(产科损伤后)。手术一般采用肌肉重叠缝合技术,在平行于外括约肌外缘处作一个弧形切口(200°～240°弧),分离至下方的括约肌和瘢痕组织,直到找到括约肌损伤部位。括约肌断端用两排可吸收缝合线间断重叠缝合,缝合后肛门需允许一食指通过。过去,为了增加伤口一期愈合率并改善术后功能,往往在括约肌成形术后行同期粪便转流,但现在已很少使用。Hasegawa 等人的一项包含 27 例患者的随机对照研究[11]结果显示,同期粪便转流是不必要的,作者认为转流不但对伤口愈合或功能改善毫无益处,相反会徒增造口相关并发症的概率。目前,粪便转流仅在手术操作难度大、多次修复或者术后严重感染时被采用。

11.3.1　结果

多数文献采用患者满意度、级别评分(如 modified-Parks 失禁评分[12])、严重度评分(如 CCFIS)及生活质量评分(如 FI-QOL)等方法评估括约肌成形术对于 FI 的疗效,手术失败通常被定义为术后 FI 症状缺乏改善、需再次手术和/或患者不满。总体而言,括约肌成形术短期(小于 5 年)疗效处于优秀(无失禁)或良好(气体失禁,少量污迹或急迫)者约占 50%～80%[13-20],同样,由 CCFIS 评分结果显示短期内功能得以改善[21-22]。但是,长期疗效的研究表明该手术的有效性随时间的推移而下降(大于 5 年)[13,18-20,23]。

有几项研究报道了括约肌成形术后的疗效数据。Lamblin 等在一项回顾研究中发现[24],23 例患者总体 CCFIS 评分由术前的 12.7 降至术后的 7.5,总的来说,其中 17 名患者对治疗结果满意,有 3 人(13%)表示对疗效不满意,另 3 例(13%)患者出现早期复发。Maslekar 等人[14]和 Lehto 等人[23]开展的样本量大于 50 例患者的前瞻性观察研究发现手术疗效随随访时间延长而降低,例如,Maslekar 发现同一组患者术前 CCFIS 评分为 16 分,术后 12 个月随访时候 CCFIS 评分改善为 5 分,但在术后 84 个月随访增至 7 分,作者报道手术有效率为 80%。另一方面,Lehto 等人[23]报道一组患者术后短期疗效达到 67%,但在他们的长期随访中发现 FI 症状严重度恢复与术前相当。Barisic 等人[13]对一组包含 56 例术前 CCFIS 评分为 17.8 患者的前瞻性研究中,术后 3 个月症状显著改善,CCFIS 评分降低至 4,而 80 个月随访中 CCFIS 升至 6,如采用改良 Parks 分级评分考察疗效会发现,48%的患者取得了成功而有 42%的患者在最近的随访中出现了复发或持续的 FI 症状。最后,Oom 等人和 Bravo Gutierrez 等人进行了大样本(大于 120 例)10 年随访的回顾性研究。两项研究结果均显示大约 40％ 的患者表现出满意(优秀或良好的结果),而大约 60％ 的患者仍有 FI 症状或者需要再次手术处理症状。有趣的是,在结果满意的患者中有大约 60％ 的患者是因为与术前大便失禁症状对比,其主观感受有所改善。

肛门测压术并没有常规纳入对括约肌成形术的有效性评估体系,但在大多数包含有肛门测压的研究结果显示手术前后肛门静息压力无显著变化[17-18,25],也没有证实手术对于力排压或括约肌长度的显著变化[18,25],除了一项研究显示术后肛门力排压力和肛门括约肌长度增加[17]。有研究表明术前肛门测压和 PNTML 检测不能预测术后的成功[26]与否。

11.3.2　并发症

括约肌成形术后并发症的发生率难以统计确定,因在主要研究结果中鲜有提及。现有资料显示,总体短期术后并发症发生率在 5％～30％,最常见的并发症是伤口感染,其在不同的研究中被报道为 1％～20％。然而,在临床实践中,导致伤口敞开的表面感染相当普遍,这些感染通常无须进一步干预就能痊愈[24,27-28],但仍应告知患者这种风险,因为这将延长治疗时间。尽管伤口浅部感染率相当常见,由此导致伤口裂开,缝合括约肌的断裂发生率相当罕见。一些作者主张使用会阴引流以降低感染风险,但其益处未被证实[29]。

围手术期事件中,如深静脉血栓形成、肺栓塞和肠梗阻罕见[30]。其他报道的并发症包括术后血肿、延长会阴疼痛期、泌尿道感染和粪便嵌塞。偶尔有过一些不良功能事件报道[21],例如暂时性尿潴留[21,26,31]和粪便排泄障碍(需要长期使用泻药和栓剂)。另据报道,一些女性有性交困难的问题[32-35]。

11.4　骶神经刺激

1981 年,Tanago 和 Schmidt[36]报道了使用植入刺激器刺激骶神经根,从而改善尿失禁和非阻塞性尿潴留症状。同时观察到一些患者的肠症状得以改善,研究人员很快就开始评估这种影响。骶神经刺激(SNS)通常分两个阶段进行。首先用电极刺激第三骶神经(S3)并观察适当的神经肌肉反应(收缩的骨盆底和足底的大脚趾弯曲)[37];然后,将电极导线连接到外部刺激器。此后,患者将经历为期 2 周的测试刺激阶段。如大便失禁发作频率减少超过 50％ 即为治疗有效,患者就适合永久放置电极。

11.4.1　结果

SNS 的工作原理是电刺激骶神经根,它的确切机制仍不明确。研究表明,FI 可能通过改善结肠扩张运动,提高直肠敏感度以及脊髓或脊髓上行传入途径而得到改善[38]。SNS 疗法对多种类型的 FI 患者均有治疗作用,FI 症状在有或无括约肌损伤的患者、神经性大便失禁的患者、马尾综合征和低前切除综合征的患者中得到改善[39-41]。

根据 Tan 等人[42]进行的一项 Meta 分析,SNS 治疗能够使 FI 患者 CCFIS 评分的显著改变,FI-QOL 各子类评分显著增加。患者改善后 FI 症状减轻,治疗的有效率为 $55\% \sim 80\%$,其中约 $30\% \sim 40\%$患者 FI 的症状完全消失,而约 20%的患者疗效会在 5 年内减弱[43-51]。

11.4.2　并发症

SNS 总体不良事件的发生率为 $5\% \sim 33\%$,但严重并发症非常罕见[39,48,52-58]。疼痛是术后最常见的并发症。疼痛通常发生在植入部位,但也可以表现为肢体疼痛[46-47]。为区分疼痛是由骶神经刺激导致抑或源于植入设备,可以将设备关闭,症状消失表明骶神经刺激是疼痛的原因,此时可尝试调整刺激参数、减少刺激波宽或降低波幅。少数情况下,装置因为疼痛而被移除或重新安装[47]。

$8\% \sim 10\%$的患者可能发生伤口感染[46-47,58]。对设备或导线的感染,通常需要将导线和刺激物外植,并用抗生素治疗。感染痊愈 3 个月后患者再重新植入 SNS 设备,植入部位血肿的发生非常罕见。

SNS 手术可能会出现一些技术问题,单极测试引线移位的发生在镀锡引线电极中很少见[59]。神经刺激发生器是电池驱动的,如果用于慢性刺激,使用寿命大约为 $3 \sim 6$ 年[48]。

Dudding 及其团队很好地描述了设备故障的排查方法[60]。检查设备的阻抗对排除神经刺激故障提供有利线索,电阻大于 4 000 Ω 表示植入电极的断裂,小于 15 Ω 表明短路。一旦出现故障,最好采取外科手术替换有缺陷的部件,骶骨 X 线片通常无法为诊断提供帮助。有时,患者可能反应刺激感减少或消失,或需要调高刺激强度,如此时阻抗测量正常,往往提示电极位置不佳或者电极移位,此时需要更换电极。

Maeda 及其同事[45]在一项观察性研究中包含了 101 例 SNS 患者。该研究共报道了 94 名患者的 521 例可报道事件,其中最常见的报道事件是疗效丧失(193 例,37%)和疗效降低(141 例,27%)。总共有 422 个事件是需要重置刺激程序,例如改变刺激电极组合、刺激振幅、打开/关闭设备。本组中 8 例失访,20 例装置被移除(其中 8 例无效,6 例效差,其中 2 例伴有疼痛和不适,2 例感染,1例因其他疾病必须核磁共振扫描)。4名患者在设备植入后永久性关闭设备,是因为失效(2人)、效差(1人)、FI症状的自发改善(1人)。

11.5 磁性肛门括约肌

人造直肠括约肌和股薄肌成形术是一度被采用改善肛门括约肌功能的外科技术,目前人造括约肌已停用,而股薄肌代括约肌成形术在美国未获批准故较少使用,因此,对这两项技术将不再进行讨论。

磁性肛门括约肌增强术最近被FDA批准,可享受人道主义设备豁免程序,可用于其他外科干预失败或不适于外科手术的FI患者[61],美国的任何医疗机构都可以在审查委员会批准后实施磁性肛门括约肌增强手术[62]。FENIX™磁性括约肌增强控便系统(MSA)是一个由14～20个带有磁芯的钛珠相互连接而成的动态环形束带,可通过手术方法放置在肛门括约肌复合体周围。在休息时,束带保持肛门闭合,模拟肛门括约肌压力;排便时,通过Valsalva增加的直肠压力克服了珠子相互引力而使它们分开,从而打开肛管排出粪便,排便结束后束带自动缩回肛门关闭。

装置植入时,在会阴体前作一个小切口。沿直肠阴道间隔进行3～5 cm深度的解剖后,在肛管周围分离出用来植入装置的一个环状隧道,然后植入设备,会阴切口随后关闭。

11.5.1 结果

迄今为止,磁性肛门括约肌的临床研究有四项。两个都是单中心前瞻性观察研究[63-64],其中一个是前瞻性比较SNS研究[65],另一项是多中心可行性研究[61]。研究结果令人鼓舞,短期症状改善率≥50%,大约70%的患者的CCFIS和FI-QOL评分均有改善。

11.5.2 并发症

在仅有的四项研究中,共有67例患者植入MSA装置,相关的不良事件有26例。2例术中发生直肠穿孔而未置入设备,1例在接受直肠脱垂修复手术中装置被意外切断[63-64]。最常见的并发症是伤口感染(7例;15%)[61,63-64];其中4例感染伴有创面裂开并用抗生素来解决;2名患者由于形成脓肿或慢性感染使装置被取出;1例虽然感染用抗生素控制,但由于缺乏效果应患者要求装置被取出。一项研究中报道了5例会阴臀部充血肿胀并采用保守治疗解决[63],3例因排便用力过猛导致MSA装置断裂并自行排出[64-65],3例出现粪便嵌塞,灌肠后改善,3例出现直肠出血,后自行痊愈[61,65],2 例出现与装置有关的疼痛,通过药物解决[61]。

11.6 直肠前固定术

直肠内套叠和直肠外脱垂均与 FI 有关[66-68],且均与直肠排空困难有关。直肠内外脱垂可用直肠前固定术治疗,主要步骤包括在直肠前壁放置补片于直肠和阴道后壁之间,并将补片固定在骶骨。

11.6.1 结果

一项针对治疗明显直肠脱垂的直肠前固定术系统回顾研究中,结果表明 191 例术前大便失禁的发生率在 23%～93%之间[69],手术后 FI 症状显著改善(FI 发生率在 0～29%之间),这一改善对应的两项研究中的 CCFIS 评分也显著下降(其他四项研究没有报道术前/术后 CCFIS)[68,70]。

11.6.2 并发症

根据 Gouvas 等[69]的系统综述,直肠前固定术后直肠脱垂的复发率约为 2%～4%,总体并发症发生率为 8.9%,在回顾性研究中,盆腔脓肿、血肿、脏器穿透、补片移位、感染的发生率约为 3%,观察到腹腔镜切口感染或血肿(1%～6%)和切口疝(0～7%)。其他并发症包括泌尿功能障碍或尿路感染、慢性腹痛、肠梗阻和心肺并发症。

对 5 家机构进行直肠前固定术安全性的独立回顾性研究[71]的作者,报道了 2 203 例因直肠脱垂行直肠前固定术的研究结果[71],有关直肠前固定术最严重的不良事件为补片并发症,2%患者出现补片侵蚀且大多在手术后 36 个月内出现。对于此类并发症的处理从简单(51%去除缝合/暴露的补片)至困难(40%经腹腔镜下取出、结肠造口切除,或前路切除)。11%的患者出现非补片相关并发症(如切口疝、尿潴留或尿路感染、术后疼痛),其中术后疼痛最为常见。保守治疗是非补片相关并发症的主要处理方法。4 例因肛周疼痛需要阴部神经阻滞,4 例因肛裂需治疗,6 例因疼痛采取腹腔镜诊断。

11.7 阴道排便控制系统

阴道排便控制系统(Eclipse 系统)是美国食品药品监督管理局(FDA)2015 年批准的一项治疗大便失禁的非手术治疗方法。该系统由一个表面涂覆硅胶的不锈钢底座和一个可后向膨出的球囊组成,两者都有不同的尺寸规格。当设备被插入阴道后球囊充气向后压缩直肠从而改善大便失禁的症状[72]。在门诊即可放置,设备预置有 5 个压力选择,可供患者舒适佩戴,装置放气时即可排便,经期需每日清洗,平时则每周清洗一次。

11.7.1　结果

到目前为止,只有一个临床研究报道了阴道控便系统的结果[72]。入组患者在 2 周内均有大于等于 4 次 FI 发作,在总共 100 例适合置入装置的患者中,有 56 例患者接受治疗并 1 个月后随访,随访 1 个月时 86% 的患者治疗有效(FI 发作次数减少 50% 以上)。44 例随访 3 个月的患者中有 86% FI 发作次数减少了 50% 以上,72.7% 的患者 FI 发作次数相对于过去 2 周减少了 75% 以上。

11.7.2　并发症

在已发表的研究中没有与阴道排便控制系统相关的严重不良事件[72]。110 例适应该装置患者中有轻微并发症包括盆腔痉挛(15%)、尿失禁/尿急迫(10%)、阴道症状(9%)、盆腔疼痛(8%)和污染(7%)。在 1个月时,最常见的两种症状是盆腔痉挛(10%)和阴道症状(5%);3 个月时,唯一的不良主诉是盆腔痉挛(9%)和盆腔疼痛(3%)。

11.8　直肠吊带治疗

2014 年 Rosenblatt 等人首次应用 TOPAS 骨盆底修复系统[美国医疗系统公司(AMS),Minnetonka,MI]治疗大便失禁。该技术经无张力闭孔将一单纤维吊带置入肛门周围[73]。手术使用特制的弧形穿刺针将吊带从臀部的 2 个小切口置入直肠后方,然后吊带臂自直肠阴道侧方绕耻骨坐骨支自两侧闭孔穿出,随后轻轻向上方提拉吊带至合适的张力[73-74]。目前,TOPAS 系统还没有商业化。

11.8.1　结果

目前仅有两项关于 FI 直肠吊带治疗的研究。Rosenblatt 等人报道一组 29 名患者,FI 症状均大于 6 个月且至少经历了一次保守治疗失败,手术后患者平均 FI 次数的显著下降(14 天的时间 FI 平均次数自 6.9 次降至 3.5 次)[73],同时,Wexner 评分也从过去 24 个月内的平均 13.2 降至 9.9。总的来说,56% 的患者效果满意(FI 发作减少不低于 50%),

FIQoL 评分也显著改善,手术前后 PNTML 与肛门测压结果无显著性差异,包括组中 11 名术前成像(肛内超声或 MRI)证实有肛门括约肌缺陷的患者。

另一项针对 TOPAS 系统的单中心前瞻性观察研究中制定了更加严格的入组标准[74],换言之,入组患者至少经历了两种保守治疗方式失败并且 14 天内失禁发作次数大于等于 4 次。结果显示 69% 的患者 FI 发作次数至少减少了 50%,12 个月的随访表明 FI-QOL 评分结果较术前明显改善,Wexner 评分由术前的 13.9 降至 9.6。

11.8.2　并发症

在 Rosenblatt 研究中[73],有 22 例患者发生 68 例不良事件。最常见的是新发的尿失禁/尿急(9%),紧跟着是 FI 恶化(3%)和便秘(3%)。5 例患者出现严重不良反应事件;其中 4 例与手术无关,1 例是与术中体位相关的椎间盘突出,没有与设备相关的侵蚀或突出。

由 Mellgren 等人[74]完成的 FDA 二期临床研究中,有 66 名患者报道了 104 例发生的不良事件。最常见的不良反应包括疼痛(臀部、盆腔或腹股沟部)、感染。有 6 起严重的不良事件:盆腔器官脱垂复发或恶化需要手术修复(6 例),慢性阻塞性肺疾病加重(1 例),创伤后应激障碍加重(1 例),深静脉血栓形成(1 例),手术部位外的耐甲氧西林金黄色葡萄球菌感染(1 例)。

11.9　注射治疗

用注射填充剂来增加肛门括约肌复合体体积来治疗大便失禁始于 1993 年[75]。此后的研究曾推出了数种不同的可注射生物材料治疗 FI,但此后因缺乏长期疗效和安全性研究数据,故限制了其临床应用[76]。

2011 年,FDA 批准的第一个用于治疗大便失禁的填充剂是非动物来源的稳定透明质酸右旋异构体(NASHA™ Dx; Solesta®, Salix 制药, Raleigh, NC, USA)。透明质酸属于可生物降解物质,其右旋异构体骨架有利于胶原蛋白的生长。在括约肌复合体周围注射填充剂可增加肛管密闭性从而改善控便。正常情况下,只需在 4 个象限肛管黏膜下各注射 1 mL 即可(齿状线上 4 mm 范围)。

11.9.1　结果

有一些针对 NASHA™ Dx 治疗 FI 的有效性和安全性研究:一项为

期 24 个月的单中心前瞻性观察研究[77-78]，一项为期 24 个月的多中心观察性研究[79-80]，一项为期 6 个月的国际多中心、随机、双盲假对照试验（RCT）研究，一项为期 36 个月的多中心随访研究[81-83]。大多数研究的纳入和排除标准相似，RCT 则有更严格的登记标准。初始治疗"有效"被定义为 FI 发作次数减少 50% 以上。

所有研究结果都显示治疗后 FI 发作次数显著减少。单中心观察研究显示，入组的 34 名患者中有 33 人完成随访 24 个月，Miller 大便失禁严重程度评分中位数从 14 降到 10.5[84]，其中 20 例患者（59%）的治疗有效，但 SF - 36 生活质量评分无明显变化。

在一个多中心观察性研究中，Dodi 等人[79] 和 La Torre、De La Portilla[80] 的报道纳入了 115 名患者的数据。84 名患者完成了 24 个月的随访，其中 63% 的患者治疗有效，同时，CCFIS 评分有所改善（由 13.5 降至 8.9）且 FI-QOL 评分四个子类别均有显著改善。

RCT 研究对比了 NASH™ DX 与假性注射，为期 6 个月的研究结果显示 NASHA™Dx 治疗组的成功率高于假注射组。为期 36 个月的随访研究结果表明治疗后 FI 发作次数改善。

11.9.2　并发症

来自 3 个研究中组合的 283 例患者中鲜有与治疗相关的严重不良事件发生。最常见的严重不良事件包括感染（2 例直肠脓肿，1 例会阴脓肿，1 例直肠阴道间隔脓肿，1 例前列腺脓肿[79,81]）。其他不良事件包括 1 例同时出现直肠脱垂与直肠疼痛及直肠出血[79] 和 3 例直肠炎（伴有急迫性、腹泻和压痛）[77]。最常见的 NASHA™Dx 治疗后轻到中度不良事件为肛门疼痛（13%）。

11.10　Gatekeeper™ 括约肌强化

Gatekeeper™（THD SpA，Correggio，Italy）是一种由 HYEXPAN™（聚丙烯腈）材料制成的新颖植入性假体，该材料具有亲水性，在局部麻醉下将假体植入括约肌间隙。与人体组织接触后，假体从短而薄的圆柱假体（长 17 mm，直径 1.2 mm）变为长而厚（长 21 mm，直径 7 mm）的软假体。植入需要在超声和特殊的引导器械的辅助下完成[85-86]。

该技术在一开始需植入 4～6 个假体。2016 年，一种新型假体问世（SphinKeeper™，THD SpA，Correggio，意大利）。SphinKeeper™ 更大，使用

时需植入 10 个而不是 6 个假体[87]。

11.10.1　结果

有两项临床研究报道,一项为长达 3 年随访的单中心观察研究[85],另一项为随访 1 年的多中心、观察性研究[86]。结果均显示 FI 发作次数和 CCFIS 有改善。研究还显示治疗后平均功能性肛管长度和直肠感觉有改进趋势,但无统计学意义[85]。

11.10.2　并发症

在对 Gatekeeper™ 假体的多中心观察性研究中,发现有 3 个患者的假体移位,但并不影响疗效。但另一个 Gatekeeper™ 单病例研究发现假体植入 1 年后移位,并与 FI 症状复发有关。

其他的并发症报道是肛周疼痛,在多中心研究报道有 13% 的患者出现肛周疼痛,疼痛用非甾体类药物缓解抗炎药物治疗[86]。SphinKeeper™ 研究报道的一名患者的肛门周围疼痛与假体移位有关,同样采用局部应用利多卡因和全身应用对乙酰氨基酚治疗。

11.11　总结

FI 的治疗在过去的十年中取得了显著的进展。若干新技术已经被临床应用,而还有一些正处于评价中。本文不仅包含了当今已被批准最常见的治疗手段,也涉及目前尚未在临床中常规应用的技术。我们期待在未来推出更多的选择,我们也期待能了解更多干细胞治疗在 FI 治疗中的作用。

FI 的治疗通常从非手术治疗开始,包括饮食调整、药物(洛哌丁胺)和其他使粪便成形的方法。大多数病患者的粪便性状都有所改善。盆底锻炼生物反馈在 FI 患者中通常是有效的,尤其对急迫型大便失禁患者,而对被动型 FI 患者则效果欠佳。

以往,对于伴有局限性括约肌缺损的患者会首选括约肌修复(括约肌成形术)手术,然而行手术患者的长期随访结果不理想,随着 SNS 的引入,首选哪种手术方法存在争议。近期括约肌损伤的年轻患者经常被推荐行括约肌下成形术,同样,因解剖学缺陷出现症状的患者也被推荐行此术。SNS 正因其有效和安全的特性越来越受到保守治疗失败的 FI 患者的欢迎。

注射疗法是轻度 FI 患者(包含溢粪患者)的另一种选择,该疗法副作用小且可不需麻醉,在门诊就可进行。

阴道排便控制系统的疗效还不确定,还有待长期评估确定。对于上述治疗方案均未见效的患者,磁性肛门括约肌增强设备是可选的治疗手段。如该装置在更长时间内、更大的患者群体中被证明其安全和有效性,该方法可能在未来对 FI 的治疗中发挥更大的作用。

参考文献:

[1] MADOFF R D, WILLIAMS J G, CAUSHAJ P F. Fecal incontinence[J]. The New England Journal of Medicine, 1992, 326(15): 1002-1007.

[2] BHARUCHA A E, DUNIVAN G, GOODE P S, et al. Epidemiology, pathophysiology, and classification of fecal incontinence: state of the science summary for the National Institute of Diabetes and Digestive and Kidney Diseases (NIDDK) workshop[J]. The American Journal of Gastroenterology, 2015, 110(1): 127-136.

[3] DITAH I, DEVAKI P, LUMA H N, et al. Prevalence, trends, and risk factors for fecal incontinence in United States adults, 2005-2010 [J]. Clinical Gastroenterology and Hepatology, 2014, 12(4): 636-643. e2.

[4] PFEIFER J. Quality of life after sphincteroplasty[J]. Acta Chirurgica Iugoslavica, 2004, 51(2): 73-75.

[5] JORGE J M N, WEXNER S D. Etiology and management of fecal incontinence [J]. Diseases of the Colon & Rectum, 1993, 36(1): 77-97.

[6] ROCKWOOD T H, CHURCH J M, FLESHMAN J W, et al. Fecal Incontinence Quality of Life Scale: quality of life instrument for patients with fecal incontinence [J]. Diseases of the Colon and Rectum, 2000, 43(1): 9-16.

[7] BECK D E, WEXNER S D, RAFFERTY J F. Gordon and nivatvongs' principles and practice of surgery for the colon, rectum, and anus [M]//Gordon and Nivatvongs' Principles and Practice of Surgery for the Colon, Rectum, and Anus. Stuttgart: Georg Thieme Verlag, 2019.

[8] WHITEHEAD W E, RAO S S C, LOWRY A, et al. Treatment of fecal incontinence: state of the science summary for the National Institute of Diabetes and Digestive and Kidney Diseases workshop[J]. The American Journal of Gastroenterology, 2015, 110 (1): 138-146.

[9] HEYMEN S, SCARLETT Y, JONES K, et al. Randomized controlled trial shows biofeedback to be superior to pelvic floor exercises for fecal incontinence [J]. Diseases of the Colon and Rectum, 2009, 52(10): 1730-1737.

[10] ROCKWOOD T H, CHURCH J M, FLESHMAN J W, et al. Patient and surgeon ranking of the severity of symptoms associated with fecal incontinence [J]. Diseases of the Colon & Rectum, 1999, 42(12): 1525-1531.

[11] HASEGAWA H, YOSHIOKA K, KEIGHLEY M R B. Randomized trial of fecal diversion for sphincter repair[J]. Diseases of the Colon & Rectum, 2000, 43(7): 961-964.

[12] BROWNING G G, PARKS A G. Postanal repair for neuropathic faecal incontinence: correlation of clinical result and anal canal pressures[J]. The British Journal of Surgery, 1983, 70(2): 101-104.

[13] BARISIC G I, KRIVOKAPIC Z V, MARKOVIC V A, et al. Outcome of overlapping anal sphincter repair after 3 months and after a mean of 80 months [J]. International Journal of Colorectal Disease, 2006, 21(1): 52-56.

[14] MASLEKAR S, GARDINER A B, DUTHIE G S. Anterior anal sphincter repair for fecal incontinence: good longterm results are possible[J]. Journal of the American College of Surgeons, 2007, 204(1): 40-46.

[15] MCMANUS B P, ALLISON S, HERNÁNCHEZ-SÁNCHEZ J. Anterior sphincteroplasty for fecal incontinence: predicting incontinence relapse[J]. International Journal of Colorectal Disease, 2015, 30(4): 513-520.

[16] FLESHMAN J W, DREZNIK Z, FRY R D, et al. Anal sphincter repair for obstetric injury: Manometric evaluation of functional results[J]. Diseases of the Colon & Rectum, 1991, 34(12): 1061-1067.

[17] OLIVEIRA L, PFEIFER J, WEXNER S D. Physiological and clinical outcome of anterior sphincteroplasty[J]. British Journal of Surgery, 1996, 83(4): 502-505.

[18] MALOUF A J, NORTON C S, ENGEL A F, et al. Long-term results of overlapping anterior anal-sphincter repair for obstetric trauma[J]. The Lancet, 2000, 355(9200): 260-265.

[19] HALVERSON A L, HULL T L. Long-term outcome of overlapping anal sphincter repair[J]. Diseases of the Colon & Rectum, 2002, 45(3): 345-348.

[20] GUTIERREZ A B, MADOFF R D, LOWRY A C, et al. Long-term results of anterior sphincteroplasty[J]. Diseases of the Colon & Rectum, 2004, 47(5): 727-732.

[21] TJANDRA J J, HAN W R, GOH J, et al. Direct repair vs. overlapping sphincter repair[J]. Diseases of the Colon & Rectum, 2003, 46(7): 937-942.

[22] BARISIC G, KRIVOKAPIC Z, MARKOVIC V, et al. The role of overlapping sphincteroplasty in traumatic fecal incontinence [J]. Acta Chirurgica Iugoslavica, 2000, 47(4 Suppl 1): 37-41.

[23] LEHTO K, HYÖTY M, COLLIN P, et al. Seven-year follow-up after anterior sphincter reconstruction for faecal incontinence[J]. International Journal of Colorectal Disease, 2013, 28(5): 653-658.

[24] LAMBLIN G, BOUVIER P, DAMON H, et al. Long-term outcome after

overlapping anterior anal sphincter repair for fecal incontinence [J]. International Journal of Colorectal Disease，2014，29(11)：1377-1383.

[25] ELTON C，STOODLEY B J. Anterior anal sphincter repair：results in a district general hospital[J]. Annals of the Royal College of Surgeons of England，2002，84(5)：321-324.

[26] DONALD BUIE W，LOWRY A C，ROTHENBERGER D A，et al. Clinical rather than laboratory assessment predicts continence after anterior sphincteroplasty[J]. Diseases of the Colon & Rectum，2001，44(9)：1255-1260.

[27] ARNAUD A，SARLES J C，SIELEZNEFF I，et al. Sphincter repair without overlapping for fecal incontinence[J]. Diseases of the Colon & Rectum，1991，34(9)：744-747.

[28] MORREN G L，HALLBOOK O，NYSTROM P O，et al. Audit of anal-sphincter repair[J]. Colorectal Disease，2001，3(1)：17-22.

[29] FLESHMAN J W，PETERS W R，SHEMESH E I，et al. Anal sphincter reconstruction：Anterior overlapping muscle repair[J]. Diseases of the Colon & Rectum，1991，34(9)：739-743.

[30] OOM D M J，GOSSELINK M P，SCHOUTEN W R. Anterior sphincteroplasty for fecal incontinence：a single center experience in the era of sacral neuromodulation[J]. Diseases of the Colon & Rectum，2009，52(10)：1681-1687.

[31] FANG D T，NIVATVONGS S，VERMEULEN F D，et al. Overlapping sphincteroplasty for acquired anal incontinence[J]. Diseases of the Colon & Rectum，1984，27(11)：720-722.

[32] CICHOWSKI S B，KOMESU Y M，DUNIVAN G C，et al. The association between fecal incontinence and sexual activity and function in women attending a tertiary referral center[J]. International Urogynecology Journal，2013，24(9)：1489-1494.

[33] PALM A，ISRAELSSON L，BOLIN M，et al. Symptoms after obstetric sphincter injuries have little effect on quality of life[J]. Acta Obstetricia et Gynecologica Scandinavica，2013，92(1)：109-115.

[34] SALIM R，PERETZ H，MOLNAR R，et al. Long-term outcome of obstetric anal sphincter injury repaired by experienced obstetricians[J]. International Journal of Gynecology & Obstetrics，2014，126(2)：130-135.

[35] LYNNE F，CHRISTINE L，ALISON W. Obstetric anal sphincter injury in the UK and its effect on bowel，bladder and sexual function[J]. European Journal of Obstetrics & Gynecology and Reproductive Biology，2011，154(2)：223-227.

[36] TANAGHO E A，SCHMIDT R A. Bladder pacemaker：Scientific basis and clinical future[J]. Urology，1982，20(6)：614-619.

［37］GORDON P H，NIVATVONGS S. Principles and practice of surgery for the colon，rectum，and anus［M］. 2nd ed. Westborough：Quality Medical Pub，1999：1455 .

［38］GOURCEROL G，VITTON V，LEROI A M，et al. How sacral nerve stimulation works in patients with faecal incontinence［J］. Colorectal Disease，2011，13（8）：e203-e211.

［39］GSTALTNER K，ROSEN H，HUFGARD J，et al. Sacral nerve stimulation as an option for the treatment of faecal incontinence in patients suffering from cauda equina syndrome［J］. Spinal Cord，2008，46（9）：644.

［40］JARRETT M E D，MATZEL K E，CHRISTIANSEN J，et al. Sacral nerve stimulation for faecal incontinence in patients with previous partial spinal injury including disc prolapse［J］. British Journal of Surgery，2005，92（6）：734-739.

［41］RAMAGE L，QIU S，KONTOVOUNISIOS C，et al. A systematic review of sacral nerve stimulation for low anterior resection syndrome［J］. Colorectal Disease，2015，17（9）：762-771.

［42］TAN E，NGO N T，DARZI A，et al. Meta-analysis：sacral nerve stimulation versus conservative therapy in the treatment of faecal incontinence［J］. International Journal of Colorectal Disease，2011，26（3）：275-294.

［43］ALTOMARE D F，RATTO C，GANIO E，et al. Long-term outcome of sacral nerve stimulation for fecal incontinence［J］. Diseases of the Colon & Rectum，2009，52（1）：11-17.

［44］ALTOMARE D F，GIURATRABOCCHETTA S，KNOWLES C H，et al. Long-term outcomes of sacral nerve stimulation for faecal incontinence［J］. British Journal of Surgery，2015，102（4）：407-415.

［45］MAEDA Y，LUNDBY L，BUNTZEN S，et al. Outcome of sacral nerve stimulation for fecal incontinence at 5 years［J］. Annals of Surgery，2014，259（6）：1126-1131.

［46］HULL T，GIESE C，WEXNER S D，et al. Long-term durability of sacral nerve stimulation therapy for chronic fecal incontinence［J］. Diseases of the Colon & Rectum，2013，56（2）：234-245.

［47］ULUDAĞ，MELENHORST J，KOCH S M P，et al. Sacral neuromodulation：long-term outcome and quality of life in patients with faecal incontinence［J］. Colorectal Disease，2011，13（10）：1162-1166.

［48］TJANDRA J J，LIM J F，MATZEL K. Sacral nerve stimulation：an emerging treatment for faecal incontinence［J］. ANZ Journal of Surgery，2004，74（12）：1098-1106.

［49］ALTOMARE D F，BINDA G A，DODI G，et al. Disappointing long-term results of the artificial anal sphincter for faecal incontinence［J］. British Journal of Surgery, 2004, 91(10): 1352-1353.

[50] MELENHORST J, KOCH S M, ULUDAG O, et al. Sacral neuromodulation in patients with faecal incontinence: results of the first 100 permanent implantations[J]. Colorectal Disease, 2007, 9(8): 725-730.

[51] HOLLINGSHEAD J R F, DUDDING T C, VAIZEY C J. Sacral nerve stimulation for faecal incontinence: results from a single centre over a 10-year period[J]. Colorectal Disease, 2011, 13(9): 1030-1034.

[52] KENEFICK N J, VAIZEY C J, COHEN R C G, et al. Medium-term results of permanent sacral nerve stimulation for faecal incontinence[J]. The British Journal of Surgery, 2002, 89(7): 896-901.

[53] JARRETT M E D, VARMA J S, DUTHIE G S, et al. Sacral nerve stimulation for faecal incontinence in the UK[J]. The British Journal of Surgery, 2004, 91(6): 755-761.

[54] HOLZER B, ROSEN H R, NOVI G, et al. Sacral nerve stimulation for neurogenic faecal incontinence[J]. British Journal of Surgery, 2007, 94(6): 749-753.

[55] O'RIORDAN J M, HEALY C F, MCLOUGHLIN D, et al. Sacral nerve stimulation for faecal incontinence[J]. Irish Journal of Medical Science, 2008, 177(2): 117-119.

[56] MUÑOZ-DUYOS A, NAVARRO-LUNA A, BROSA M, et al. Clinical and cost effectiveness of sacral nerve stimulation for faecal incontinence[J]. British Journal of Surgery, 2008, 95(8): 1037-1043.

[57] ALTOMARE D F, BINDA G, GANIO E, et al. Long-term outcome of Altemeier's procedure for rectal prolapse[J]. Diseases of the Colon and Rectum, 2009, 52(4): 698-703.

[58] MELLGREN A, WEXNER S D, COLLER J A, et al. Long-term efficacy and safety of sacral nerve stimulation for fecal incontinence[J]. Diseases of the Colon and Rectum, 2011, 54(9): 1065-1075.

[59] ALTOMARE D F, GIANNINI I, GIURATRABOCCHETTA S, et al. The effects of sacral nerve stimulation on continence are temporarily maintained after turning the stimulator off[J]. Colorectal Disease, 2013, 15(12): e741-e748. DOI:10.1111/codi.12418.

[60] DUDDING T C, HOLLINGSHEAD J R, NICHOLLS R J, et al. Sacral nerve stimulation for faecal incontinence: optimizing outcome and managing complications[J]. Colorectal Disease, 2011, 13(8): e196-e202. DOI:10.1111/j.1463-1318.2011.02646.x.

[61] LEHUR P A, MCNEVIN S, BUNTZEN S, et al. Magnetic anal sphincter augmentation for the treatment of fecal incontinence: a preliminary report from

a feasibility study[J]. Diseases of the Colon & Rectum, 2010, 53（12）: 1604-1610.

[62] EYDELMAN M B, CHEN E A. The FDA's humanitarian device exemption program[J]. Health Affairs, 2011, 30(6): 1210-1212.

[63] PAKRAVAN F, HELMES C. Magnetic anal sphincter augmentation in patients with severe fecal incontinence[J]. Diseases of the Colon and Rectum, 2015, 58 (1): 109-114.

[64] BARUSSAUD M L, MANTOO S, WYART V, et al. The magnetic anal sphincter in faecal incontinence: is initial success sustained over time? [J]. Colorectal Disease, 2013, 15(12): 1499-1503.

[65] WONG M T C, MEURETTE G, WYART V, et al. Does the magnetic anal sphincter device compare favourably with sacral nerve stimulation in the management of faecal incontinence? [J]. Colorectal Disease, 2012, 14（6）: e323-e329.

[66] COLLINSON R, WIJFFELS N, CUNNINGHAM C, et al. Laparoscopic ventral rectopexy for internal rectal prolapse: short-term functional results[J]. Colorectal Disease, 2010, 12(2): 97-104.

[67] FORMIJNE JONKERS H A, POIERRIÉN, DRAAISMA W A, et al. Laparoscopic ventral rectopexy for rectal prolapse and symptomatic rectocele: an analysis of 245 consecutive patients[J]. Colorectal Disease, 2013, 15（6）: 695-699.

[68] BOONS P, COLLINSON R, CUNNINGHAM C, et al. Laparoscopic ventral rectopexy for external rectal prolapse improves constipation and avoids de novo constipation[J]. Colorectal Disease, 2010, 12(6): 526-532.

[69] GOUVAS N, GEORGIOU P A, AGALIANOS C, et al. Ventral colporectopexy for overt rectal prolapse and obstructed defaecation syndrome: a systematic review[J]. Colorectal Disease, 2015, 17(2): O34-O46.

[70] LAURETTA A, BELLOMO R E, GALANTI F, et al. Laparoscopic low ventral rectocolpopexy (LLVR) for rectal and rectogenital prolapse: surgical technique and functional results[J]. Techniques in Coloproctology, 2012, 16 (6): 477-483.

[71] EVANS C, STEVENSON A R L, SILERI P, et al. A multicenter collaboration to assess the safety of laparoscopic ventral rectopexy[J]. Diseases of the Colon and Rectum, 2015, 58(8): 799-807.

[72] RICHTER H E, MATTHEWS C A, MUIR T, et al. A vaginal bowel-control system for the treatment of fecal incontinence[J]. Obstetrics and Gynecology, 2015, 125(3): 540-547.

[73] ROSENBLATT P, SCHUMACHER J, LUCENTE V, et al. A preliminary

evaluation of the TOPAS system for the treatment of fecal incontinence in women[J]. Female Pelvic Medicine & Reconstructive Surgery, 2014, 20(3): 155-162.

[74] MELLGREN A, ZUTSHI M, LUCENTE V R, et al. A posterior anal sling for fecal incontinence: results of a 152-patient prospective multicenter study[J]. American Journal of Obstetrics and Gynecology, 2016, 214(3): 349. e1- 349. e8.

[75] SHAFIK A. Polytetrafluoroethylene injection for the treatment of partial fecal incontinence[J]. International Surgery, 1900, 78(2): 159-161.

[76] LUO C, SAMARANAYAKE C B, PLANK L D, et al. Systematic review on the efficacy and safety of injectable bulking agents for passive faecal incontinence [J]. Colorectal Disease, 2010, 12(4): 296-303.

[77] DANIELSON J, KARLBOM U, SONESSON A C, et al. Submucosal injection of stabilized nonanimal hyaluronic acid with dextranomer: a new treatment option for fecal incontinence[J]. Diseases of the Colon and Rectum, 2009, 52 (6): 1101-1106.

[78] DANIELSON J, KARLBOM U, WESTER T, et al. Efficacy and quality of life 2 years after treatment for faecal incontinence with injectable bulking agents[J]. Techniques in Coloproctology, 2013, 17(4): 389-395.

[79] DODI G, JONGEN J, DE LA PORTILLA F, et al. An open-label, noncomparative, multicenter study to evaluate efficacy and safety of NASHA/dx gel as a bulking agent for the treatment of fecal incontinence[J]. Gastroenterology Research and Practice, 2010, 2010: 467136.

[80] LA TORRE F, DE LA PORTILLA F. Long-term efficacy of dextranomer in stabilized hyaluronic acid (NASHA/Dx) for treatment of faecal incontinence [J]. Colorectal Disease, 2013, 15(5): 569-574.

[81] GRAF W, MELLGREN A, MATZEL K E, et al. Efficacy of dextranomer in stabilised hyaluronic acid for treatment of faecal incontinence: a randomised, sham-controlled trial[J]. The Lancet, 2011, 377(9770): 997-1003.

[82] MELLGREN A, MATZEL K E, POLLACK J, et al. Long-term efficacy of NASHA Dx injection therapy for treatment of fecal incontinence [J]. Neurogastroenterology & Motility, 2014, 26(8): 1087-1094.

[83] WOLF R, FRANKLIN H, BARRETT A. Identifying factors associated with clinical success in patients treated with NASHA®/Dx injection for fecal incontinence[J]. Clinical and Experimental Gastroenterology, 2016: 41.

[84] MILLER MR R, BARTOLO D C C, LOCKE-EDMUNDS J C, et al. Prospective study of conservative and operative treatment for faecal incontinence [J]. British Journal of Surgery, 1988, 75(2): 101-105.

[85] RATTO C, PARELLO A, DONISI L, et al. Novel bulking agent for faecal incontinence[J]. British Journal of Surgery, 2011, 98(11): 1644-1652.

[86] RATTO C, BUNTZEN S, AIGNER F, et al. Multicentre observational study of the Gatekeeper™ for faecal incontinence[J]. British Journal of Surgery, 2016, 103(3): 290-299.

[87] RATTO C, DONISI L, LITTA F, et al. Implantation of SphinKeeper(TM): a new artificial anal sphincter[J]. Techniques in Coloproctology, 2016, 20(1): 59-66.

经肛直肠肿瘤切除术（TEM 或 TAMIS）

Kunal Kochar and Vivek Chaudhry[①]

杜　鹏译　崔　喆校[②]

经肛手术包含一系列的外科技术，从传统的经肛切除术（TAE）、经肛门内窥镜显微手术（TEM）、经肛门微创手术（TAMIS），到最新发展的经肛门全直肠系膜切除术（TATME）。经肛切除术 1826 年由 Lisfranc 首次提出，而后 Parks[1] 在 20 世纪 60 年代推广应用。尽管传统的经肛切除术仍可用于距肛缘 10 cm 以内的直肠良性肿瘤，但在直肠恶性肿瘤中的应用依然存在争议。普遍认为经肛切除术是低风险操作，但已有多种并发症被报道：术后出血、尿潴留、肿瘤穿孔、破裂或复发、肛门狭窄、脓肿以及瘘管等。

12.1　出血

TAE 术后出血可发生在术后即刻或术后远期阶段。据报道，TAE

①　K. Kochar • V. Chaudhry：Division of Colon and Rectal Surgery，John H Stroger Hospital of Cook County，1600 W. Polk Street，Chicago，IL 60612，USA；e-mail：Vchaudhr@gmail.com

©　Springer International Publishing AG 2017；H. Abcarian et al.（eds.），*Complications of Anorectal Surgery*，DOI 10.1007/978-3-319-48406-8_12

②　杜鹏：上海交通大学医学院附属新华医院主任医师

崔喆：上海交通大学医学院附属仁济医院副主任医师

术后出血发生率为 10％～15％。Nivatvongs 等[2]报道了 72 例患者术后有 3％的发生率。在 St Marks 医院接受 TAE 治疗的 100 位患者中,有 3 例(3％)术后出血[3]。同样,在 Ferguson 诊所,117 名直肠绒毛状腺瘤患者接受了 TAE 手术,其中 8.5％术后继发出血。早期出血需进入手术室缝扎或电灼止血,迟发性出血不需要手术干预[4]。毫无疑问,TEM 术后出血相比于 TAE 手术低。在一项关于 TAE 和 TEM 的前瞻性对比研究中,Winde 等人提出 TAE 组术后出血的发生率相对于 TEM 更高(6％对比 2％)[5]。Moore 等人报道,89 例接受 TAE 治疗的患者中有 1 例患者出血,而在 82 例接受 TEM 的患者中无明显出血[6]。与之相比,Langer 等人报道 TEM 组输血率高于 TAE 组,分别为 8.9％和 5.3％,尚未达到统计学意义[7]。Said 等报道 TEM 治疗的 260 名患者 10 年间有 4 例(1.4％)患者发生出血[8]。在意大利多中心研究纳入的 590 名 TEM 患者中,8 例(1.3％)直肠出血需输血治疗,3 例(0.5％)需再次行 TEM 缝扎止血,1 例术中大出血需要中转开腹手术来控制出血[9]。2009 年经肛门微创手术(TAMIS)成为 TEM 手术的一种替代术式[10]。TAMIS 相对于 TEM 的主要优势包括费用降低,学习曲线短,采用的 360 度可视角度对比 TEM 的 220 度可视角度具有更佳的可视化效果,使用标准腹腔镜设备具有更宽的手术视角和操作范围[11]。Albert 等报道,50 例良性肿瘤与早期直肠癌患者接受 TAMIS 治疗,只有 1 例术后出现了迟发性出血[11]。经肛门全直肠系膜切除术(TATME)是一种新型的治疗低位直肠癌的技术,采用"自下而上"的方法。外科医生仍然需要学习曲线训练,如果进入错误解剖层面就会发生出血。骶前静脉和骨盆侧壁是潜在的损伤部位,这些部位的出血很难通过经肛途径控制。目前最大病例研究报道,140 例接受 TATME 手术患者中,2 例(1.4％)发生腹腔出血,3 例(2.4％)吻合口出血[12]。Burke 等[13]报道 50 例接受 TATME 手术患者的经肛操作过程中无相关出血并发症的发生。

12.2 切除不完全、标本不完整和局部复发

对于早期直肠癌而言,虽然经肛手术因不清扫区域淋巴结存在争议,但其具有降低手术并发症、避免造口等显著优势[14]。经肛切除术仅限于距肛缘 6～8 cm 以内直径小于 4 cm 的肿瘤[15-16]。其在学习曲线和设备成本方面具有优势[6,15]。然而,多项研究表明,TAE 手术切缘阳性和标本不完整发生率较高。Christoforidis 等人[17]在 129 例 pT1 和 pT2 直肠

癌患者中对比 TAE 和 TEM 手术,TAE 切除标本中切缘阳性为 16%,而在 TEM 样本中为 2%,TAE 组中标本破碎率也更高(6% vs 0%)。Moore 等也在 171 例患者中对比 TEM 和 TAE,TEM 更有可能达到边缘阴性(90% vs 71%)和完整切除组织标本(94% vs 65%)[6]。平均随访39 个月,TEM 组复发率更低(5% vs 27%)。在一项国家癌症数据库研究中,TAE 术对比根治性切除,5 年后局部复发率明显高于标准切除组、T1 期肿瘤(12.5% vs 6.9%,P = 0.003)、T2 期肿瘤(22.1% vs 15.1%)[18]。Garcia - Aguilar 等报道使用 TAE 治疗直肠癌,术后随访54 个月,T1 期肿瘤的复发率为 18%,T2 期肿瘤的复发率为 37%[19]。Madbouly 等人报道,中位随访 55 个月,T1 期直肠癌行 TAE 术后的复发率为 28.8%[20]。Mellgren 等人报道经 TAE 手术后 T1 期和 T2 期肿瘤的 5 年局部复发率分别为 18% 和 47%,与之对比,根治性切除后复发率T1 期肿瘤为 0,T2 期肿瘤为 6%[21]。相似结果,Chorost 等人报道局部切除 T1 期肿瘤的局部复发率为 31%[22]。在一项 TEM 对比 TAE 的 Meta 分析中,TEM 显著性降低了肿瘤镜下的阳性边缘率,同时标本碎裂率与肿瘤复发率较经肛切除也有降低[23]。一项回顾性研究比较了 TEM、直肠前切除术与 TAE 治疗直肠病变(腺瘤和癌),TAE 组有更高的不完全切除率(R1切除,37%),而 TEM 组为 19%。与 TEM 和直肠前切除相比,TAE 组总体复发率也更高(26.3% 对比 8.9% 与 3.7%)[5]。TAE 治疗的降低术后并发症和避免造口的手术优势被其所产生的更高的不完全切除率和复发率所抵消。另一方面 TEM/TAMIS 为早期直肠癌提供一个可获满意疗效的经肛切除平台。Heintz 等人报道对于低危 T1 期癌患者 TEM 和根治性外科手术后的 5 年生存率没有区别[24]。最近一项 Meta 分析探讨了 T1N0M0 直肠癌的局部治疗,TEM 组总生存率不低于根治性切除组,而 TAE 组 5 年总生存率明显低于根治性切除组。此外,与根治性切除相比,TEM 组术后并发症和需要永久造口发生率更低[25]。经肛门微创手术(TAMIS)自 2009 年推出,至今已有效取代了 TEM 和 TAE[26]。目前尚无研究对比 TAMIS 与标准经肛切除、TEM 或根治性直肠前切除术。TAMIS 术式的系统回顾(n=390)报道阳性边缘率为 4.36%,肿瘤破碎率为 4.1%[27]。有待 TAMIS和标准切除术对比的临床试验。

12.3　尿潴留

尿潴留是肛肠手术后最常见的并发症之一,发生率在 1%～50% 不等[28-36]。肛肠术后尿潴留的确切原因尚不清楚。由肛管或会阴疼痛、扩张所引起的逼尿肌或三角区功能障碍被认为是引起尿潴留的原因[31]。Zaheer 等报道,16%良性肛肠疾病患者术后出现尿潴留[29]。痔切除术后尿潴留发生率为34%,内括约肌侧切术后发生率为 4%,肛瘘切除术后发生率为 2%[31]。TEM、TAMIS 和 TATME 术后尿潴留发生率的分别为5%～10%[32-34]、0～6%[11,35-37]和 2%～4%[12-13]。

12.4 盆腔脓肿

幸运的是,肛肠手术后盆腔脓肿是罕见的,多数病例被报道出现于痔疮治疗术后。少数病例报道硬化剂注射治疗后出现盆腔脓肿[38-40]。与硬化剂注射治疗相比,胶圈套扎术后出现脓肿更为常见。一项系统性研究回顾了 38 例在接受痔治疗后发生威胁生命的脓肿:17 例行胶圈套扎患者中 6 例死亡;3 例行痔切除术的患者,出现 1 例死亡;7 例患者行吻合器痔切除术,其中 1 例死亡[41]。Kam 等人报道了 2010 年行7 302例吻合器痔切除术的单中心经验,4 例发生肛周脓肿,无病例死亡[42]。Butterworth 等 4 年期间行 118 例吻合器痔环切术,1 例并发严重脓肿最终死亡[43]。尚无行多种 TAE 手术后并发盆腔脓肿的确切报道。

12.5 肛门狭窄

肛门狭窄最常见于痔切除术后,发生率为 1.5%～3.8%[44]。多项系统回顾性临床试验比较了传统痔切除术和吻合器痔切除术,两种术式在早期和远期肛门狭窄发生率上无统计学差异[45-47]。迄今为止有关 TAE 手术的大宗病例研究中均未报道肛管狭窄的发生,这可能是因为 TAE 手术切除和关闭的是直肠病变而非肛管。

12.6 尿道损伤

TATME 术后尿道损伤尽管不常见却也见报道。Rouanetet 等[48]报道 25 例接受该手术患者中 2 例发生尿道损伤,Burke 等[13]报道 50 例患者中 1 例并发尿道损伤。在一项最大病例的 TATME 组研究中,未见尿道损伤的报道[12]。

12.7 其他并发症

TAMIS 术的特异性并发症包括阴囊/皮下气肿、COPD 加重、进入腹腔直肠充气[11]。

12.8 经肛外科手术并发症的预防策略

12.8.1 出血
- 在正确的解剖平面手术可预防大多数的出血；
- 黏膜下注射 1：10 万肾上腺素；
- 为牵引与回缩早期充分使用牵拉缝合线；
- 使用 Harmonic Ace＋Shears®(Ethicon)或 LigaSure™(Covidien - Medtronic)能量平台设备；
- 早期控制出血以防止血管收缩和对有限视野内血肿可视化的影响。

12.8.2 病变标本破损
- 切除前用电刀标记病灶边缘(1～2 cm)；
- 避免直接夹持病灶,而应轻柔夹持回拉黏膜下层或肌层；
- 为牵引与回缩早期充分使用牵拉缝合线。

12.8.3 尿潴留
- 适当控制疼痛；
- 减少围手术期液体量。

12.8.4 盆腔脓肿
- 预防性地使用抗生素；
- 清洁排空直肠；
- 细致缝合全层缺损。

12.8.5 肛门狭窄
- 避免损伤内括约肌；
- 避免肛垫环形切除。

参考文献：

[1] PARKS A G. A technique for excising extensive villous papillomatous change in the lower rectum[J]. Proceedings of the Royal Society of Medicine, 1968, 61 (5): 441-442.

[2] NIVATVONGS S, BALCOS E G, SCHOTTLER J L, et al. Surgical management of large villous tumors of the rectum[J]. Diseases of the Colon & Rectum, 1973, 16(6): 508-514.

[3] THOMSON J P S. Treatment of sessile villous and tubulovillous adenomas of the rectum: Experience of St. Mark's hospital, 1963-1972[J]. Diseases of the Colon & Rectum, 1977, 20(6): 467-472.

[4] SAKAMOTO G D, MACKEIGAN J M, SENAGORE A J. Transanal excision of large, rectal villous adenomas[J]. Diseases of the Colon & Rectum, 1991, 34 (10): 880-885.

[5] WINDE G, NOTTBERG H, KELLER R, et al. Surgical cure for early rectal carcinomas (T1). Transanal endoscopic microsurgery vs. anterior resection[J]. Diseases of the Colon and Rectum, 1996, 39(9): 969-976.

[6] MOORE J S, CATALDO P A, OSLER T, et al. Transanal endoscopic microsurgery is more effective than traditional transanal excision for resection of rectal masses[J]. Diseases of the Colon & Rectum, 2008, 51(7): 1026-1031.

[7] LANGER C, LIERSCH T, SUSS M, et al. Surgical cure for early rectal carcinoma and large adenoma: transanal endoscopic microsurgery (using ultrasound or electrosurgery) compared to conventional local and radical resection [J]. International Journal of Colorectal Disease. 2003,18: 222-229.

[8] SAID S, STIPPEL D. Transanal endoscopic microsurgery in large, sessile adenomas of the rectum[J]. Surgical Endoscopy, 1995, 9(10): 1106-1112.

[9] GUERRIERI M, BALDARELLI M, MORINO M, et al. Transanal endoscopic microsurgery in rectal adenomas: Experience of six Italian centres[J]. Digestive and Liver Disease, 2006, 38(3): 202-207.

[10] ATALLAH S, ALBERT M, LARACH S. Transanal minimally invasive surgery: a giant leap forward[J]. Surgical Endoscopy, 2010, 24(9): 2200-2205.

[11] ALBERT M R, ATALLAH S B, DE BECHE-ADAMS T C, et al. Transanal minimally invasive surgery (TAMIS) for local excision of benign neoplasms and early-stage rectal cancer[J]. Diseases of the Colon & Rectum, 2013, 56(3): 301-307.

[12] LACY A M, TASENDE M M, DELGADO S, et al. Transanal total mesorectal excision for rectal cancer: outcomes after 140 patients[J]. Journal of the

American College of Surgeons, 2015, 221(2): 415-423.

[13] BURKE J P, MARTIN-PEREZ B, KHAN A, et al. Transanal total mesorectal excision for rectal cancer: early outcomes in 50 consecutive patients [J]. Colorectal Disease, 2016, 18(6): 570-577.

[14] LEV-CHELOUCHE D, MARGEL D, GOLDMAN G, et al. Transanal endoscopic microsurgery: experience with 75 rectal neoplasms[J]. Diseases of the Colon and Rectum, 2000, 43(5): 662-667.

[15] NEARY P, MAKIN G B, WHITE T J, et al. Transanal endoscopic microsurgery: a viable operative alternative in selected patients with rectal lesions[J]. Annals of Surgical Oncology, 2003, 10(9): 1106-1111.

[16] MULDOON J P. Treatment of benign tumors of the rectum[J]. Clinical Gastroenterology and Hepatology, 1975,4: 563-570.

[17] CHRISTOFORIDIS D, CHO H M, DIXON M R, et al. Transanal endoscopic microsurgery versus conventional transanal excision for patients with early rectal cancer[J]. Annals of Surgery, 2009, 249(5): 776-782.

[18] YOU Y N, BAXTER N N, STEWART A, et al. Is the increasing rate of local excision for stage I rectal cancer in the United States justified? [J]. Annals of Surgery, 2007, 245(5): 726-733. Cancer Database. Ann Surg, 2007,245: 726-733.

[19] GARCIA-AGUILAR J, MELLGREN A, SIRIVONGS P, et al. Local excision of rectal cancer without adjuvant therapy: a word of caution[J]. Annals of Surgery, 2000, 231(3): 345-351.

[20] MADBOULY K M, REMZI F H, ERKEK B A, et al. Recurrence after transanal excision of T1 rectal cancer: should we be concerned? [J]. Diseases of the Colon & Rectum, 2005, 48(4): 711-721.

[21] MELLGREN A, SIRIVONGS P, ROTHENBERGER D A, et al. Is local excision adequate therapy for early rectal cancer? [J]. Diseases of the Colon & Rectum, 2000, 43(8): 1064-1071.

[22] CHOROST M I, PETRELLI N J, MCKENNA M, et al. Local excision of rectal carcinoma. American Journal of Surgery, 2001,67: 774-779.

[23] CLANCY C, BURKE J P, ALBERT M R, et al. Transanal endoscopic microsurgery versus standard transanal excision for the removal of rectal neoplasms[J]. Diseases of the Colon & Rectum, 2015, 58(2): 254-261.

[24] HEINTZ A, MÖRSCHEL M, JUNGINGER T. Comparison of results after transanal endoscopic microsurgery and radical resection for T1 carcinoma of the rectum[J]. Surgical Endoscopy, 1998, 12(9): 1145-1148.

[25] KIDANE B, CHADI S A, KNATERS S, et al. Local resection compared with radical resection in the treatment of T1N0M0 rectal adenocarcinoma: a

systematic review and meta-analysis [J]. Dis Colon Rectum, 2000, 43: 1064-1071.

[26] ATALLAH S, ALBERT M, LARACH S. Transanal minimally invasive surgery: a giant leap forward[J]. Surgical Endoscopy, 2010, 24(9): 2200-2205.

[27] MARTIN-PEREZ B, ANDRADE-RIBEIRO G D, HUNTER L, et al. A systematic review of transanal minimally invasive surgery (TAMIS) from 2010 to 2013[J]. Techniques in Coloproctology, 2014, 18(9): 775-788.

[28] PETROS J G, BRADLEY T M. Factors influencing postoperative urinary retention in patients undergoing surgery for benign anorectal disease[J]. American Journal of Surgery, 1990, 159(4): 374-376.

[29] ZAHEER S, TERENCE REILLY W, PEMBERTON J H, et al. Urinary retention after operations for benign anorectal diseases[J]. Diseases of the Colon & Rectum, 1998, 41(6): 696-704.

[30] TOYONAGA T, MATSUSHIMA M, SOGAWA N, et al. Postoperative urinary retention after surgery for benign anorectal disease: potential risk factors and strategy for prevention[J]. International Journal of Colorectal Disease, 2006, 21(7): 676-682.

[31] CHIK B, LAW W L, CHOI H K. Urinary retention after haemorrhoidectomy: impact of stapled haemorrhoidectomy[J]. Asian Journal of Surgery, 2006, 29(4): 233-237.

[32] TSAI B M, FINNE C O, NORDENSTAM J F, et al. Transanal endoscopic microsurgery resection of rectal tumors: outcomes and recommendations[J]. Diseases of the Colon and Rectum, 2010, 53(1): 16-23.

[33] BIGNELL M B, RAMWELL A, EVANS J R, et al. Complications of transanal endoscopic microsugery (TEMS). A prospective audit[J]. Colorectal Disease, 2010,12: 99-103. DOI:10.1111/j.1463-1318.2009.02071.x.

[34] KUMAR A S, CORALIC J, KELLEHER D C, et al. Complications of transanal endoscopic microsurgery are rare and minor: a single institution's analysis and comparison to existing data[J]. Diseases of The Colon & Rectum, 2013, 56(3): 295-300.

[35] HAHNLOSER D, CANTERO R, SALGADO G, et al. Transanal minimal invasive surgery for rectal lesions: should the defect be closed? [J]. Colorectal Disease, 2015, 17(5): 397-402.

[36] HAUGVIK S P, GROVEN S, BONDI J, et al. A critical appraisal of transanal minimally invasive surgery (TAMIS) in the treatment of rectal adenoma: a 4-year experience with 51 cases[J]. Scandinavian Journal of Gastroenterology, 2016, 51(7): 855-859.

[37] SUMRIEN H, DADNAM C, HEWITT J, et al. Feasibility of transanal

minimally invasive surgery (TAMIS) for rectal tumours and its impact on quality of life-the Bristol series[J]. Anticancer Research, 2016, 36(4): 2005-2009.

[38] RIBBANS W J, RADCLIFFE A G. Retroperitoneal abscess following sclerotherapy for hemorrhoids[J]. Diseases of the Colon & Rectum, 1985, 28 (3): 188-189.

[39] BARWELL J, WATKINS R M, LLOYD-DAVIES E, et al. Life-threatening retroperitoneal sepsis after hemorrhoid injection sclerotherapy[J]. Diseases of the Colon & Rectum, 1999, 42(3): 421-423.

[40] KAMAN L, AGGARWAL S, KUMAR R, et al. Necrotizing fascitis after injection sclerotherapy for hemorrhoids: report of a case[J]. Diseases of the Colon and Rectum, 1999, 42(3): 419-420.

[41] MCCLOUD J M, JAMESON J S, SCOTT A N D. Life-threatening sepsis following treatment for haemorrhoids: a systematic review[J]. Colorectal Disease, 2006, 8(9): 748-755.

[42] KAM M H, NG K H, LIM J F, et al. Results of 7302 stapled haemorrhoidectomy operations in a single centre: a seven-year review and follow-up questionnaire survey [J]. ANZ Journal of Surgery, 2011, 81(4): 253-256.

[43] BUTTERWORTH J W, PERAVALI R, ANWAR R, et al. A four-year retrospective study and review of selection criteria and post-operative complications of stapled haemorrhoidopexy[J]. Techniques in Coloproctology, 2012, 16(5): 369-372.

[44] EU K W, TEOH T A, SEOW-CHOEN F, et al. Anal stricture following haemorrhoidectomy: early diagnosis and treatment[J]. Australian and New Zealand Journal of Surgery, 1995, 65(2): 101-103.

[45] TJANDRA J J, CHAN M K Y. Systematic review on the procedure for prolapse and hemorrhoids (stapled hemorrhoidopexy)[J]. Diseases of the Colon & Rectum, 2007, 50(6): 878-892.

[46] SHAO W J, LI G C H, ZHANG Z H K, et al. Systematic review and meta-analysis of randomized controlled trials comparing stapled haemorrhoidopexy with conventional haemorrhoidectomy[J]. British Journal of Surgery, 2008, 95 (2): 147-160.

[47] SUTHERLAND L M, BURCHARD A K, MATSUDA K, et al. A systematic review of stapled hemorrhoidectomy[J]. Archives of Surgery (Chicago, Ill. , 2002, 137(12): 1395-1406.

[48] ROUANET P, MOURREGOT A, AZAR C C, et al. Transanal endoscopic proctectomy: an innovative procedure for difficult resection of rectal tumors in men with narrow pelvis[J]. Diseases of the Colon and Rectum, 2013, 56(4): 408-415.

13

肛门狭窄

Jennifer Blumetti[①]

竺 平 译 吴 炯 校[②]

13.1 概述

肛门狭窄被定义为肛管的非正常性狭窄，伴有继发于瘢痕和纤维化的肛管上皮缺失[1-2]。目前最常见的原因是手术切除或破坏肛管上皮。肛门直肠手术，特别是痔切除术，是成人肛门狭窄的主要原因[3-9]。痔切除术后肛门狭窄的发生率可高达5%[10-11]，约90%的肛门狭窄由痔切除术引起[12-13]。结肠肛管和回肠肛管拖出式手术也可导致肛门狭窄，回肠肛管储袋术后狭窄的发生率最高可达16%[14-15]。儿童肛门狭窄最常见于拖出式手术[16-17]。肛门狭窄的原因见表13.1。

根据严重程度和位置对肛门狭窄进行分类，并根据这种分类方法来

① J. Blumetti：Colon and Rectal Surgery Residency Program，Stroger Hospital of Cook County，1900 W. Polk St，Room 406，Chicago，IL 60612，USA；e-mail：jblumetti5 @ gmail. com
© Springer International Publishing AG 2017；H. Abcarian et al.（eds.），*Complications of Anorectal Surgery*，DOI 10. 1007/978-3-319-48406-8_13
② 竺平：江苏省中医院副主任医师
吴炯：上海中医药大学附属岳阳中西医结合医院副主任医师

制定治疗方案(表 13.2 和 13.3)。肛门狭窄通常根据症状进行诊断,排便困难和粪便变细最为常见。肛门狭窄的常见症状有:便秘、大便变细、排便困难、排便不尽、里急后重、腹泻、出血、漏液和潮湿(如果伴有黏膜外翻)。检查通常会发现狭窄,或表现为无法在不给患者带来不适感的情况下探入一指。排便困难结合无法进行指检具有诊断性[1,18]。如果无法在门诊进行检查,则可能需要麻醉下探查来描述病变的程度。

表 13.1 肛门狭窄的原因

肛肠手术 痔切除术/ Whitehead 环形痔切除术 低位肿瘤切除术 尖锐湿疣的广泛清创/电灼 广泛切除 Paget 病或 Bowen 病
结肠肛管或回肠肛管吻合的吻合口狭窄 先天性巨结肠/肛门闭锁患儿的拖出式手术
外伤
炎症性肠病
放疗
感染 性传播疾病 结核病
长期滥用泻剂
肿瘤
先天性畸形

表 13. 2 肛门狭窄的分类

按严重程度分类	按位置分类	按程度分类
轻度: 可以用手指或中号 Hill Ferguson 拉钩完成检查	低位:齿状线下至少 0.5 cm	局限:肛管的一个平面或象限
中度: 需要用手指或中号 Hill Ferguson 拉钩扩张来进行检查	中位:齿状线下 0.5 cm 至齿状线上 0.5 cm	弥漫:超过一个平面或象限
重度: 除非强行扩肛,否则无法用小手指或小号 Hill Ferguson 进行检查	高位:齿状线上至少 0.5 cm	环周:整个环周

表 13.3　肛门狭窄的治疗方案

病变程度	低位狭窄	轻度狭窄	高位狭窄
轻/中度狭窄	扩肛 Y - V 肛门成形	扩张 狭窄切开/狭窄成形术[a] 推移黏膜瓣 "U"形瓣 房形瓣 菱形瓣	内窥镜扩张术 经肛吻合器再吻合术[b] 推移黏膜瓣 "U"形瓣 房形瓣
重度狭窄	"U"形瓣 房形瓣 菱形瓣	"U"形瓣 房形瓣 菱形瓣	"S"-成形术 "U"形瓣 房形瓣

[a] 适用于短段狭窄和高危患者
[b] 适用于距离结肠/回肠肛管吻合口小于 1 cm 的狭窄以及吻合器痔固定术后

13.2　治疗

　　肛门狭窄的治疗根据狭窄的位置、严重程度和原因而有所不同(表 13.2 和表 13.3)。源于感染性病因或炎症性肠病的狭窄患者应根据潜在病情接受适当的药物治疗。

13.2.1　非手术治疗

　　对于轻/中度低位狭窄的患者,应采用非手术治疗,包括大便软化/膨松剂和扩肛。扩肛适用于结肠肛管或回肠肛管拖出式手术、克罗恩病和放疗引起的狭窄[19]。在儿童先天性巨结肠和肛门直肠畸形拖出式手术后应进行常规扩肛,以防止发生吻合口狭窄[20-21]。

　　对于结肠肛管或回肠肛管吻合引起的狭窄,扩肛可能会成功,应在术后的前几周内开始进行,检查者通过手指扩肛就能获得效果[22]。

　　对于成人,很少有已发表的类似儿童的标准化扩肛方法[3,20]。一些作者主张在手术室用 Hegar 扩张器进行第一次扩肛,然后在家进行每日扩张[3,19]。因此,成功的治疗需要患者具有依从性和主动性。对于那些源于克罗恩病的轻度狭窄的患者,约有一半患者会对扩张产生效果[19]。相对于较长病史的狭窄,扩张对较短的狭窄效果更好[14]。

对于位置较高的吻合口狭窄或吻合器痔固定术引起的狭窄,也可以进行内窥镜球囊扩张术。对狭窄进行扩肛相对安全,但仍可能发生穿孔等并发症[23-24]。反复扩肛引起的疼痛可能导致治疗成功率下降,尤其是儿童[21]。括约肌损伤导致的排便失禁也是反复扩肛需要担心的问题[1,24]。

13.2.2 手术治疗

手术治疗适用于中度至重度狭窄、伴有黏膜外翻的狭窄,以及非手术治疗失败的轻度狭窄患者。

已有多种手术方法被描述用于肛门狭窄的治疗,应根据患者个体和外科医生对手术的熟悉程度进行调整。手术修复前的术前检查通常应该简化,因为许多患者无法耐受在诊室内进行检查。尽管经肛腔内超声或压力测定等辅助检查有助于确定括约肌的状态,但大多数患者都无法耐受。在手术室进行麻醉下探查对于术前计划的制定是最重要的[3,19]。

(1)组织瓣

已有几种组织瓣被描述用于肛门狭窄的治疗(表13.3),如下所述:可以是移动瓣(推移黏膜、V-Y),岛状瓣(菱形、"U"形、房形)或旋转瓣("S"-成形术)。

推移黏膜瓣最适合用于中位或高位狭窄[19]。手术在侧方进行,如果需要可以在双侧进行。做跨瘢痕的放射状切口并延伸至肛缘。切除瘢痕,行括约肌切开,并游离起长度为2~5 cm的黏膜瓣,然后将瓣缝合至括约肌间沟,最后形成一个小的外部创面[1]。推移黏膜瓣的优点包括并发症极少[25]、肛周伤口小以及必要时可以做双侧推移瓣。缺点包括黏膜外翻(如果缝合线太靠远端)以及治疗远端严重病变的再狭窄率更高[25]。

Y-V成形术是另一种移动瓣,包括做一个"Y"形切口,然后将其缝合成"V"形[26],见图13.1。"Y"形切口的基底部(最内侧)应短于"Y"形的顶部(外侧)以确保皮瓣有足够的移动性来覆盖全部缺损。注意必须游离全层皮瓣,因为血液供应来自皮瓣的最侧方。如果有张力或者如果不是全层皮瓣,则会发生皮瓣的缺血,从而导致裂开或再狭窄[10,27]。这种皮瓣的好处是易于操作,且没有开放的创面。

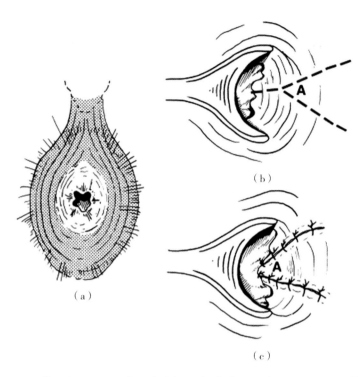

a 肛管;**b** Y－V肛门成形术的切开线,"Y"形两臂间的距离应该等于或大于 Y 的长度,以便进行无张力的缝合;**c** 完成的 Y－V肛门成形术。

图 13.1　Y－V肛门成形术[①]

　　岛状瓣是与周围皮肤完全游离,从而得以进一步游离进入肛管内,使其有助于更高位狭窄的治疗。这类皮瓣的血供来自皮下组织,因此可以完全游离和无张力吻合[28-30]。Caplin 和 Kodner[4] 所描述的菱形瓣首先通过侧方切口松解瘢痕,如果需要可以做内括约肌切开,从而形成一个菱形缺损(图 13.2)。将皮瓣侧向牵拉到切口,使最接近肛门的半侧皮瓣和之前的切口大小一致,然后建立全层皮瓣,注意避免破坏皮瓣,否则可能引起缺血。然后将皮瓣缝合到位并关闭所有缺损。必要时该皮瓣也可以双侧操作,可以在 Y－V 瓣失败后进行。

---

①　图片来源:Fig. 41. 1,Blumetti and Abcarian,Anal canal resurfacing in Anal stenosis,Chap. 41,pp 437-445,Zbar AP,Madoff RD,Wexner SD,eds. Reconstructive Surgery of the Rectum,Anus and Perineum Springer London 2013.

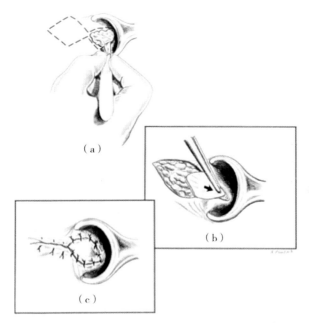

a 菱形皮瓣肛门成形术的切开线;b 将皮瓣带入伤口;c 缝合后的外观。

图 13.2　菱形皮瓣肛门成形术①

　　"U"形瓣最初被描述用于治疗伴有黏膜外翻的肛门狭窄[18]。切除覆盖括约肌的瘢痕,并在肛周皮肤上作一个"U"形切口,然后将全厚皮瓣游离至肛管内并将其缝合到位(图 13.3),供区保持开放。这种皮瓣的优点包括易于操作、适用于任何超过环周 50% 的严重狭窄,以及可以进行双侧操作。缺点是因为供区开放所以愈合时间更长。

　　房形瓣是矩形瓣和 Y-V 瓣[29]的组合。首先通过从齿状线到狭窄远端的切口来建立皮瓣。房形瓣"墙壁"的长度将等于该初始切口的长度(图 13.4)。皮瓣的"墙壁"应与初始切口平行且位于其侧方,且房形瓣的基底部和黏膜缺损等宽,但不应超过周长的 25%。房形瓣的"屋顶"大约和"墙壁"等长。然后游离皮瓣并关闭所有的缺损。房形瓣的优点包括这是一个血供良好且宽基的皮瓣,并且相对容易操作。在一项比较手术技术的随机试验中,对房形瓣的研究显示其在症状的临床改善方面要优于

---

① 图片来源:Fig. 41.2,Blumetti and Abcarian,Anal canal resurfacing in Anal stenosis,Chap. 41,pp 437-445,Zbar AP,Madoff RD,Wexner SD,eds. Reconstructive Surgery of the Rectum,Anus and Perineum Springer London 2013.

Y-V或菱形皮瓣[28]。缺点是该皮瓣需要更长的手术时间。此外，由于该皮瓣不超过25%的周长（如果双侧操作则是50%），对于累及大部分肛管的更严重病变就不太有用。

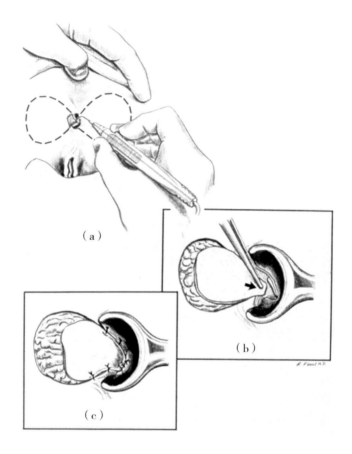

（a）

（b）

（c）

  a 双侧 U 形皮瓣肛门成形术切口的简略图；**b** 将完全游离的皮瓣带入伤口；**c** 将皮瓣缝合到位，供区侧方开放二期愈合。

图 13.3　U 形皮瓣肛门成形①

---

① 图片来源：Fig. 41.3，Blumetti and Abcarian，Anal canal resurfacing in Anal stenosis，Chap. 41，pp. 437-445，Zbar AP，Madoff RD，Wexner SD，eds. Reconstructive Surgery of the Rectum，Anus and Perineum Springer London 2013.

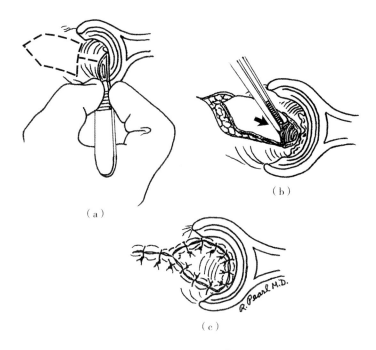

a 房形瓣的切口；**b** 游离的皮瓣进入肛管；**c** 缝合后的皮瓣。

图 13.4　房形皮瓣肛门成形术①

　　"S"形旋转皮瓣成形术最初被描述用于治疗与 Whitehead 痔切除术相关的狭窄和黏膜外翻[6-7]。主要包括环周切除瘢痕，然后以切除部分为中心建立"S"形皮瓣(图 13.5b)。皮瓣的基底部(与切除部分的侧方宽度相对应)应该长于皮瓣的高度，比在切口的中部测量的高度更长(图 13.5b)。游离全层皮瓣，将上部皮瓣(A)旋转并缝合在下方，而下部皮瓣(B)则缝合在上方，然后完全关闭伤口(图 13.5d)。该皮瓣旨在覆盖环周狭窄形成的巨大缺损，是上述皮瓣技术中最复杂的一种。作为旋转皮瓣，血供来自皮瓣的基底部，这使其处于张力、缺血或裂开的风险中[30-31]。这种技术通常用于其他手术治疗失败以后。

(2) 其他技术

　　轻/中度短段狭窄的患者，例如由吻合器痔固定术、吻合器经肛直肠切除术(STARR)、结肠肛管或回肠肛管吻合术所造成的，或有高手术风险的患者，可以选择行狭窄切开术伴或不伴狭窄成形术[2,32]。该技术包括在3～

①　图片来源：Fig. 41.4，Blumetti and Abcarian，Anal canal resurfacing in Anal stenosis，Chap. 41，pp. 437-445，Zbar AP，Madoff RD，Wexner SD，eds. Reconstructive Surgery of the Rectum，Anus and Perineum Springer London 2013.

4 个象限纵向切开狭窄，但不切断肌肉。切口可以保持开放以便愈合，或者做类似 Heineke‐Mikulicz 狭窄成形术的横向缝合。能够用这种技术成功治疗的狭窄似乎是累及黏膜型而非肛管皮肤型[2]。复发较为常见，扩张术可以作为辅助手段。如果狭窄切开/狭窄成形术失败，还可以做皮瓣手术。

一种利用圆形吻合器进行经肛再吻合的新技术已被描述用于吻合口狭窄的治疗。吻合器可以完全切除狭窄段，而且没有重做盆腔手术的并发症[33]。该技术包括扩张狭窄以将抵钉座置入狭窄段的近端，然后连接到吻合器并击发。如果狭窄非常严重或整个肠腔被闭塞，也可以通过近端造口将抵钉座置入[16]。该技术仅限于长度小于 1 cm 的短段狭窄[16]。

对于那些源自结肠或回肠肛管储袋的吻合口狭窄，如果其他手术失败，储袋推移联合再吻合术也是一种治疗选择。

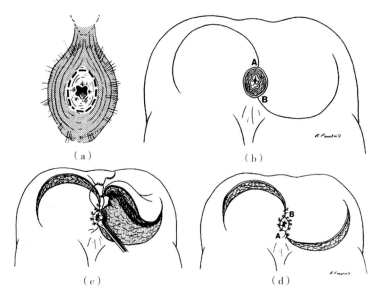

（a）　　　　　　　　　　　（b）

（c）　　　　　　　　　　　（d）

a 狭窄和黏膜外翻的切除线；**b** "S"‐成形术的切开线，从 A 到左侧边缘的距离是上部皮瓣的基底部，注意，该距离比皮瓣从上到下的高度长；**c** 显示下部皮瓣的游离，上部皮瓣已经完成；**d** 完成后的最终外观，注意，上部皮瓣（A）的尖端已经旋转并缝合到创面的下方，并且下部皮瓣（B）的尖端现在位于上方，供区保持开放，但也可以一期关闭。

图 13.5　"S"‐成形术[①]

---

① 图片来源：Fig. 41.5，Blumetti and Abcarian，Anal canal resurfacing in Anal stenosis，Chap. 41，pp. 437‐445，Zbar AP，Madoff RD，Wexner SD，eds. Reconstructive Surgery of the Rectum，Anus and Perineum Springer London 2013.

13.3 特殊考虑：儿童肛门狭窄

由先天性畸形所导致的肛门狭窄极为罕见。在儿童中，肛门狭窄最常见的原因是针对肛门闭锁或先天性巨结肠进行的拖出式/结肠肛管手术[16-17]。对这些患者进行预防性扩张以避免吻合口狭窄的形成[21,30,34]。Levitt 和 Pena 建议对这些儿童采用标准化方法进行扩肛[20]。术后 2 周开始进行扩肛，从能够与肛管舒适贴合的扩张器开始，由父母每天进行两次扩肛，每周增加扩张器的尺寸直至达到所需的大小。如果患者进行了结肠造口术，然后关闭了造口，在术后接下来的几个月内逐步减少扩肛的频率，这种扩肛可延长至 7 个月[20]。行预防性扩张后的狭窄率不尽相同，但可在 $5\% \sim 16\%$ 之间变化[35-36]。

在年龄较大的婴儿和儿童中，扩肛可能会给孩子和父母带来心理上的困扰，增加儿童患心理社会疾病的风险，并且会很严重[30,35]。扩张术新的辅助手段包括外用丝裂霉素 C，其被认为可减少成纤维细胞增殖并减少瘢痕形成。这已被证明在一项小型研究中获得成功[21]。

如果儿童发生狭窄，基本治疗方法是在手术治疗前进行扩肛[16]。一旦扩肛失败，则需要手术干预，上述任何手术方式都适用于儿童。对于那些罕见的患有先天性肛门狭窄的儿童，手术是一线治疗而 Y‑V 皮瓣是首选方案[30]。对于短环状狭窄，采用 Heineke‑Mikulicz[36]式进行狭窄成形术。菱形皮瓣肛门成形术已经在儿童中开展，提倡将其作为其他治疗失败后的二线手术方式[30]。作者还指出，该手术术后扩肛也更容易，有两名儿童不需要任何扩肛[30]。使用圆形吻合器的经肛再吻合术也已被描述用于儿童的治疗，可以采用和上述与成人类似的方式进行[16]。重做拖出式手术也可用于更长狭窄的治疗[36]。

13.4 手术治疗的选择

肛门狭窄不存在唯一的首选治疗方案，治疗方法取决于表 13.2 和 13.3 中所述的位置和严重程度，可以采用上述任意一种方案治疗。轻度至中度狭窄可采用非手术措施治疗，伴或不伴扩肛。如果这些保守措施失败，则通常使用皮瓣技术来治疗。手术方式的选择应根据患者的病情以及外科医生做某个手术时的舒适程度进行调整。

13.5 总结

肛门狭窄是一种复杂的疾病过程,通常发生在成人肛门直肠手术后,以及儿童的结肠肛管拖出式手术后。已有多种手术技术被描述用于肛门狭窄的治疗,但是没有一种手术是适用于所有患者的理想手术。因此外科医生应该熟悉各种手术方案,以便可以针对个体患者制定治疗方法。

参考文献:

[1] KHUBCHANDANI I T. Mucosal advancement anoplasty[J]. Diseases of the Colon & Rectum, 1985, 28(3): 194-196.

[2] SHAWKI S, COSTEDIO M. Anal fissure and stenosis[J]. Gastroenterology Clinics of North America, 2013, 42(4): 729-758.

[3] LIBERMAN H, THORSON A G. Anal stenosis[J]. The American Journal of Surgery, 2000, 179(4): 325-329.

[4] CAPLIN D A, KODNER I J. Repair of anal stricture and mucosal ectropion by simple flap procedures[J]. Diseases of the Colon & Rectum, 1986, 29(2): 92-94.

[5] ROSEN L. V-Y advancement for anal ectropion[J]. Diseases of the Colon & Rectum, 1986, 29(9): 596-598.

[6] FERGUSON J A. Repair of Whitehead deformity of the anus[J]. Surgery, Gynecology & Obstetrics, 1959, 108(1): 115-116.

[7] HUDSON T A. S-plasty repair of whitehead deformity of the anus[J]. Diseases of the Colon & Rectum, 1967, 10(1): 57-60.

[8] FAULCONER H T, FERGUSON J A. Anal S-plasty for "Whitehead deformity" [J]. Diseases of the Colon & Rectum, 1973, 16(5): 388-391.

[9] CHANGYUL O, ZINBERG J. Anoplasty for anal stricture[J]. Diseases of the Colon & Rectum, 1982, 25(8): 809-810.

[10] MARIA G, BRISINDA G, CIVELLO I M. Anoplasty for the treatment of anal stenosis[J]. The American Journal of Surgery, 1998, 175(2): 158-160.

[11] BONELLO J C. Who's afraid of the dentate line? The Whitehead hemorrhoidectomy[J]. The American Journal of Surgery, 1988, 156(3): 182-186.

[12] BRISINDA G, VANELLA S, CADEDDU F, et al. Surgical treatment of anal stenosis[J]. World Journal of Gastroenterology, 2009, 15(16): 1921.

[13] MILSOM J W, MAZIER W P. Classification and management of postsurgical anal stenosis[J]. Surgery, Gynecology & Obstetrics, 1986, 163(1): 60-64.

[14] SAGAR P M, PEMBERTON J H. Intraoperative, postoperative and reoperative problems with ileoanal pouches[J]. British Journal of Surgery, 2012, 99(4): 454-468.

[15] KUMAR A. Anterior resection for rectal carcinoma-risk factors for anastomotic leaks and strictures[J]. World Journal of Gastroenterology, 2011, 17(11): 1475.

[16] COUTO R A, ZEQUEIRA J J, VICENTE H L. Recalcitrant coloanal strictures in children managed by transanal circular stapled reanastomosis[J]. Journal of Pediatric Surgery, 2014, 49(11): 1686-1688.

[17] SHIMADA S, MATSUDA M, UNO K, et al. A new device for the treatment of coloproctostomic stricture after double stapling anastomoses[J]. Annals of Surgery, 1996, 224(5): 603-608.

[18] PEARL R K, HOOKS V H, ABCARIAN H, et al. Island flap anoplasty for the treatment of anal stricture and mucosal ectropion[J]. Diseases of the Colon & Rectum, 1990, 33(7): 581-583.

[19] KATDARE M V, RICCIARDI R. Anal stenosis[J]. Surgical Clinics of North America, 2010, 90(1): 137-145.

[20] LEVITT M A, PENA A. Operative management of anomalies in males[M]// Anorectal Malformations in Children. Berlin, Heidelberg: Springer Berlin Heidelberg, : 295-302.

[21] MUELLER C M, BEAUNOYER M, ST-VIL D. Topical mitomycin-C for the treatment of anal stricture[J]. Journal of Pediatric Surgery, 2010, 45(1): 241-244.

[22] DIETZ D W. Postoperative complications[M]//The ASCRS Textbook of Colon and Rectal Surgery. New York, NY: Springer New York, 2011: 157-173.

[23] KANELLOS I, BLOUHOS K, DEMETRIADES H, et al. Pneumomediastinum after dilatation of anal stricture following stapled hemorrhoidopexy[J]. Techniques in Coloproctology, 2004, 8(3): 185-187.

[24] MACDONALD A, SMITH A, MCNEILL A D, et al. Manual dilatation of the anus[J]. British Journal of Surgery, 1992, 79(12): 1381-1382.

[25] RAKHMANINE M, ROSEN L, KHUBCHANDANI I, et al. Lateral mucosal advancement anoplasty for anal stricture[J]. The British Journal of Surgery, 2002, 89(11): 1423-1424.

[26] GINGOLD B S, ARVANITIS M. Y-V anoplasty for treatment of anal stricture[J]. Surgery, Gynecology & Obstetrics, 1986, 162(3): 241-242.

[27] ANGELCHIK P D, HARMS B A, STARLING J R. Repair of anal stricture

and mucosal ectropion with Y-V or pedicle flap anoplasty[J]. The American Journal of Surgery, 1993, 166(1): 55-59.

[28] FARID M, YOUSSEF M, EL NAKEEB A, et al. Comparative study of the house advancement flap, rhomboid flap, and Y-V anoplasty in treatment of anal stenosis: a prospective randomized study[J]. Diseases of the Colon & Rectum, 2010, 53(5): 790-797.

[29] CHRISTENSEN M A, PITSCH R M Jr, CALI R L, et al. "House" advancement pedicle flap for anal stenosis[J]. Diseases of the Colon & Rectum, 1992, 35(2): 201-203.

[30] ANDERSON K D, NEWMAN K D, BOND S J, et al. Diamond flap anoplasty in infants and children with an intractable anal stricture[J]. Journal of Pediatric Surgery, 1994, 29(9): 1253-1257.

[31] GONZÁLEZ A R, DE OLIVEIRA O, VERZARO R, et al. Anoplasty for stenosis and other anorectal defects[J]. The American Surgeon, 1995, 61(6): 526-529.

[32] GUERRA F, CROCETTI D, GIULIANI G, et al. Surgery for anorectal strictures following stapled procedures[J]. Colorectal Disease, 2015, 17(3): 266-268.

[33] REES J R E, CARNEY L, GILL T S, et al. Management of recurrent anastomotic stricture and iatrogenic stenosis by circular stapler[J]. Diseases of the Colon & Rectum, 2004, 47(6): 944-947.

[34] MORANDI A, DI CESARE A, LEVA E, et al. The practice of anal dilations following anorectal reconstruction in patients with anorectal malformations: an international survey[J]. European Journal of Pediatric Surgery, 2016, 26(6): 500-507.

[35] JENETZKY E, RECKIN S, SCHMIEDEKE E, et al. Practice of dilatation after surgical correction in anorectal malformations[J]. Pediatric Surgery International, 2012, 28(11): 1095-1099.

[36] LEVITT M A, PENA A. Complications after the treatment of anorectal malformations and redo operations[M]//Anorectal Malformations in Children. Berlin, Heidelberg: Springer Berlin Heidelberg, 2006: 319-326.

14

直肠后(骶前)囊肿

Kristen Donohue and Nell Maloney Patel[①]

姚一博 译　贝绍生 校[②]

14.1　概述

直肠后/骶前是一个潜在的腔隙,可能包含各种罕见的肿瘤,其发病率为 $0.0025\%\sim0.015\%$[1]。来自接受转诊患者的大型医学中心的数据,每4万名住院患者中只有1例被诊断为直肠后/骶前肿瘤[2]。其中最常见的是良性发育的囊性病变,约占 $55\%\sim81\%$[2-4]。这类肿瘤往往在进展期或侵犯到邻近脏器时才会表现出症状。由于它们生长过程无症状,往往因未能作出正确的诊断而被误诊误治。本章探讨这一类罕见肿瘤的诊断、手术治疗以及并发症的处理,包括直肠后间隙的解剖学、鉴别诊断和胚胎学。

14.2　解剖结构

直肠后间隙前临直肠后壁、后临骶前筋膜,下界是肛提肌,上界延伸

---

①　K・Donohue・N. Maloney Patel：Department of Surgery，Rutgers：Robert Wood Johnson Medical School，New Brunswick，NJ，USA；e-mail：Malonene@rwjms. rutgers. edu
© Springer International Publishing AG 2017：H. Abcarian et al. (eds.)，*Complications of Anorectal Surgery*，DOI 10. 1007/978-3-319-48406-8_14
②　姚一博：上海中医药大学附属龙华医院副主任医师
贝绍生：中国中医科学院广安门医院主任医师

到腹膜反折(图 14.1),外侧是输尿管和髂血管(图 14.2)。在胚胎发育早期,这个间隙包含所有三个胚层,可能有不同类型的肿瘤发育。这个间隙存在许多重要的血管和神经结构,包括腹下神经、骶神经根、骶正中动脉、直肠上动脉、直肠中动脉和淋巴系统[5],这个区域有潜在的手术风险。直肠后肿瘤的血供来源于骶正中动脉和髂内动脉发出的滋养血管,周围较小的血管也为肿瘤提供血运[5]。

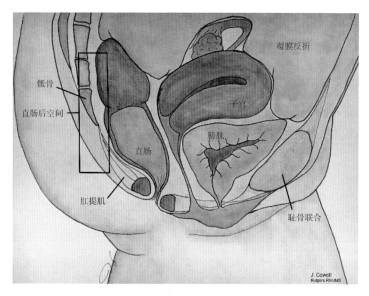

图 14.1 直肠后间隙的边界

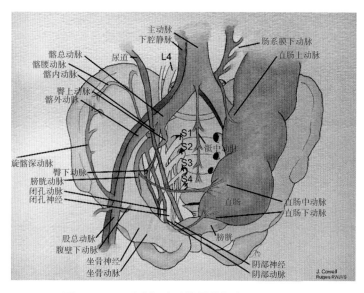

图 14.2 肠系膜切除后的骨盆解剖及周围结构

14.3　鉴别诊断与分类

早期的直肠后间隙的病变大致可分为四个类型：先天性或后天性，良性或者恶性[6]。一些研究者指出，同一分类的肿瘤虽然具有不同的病理类型，但却具有相似的临床表现、诊断、治疗和预后[6]。经典的分类将直肠后间隙的病变分为先天性、神经源性、骨性和混合性[7]。见表14.1。

表 14.1　直肠后肿瘤的分类

类型	良性	恶性
先天的	表皮样囊肿	脊索瘤
	皮样囊肿	畸胎癌
	骶前脊膜膨出	
	肠源性囊肿	
	尾肠囊肿(囊性错构瘤)	
	畸胎瘤	
神经源性的	节细胞神经瘤	室管膜瘤
	神经纤维瘤	神经母细胞瘤
	神经鞘瘤	神经纤维肉瘤
	许旺氏细胞瘤	神经节成神经细胞瘤
骨源性的	骨囊肿	骨肉瘤
	软骨瘤	尤文氏肉瘤
	骨软骨瘤	软骨黏液肉瘤
	骨瘤	骨髓瘤
	巨细胞瘤	软骨肉瘤
多样性的(包括炎症性的)	异物性肉芽肿	硬纤维瘤(局部侵袭性)
	脓肿/肛瘘	淋巴瘤
	血管黏液瘤	血管肉瘤
	平滑肌瘤	软组织肉瘤
	血管瘤	类癌
		转移瘤

参考自：Uhlig and Johnson[7]，Lev—Chelouche et al.[6]，and Szmulowicz and Hull[8]

14.3.1 发育性囊肿

大多数直肠后间隙肿瘤和骶前肿瘤是先天性囊性病变,也称为发育性囊肿,起源于发育异常,如胚胎残留、胚胎隔离或中线融合缺陷[9]。其中包括表皮样囊肿、皮样囊肿、肠源性囊肿、尾肠囊肿和畸胎瘤,约占 $55\% \sim 81\%$[2]。

表皮样囊肿和皮样囊肿均因外胚层闭合不全或缺损而形成,不同之处在于表皮样囊肿内有皮肤附属结构,而皮样囊肿内仅含有鳞状细胞[5,10]。它们通常都是良性的、界限清楚的病变,可以与皮肤相连,可能与肛隐窝有关。Abel 报道说,多达三分之一的囊肿易感染[11]。这增加了诊断的复杂性,可能会与直肠周围脓肿混淆,患者在明确诊断前往往已经接受过多种治疗[10,12]。

肠源性囊肿起源于内胚层,通常表现为多小叶囊肿,具有多种上皮成分。虽然主要是良性病变,但也有恶性病变被报道于直肠重复畸形[13]。尾肠囊肿或错构瘤也是多囊性的,内含有多种上皮细胞。

畸胎瘤由多能细胞衍生而来,包括三个生殖细胞层,根据其内容物的分化程度,可分为未成熟、成熟和恶性。畸胎瘤在儿童中更为常见,成人的发病率为 $3\%_0 \sim 4.3\%_0$[14-16],多达 50% 的病例可发生恶变[17]。

14.3.2 恶性肿瘤

据报道,恶性直肠后肿瘤约占 $8.7\% \sim 50\%$[7,18-19]。恶性肿瘤常见于男性,约 86% 的直肠后恶性肿瘤患者是男性[20],也有报道显示恶性肿瘤的发病率与性别无关[7,12]。囊性肿块很少被发现是恶性的(约 10%),而实质性肿块的恶性率高达 60%[12]。脊索瘤是最常见的直肠后恶性肿瘤,由中胚层脊索发展而来。

14.3.3 其他类型

骶前脊髓膜膨出也可出现在骶前间隙,这一类先天性囊性病变是脊髓的硬网膜和蛛网膜通过缺损的骶骨向外膨出形成的,可能与其他先天性变异有关。肿瘤与硬膜下空间直接相连,应避免进行肿物穿刺或者污染脑脊液,这会有并发脑膜炎的风险。

神经源性和骨性肿瘤也可位于直肠后间隙,包括炎性包块和其他部位转移性包块(表 14.1)。骨肿瘤常出现骶骨骨质破坏,可以通过影像学鉴别。

14.4 诊断与术前准备

骶前肿瘤常因无特异性症状而难以被诊断,许多是在盆腔或妇科检查时偶然被发现的。良性病变在女性中更为常见,由于育龄期女性比男性更常接受盆腔和直肠检查;恶性病变无明显性别差异[7,12]。

据报道,患者最常见的症状是长期存在的钝痛且定位不清。这种疼痛与恶性肿瘤的关联比良性肿瘤密切(88% 相对 39%)[2]。文献报道的其他症状还包括阴道分泌物、便秘、二便失禁、性功能障碍、四肢无力、会阴压迫或直肠出血[21-23]。这些模糊的症状和表现往往会导致误诊,常被误诊为肛周脓肿、肛瘘的术后疼痛、藏毛窦、骶前脓肿、产后疼痛和心理性疼痛[12]。据报道,误诊患者的平均症状持续时间长达 4.9 年,为了诊断或治疗疾病,患者平均接受了 4.7 次手术[12]。

针对此类患者,应详细询问病史,完善体格检查,仔细检查骶神经、肛门后凹陷、骶尾骨区域是否充盈,还应该进行直肠指诊,35%～97%的患者在指诊中可以发现病变[2,20];也可以进行乙状结肠镜检查以确定是否侵袭直肠壁。对于进行过多次引流手术、复发性感染或有上述体检结果提示的患者,应高度怀疑。

近年来,影像学推动了这类疾病的诊断和治疗。CT 和 MRI 是最常用的方法,据报道,这两种方法对直肠后肿瘤诊断的敏感性达 100%[20](图 14.3)。影像可以判断病变是囊性还是实质性,与周围结构的关系和肿瘤的边界。虽然影像学有助于选择手术入路,但往往不足以进行诊断。

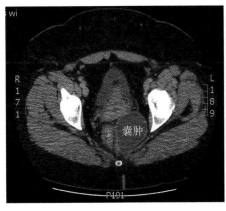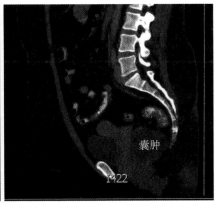

图 14.3 囊性错构瘤的 CT 成像(轴位;矢状位)

在一项已报道的研究中,仅有 15% 的病例通过 CT 做出正确诊断,67% 通过 MRI 能够诊断明确[24](图 14.4)。在这些患者中,49% 的患者不能仅凭影像学检查进行诊断,其中 35% 的患者最终病理诊断为恶性肿瘤[24]。据报道,经直肠超声和直肠镜联合使用,对直肠后肿瘤检出灵敏度为 100%[12,20]。

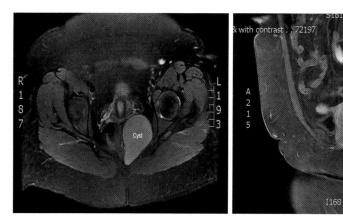

图 14.4　直肠后尾肠囊肿的 MRI 表现(T2 加权轴位;T2 加权矢状位)

14.5　术前组织活检

在文献中,直肠后肿物术前活检的作用一直存在争议。较早文献报道了显著的高风险,包括病变组织播散导致复发率增加、感染风险增加,以及对肛尾韧带、骶前神经和交感神经节、肠、膀胱、血管、子宫和附件等周围结构的损伤[25]。随着高分辨率 CT 引导下活检技术的发展应用,降低了活检的风险,部分研究显示并发症也较少出现。其中一项研究报道了对 73 名患者进行了 76 次活检,只有 2 例出现并发症(均为无临床后遗症的血肿)[24]。术前活检提示 96% 的敏感性,100% 的特异性,并且有91% 的最终病理学相关性,推翻了 29% 的患者仅基于影像学的诊断[24]。在另一项 39 例恶性肿瘤患者活检的报道中,没有出现并发症[23]。

此外,在手术切除前获得组织诊断的重要性在于可能改变治疗方法,通过术前放疗、化疗或两者同时进行可以更好地治疗一些实体瘤。缩小一个盆腔内大肿块可以减少手术风险从而减少潜在的手术并发症。Messick 等人对 32% 的患者进行了术前活检,未报道并发症,其中 5 例患者因活检结果而改变了治疗方案[4]。他们还报道,与先前病例相比,尽管增加了术前活检,局部复发率却没有变化(良性 21%,恶性 41%)。其他作者提倡,应该为那些似乎无法切除的肿瘤保留术前活检,以便帮助规划辅助治疗方案[20]。

活检在单纯囊性病变中几乎没有作用,因为其中许多病变是良性的,即使有恶性,治疗方法也不会改变。然而,经直肠和经阴道活检会增加感染的风险,因此也应避免这些途径[10]。最后,如果活检恶性肿瘤,可以切除肿瘤。因此,活检方法应被纳入手术计划[10]。

14.6 手术治疗

所有直肠后肿瘤均应手术切除,但某些特定的恶性肿瘤除外,如尤文氏肉瘤、硬纤维瘤、骨肉瘤或神经纤维肉瘤等,均可从术前放疗或化疗中获益[26]。所有其他肿瘤都应该切除,因为即使是影像或者活检诊断为良性病变,也可能发生恶变[2]。此外,大约 1/3 的囊性病变会随着时间的推移而发生感染,从而增加手术切除的难度,并会因组织发炎出现并发症[11],一旦感染,在这种病例中报道的复发率高达 30%[2]。再者,前脑脊髓膜膨出如果感染会引发脑膜炎,存在生命危险;所有育龄妇女都应切除直肠后肿瘤,因为它们有可能阻塞阴道并在分娩时引起难产[7,27-28]。

14.7 手术入路

术前评估肿瘤的范围、邻近组织的受累,以及与骶骨的关系,对决定手术方式十分重要。大多数学者还主张术前肠道准备,以避免意外穿破直肠引起感染等并发症。手术入路取决于肿瘤与骶骨的关系。

低位肿瘤,如直肠指检中可以触及肿块的最顶端,应采用后侧入路或会阴入路[19](图 14.5)。这种方法对感染的囊肿也很有用。有些人提倡在手术切除前通过 CT 引导引流感染的囊肿,在急性炎症消退后再进行明确的切除术[29]。尾骨旁手术切口,可以切除尾骨。值得注意的是,这种入路很难避开血管,如果肿瘤向上延伸并且超过可控范围,则可能需要转开腹手术以控制出血。

如果肿瘤扩展到 S3 水平以上,则提倡采用腹骶联合入路。这种方法主要可以避开髂血管,以及术中从肿瘤前侧识别输尿管和直肠,同时也可以将肿块从骶骨后方的血供较少处切除。

如果整个肿瘤位于或高于 S4[12] 水平则首选经腹入路,尽管一些作者报道说 S3 水平是他们的临界值[9]。近年来一些病例报道描述了腹腔镜治疗方法,术中能够更清晰地看见骨盆深层解剖结构[30]。

最后,经肛门入路很少用于切除这些病变。据报道,以这种入路可用于切除尾肠囊肿或囊性错构瘤,没有并发症或复发的报道[31-33]。一组报道采用了这种方法治疗 11 例患者,其中只有 1 例出现骶前脓肿的并发症[3]。但其他学者认为这种方法只适用于预防性切除直肠病变,以及小的表皮样囊肿和皮样囊肿,术中视野不清楚可能导致不能彻底切除病变组织[5]。

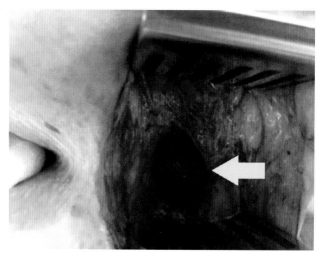

图 14.5　术中"Kratske"入路显示尾肠囊肿(箭头示囊肿)

14.8　并发症

14.8.1　术前并发症

迄今为止的研究表明,这种异质性肿瘤在确诊前往往会面临许多并发症。术前患者面临着漏诊误诊、感染、复发和先前良性病变恶变的风险。由于存在出血、周围结构损伤、肿瘤组织或感染组织扩散的风险,组织活检仍然存在争议。

14.8.2　术中及术后并发症

手术治疗的并发症发生率在报道的文献中有所不同,最严重的术中和术后并发症包括出血、感染、直肠穿孔和切除不完全/复发,其他常见的并发症包括肠和膀胱功能障碍(失禁、尿潴留)、性功能障碍、输尿管损伤、盆底功能障碍、神经系统症状,以及各种其他常见的并发症,如深静脉血栓形成、肺炎和肠梗阻(表 14.2)。表 14.2 列出了已报道的并发症数据以及从大量病例中分析肿瘤切除术出血的原因。

表 14.2　各种直肠后肿瘤手术术中及术后并发症

报道人	例数	死亡率	复发率	出血	感染	直肠损伤	肠道或膀胱损伤	性交	神经损伤	其他
Localio等人[22]	20	1(5%)(败血症)	12(60%)	4(20%) 4(>1 500 mL)	1(5%) 尿毒症 创伤 死亡	0	6(30%) 5 UR 1 UI	0	2(10%) 2 LE 肌无力	0
Cody等人[23]	27	1(3.7%)(出血MI)	8(30%)	4(15%) 1 MI/死亡 1 re-op 2 血肿	0	0	3(11N%) 3 UR	0	1(3.7%) 1 足下垂	1(3.7%) 1 SBO
Jao 等人[2]	102	0	48(47%)	4(4%)	15(15%) 11 创伤 3 脓肿 1 肛瘘	0	22(22%) 15 UR 7 FI	0	7(7%) 7 烦躁	0
Pidala等人[3]	14	0	2(14%)	0	1(7%) 1 脓肿	1(7%)	0	0	0	0
Lev-Chelouche等人[6]	42	0	28(67%)	11(26%) 10 输血 1 血肿	7(17%) 5 创伤 2 脓肿	3(7%)	2(5%) 2 UR	0	1(2%) 1 LE 肌无力	4(10%) 1 UTI 1 PNA 1 SBO 1 DVT
Glasgow等人[20]	34	0	7(21%)	2(6%) 2 再次手术	1(3%) 1 创伤	0	0	2(6%) 2 阳痿	0	2(6%) 1 MI 1 UI
Buchs等人[34]	16	0	1(6%)	0	0	0	0	0	0	1(6%) 1 PE
Canelles等人[35]	20	0	5(25%)	0	2(10%) 1 创面 1 吻合口	0	0	0	1(5%) 1 LE 痛	2(10%) 2 血肿
Woodfield等人[9]	27	0	9(33%)	5(19%) 5 输血	3(11%) 3 创面	0	0	0	0	1(4%) 1 PTX

（续表）

报道人	例数	死亡率	复发率	出血	感染	直肠损伤	肠道或膀胱损伤	性交	神经损伤	其他
Mathis 等人[36]	31	0	8 (26%)[a]	NR	2 (6%) 2 创面	NR	NR	1 (3%)	NR	2 (6%) 2 PF
Lin 等人[37]	62	0	9 (14.5%)	3 (5%) 3 (>800 mL) (输血)	3 (5%) 3 骶骨前间隙	3 (5%)	0	0	0	0
Messick 等人[4]	45	0	10 (22%)	5 (11%)	3 (7%) 1 创面 2 盆底脓肿	0	0	0	0	2 (4%) 1 CSF 1 C Diff
Patsouras 等人[38]	17	0	6 (35%)	0	3 (18%) 3 创面	3(18%)	0	0	0	0
总体结果	457	2 (0.4%)	153 (33%)	50 (10.9%)	48 (10.5%)	10 (2.2%)	33 (7.2%)	3 (0.7%)	12 (2.6%)	15 (3.3%)

改编自 Szmulowicz、Hull[8]等人的报道

UR 尿潴留；UI 尿失禁；LE 下肢；MI 心梗；SBO 小肠梗阻；IR 腺体切除；UTI 尿路感染；PNA 肺炎；DVT 深静脉血栓；UI 尿路损伤；PE 肺栓塞；PTX 气胸；NR 未报道；PF 盆底功能障碍；CSF 脑脊液漏；C Diff 艰难梭菌

[a]8 例为文中有报道，但仅有 5 篇文章提及

　　这些诊断和手术方法的研究涵盖了很长的时间跨度（1964—2013年）。一些研究仅包括良性囊性病变，而其他一些包括所有直肠后肿瘤。总体而言，上述研究共纳入病例 457 例，这些文献中较大的病例系列报道的发病率范围从 6% 到 67% 不等，所有的研究中平均发病率为 33%。直肠后肿瘤切除术的死亡率很低（0.4%），并且在 1981 年后降至 0。也可能是由于病灶的范围大，恶性肿瘤的并发症较良性肿瘤更常见，两者在手术入路上无差异[18]。此外，由于前期的手术史，周围组织纤维化导致解剖结构改变，使得复发性肿瘤在手术方式的选择上更为困难[39]。

（1）出血

　　在所有的并发症中，出血的发生率最高，在上述文献中，出血的发生率平均为 10.9%，范围为 0~26% 不等。许多作者讨论了这些手术过程中出现严重失血的可能性。

　　增加出血的危险因素包括先前的放疗、血管肿瘤、骶骨切除术[26]、肿瘤

与骶前神经丛的粘连[14]。据报道,血管肿瘤的术前血管栓塞有助于减少术中失血,但这不是常规的[40]。许多作者提倡经腹入路可以更好地避开血管,以减少手术失血;然而,有些人报道从后侧入路出血的发生率更低[18],这可能是由于适合后入路的肿块通常比适合前入路肿瘤小且多为良性。

某些情况下可能需要更积极的方法来预防出血。一项研究报道了3名脊索瘤患者,他们的大致失血量(EBL)约为5 L。接下来的5名患者采用了可以避开髂血管的腹骶入路手术,其中4/5的患者的EBL下降到400~1 500 mL[22]。许多学者还主张在肿瘤一侧结扎髂内血管,必要时结扎骶中动脉和静脉,以控制失血[23,41]。与钝性剥离相反,锐性分离能最大限度地减少手术失血[37]。

(2) 直肠损伤/穿孔

直肠损伤或穿孔是一种非常罕见的并发症,仅在表14.2的457例病例中报道了2.2%。此外,许多肿瘤可能是附着于直肠的或曾经通过直肠引流,这使进入直肠成为不可避免的。正因如此,大多数作者提倡对所有接受直肠后肿瘤手术的患者进行肠道准备[2,12,34]。

为了更好地识别肿块与直肠壁的关系,建议术前应用直肠内超声(ERUS)和肠镜检查[12,42],MRI可以显示肿瘤与周围组织结构之间的关系[14]。使用后侧入路的方法可能很难区分肛提肌和直肠。对于用这种方式处理小的囊性病变,可以戴上手套伸入直肠,将肿块往上递送,以便暴露在视野下进行操作[39,43]。在囊肿和直肠之间平面使用稀释的肾上腺素溶液浸润可方便剥离。

如果发生直肠损伤,可以先进行修复,或切除该段直肠并进行吻合;是否做预防性造口取决于患者的整体营养和健康状况等因素[3,37]。因此,所有的患者在骶前肿瘤切除术前都应被告知结肠造口的可能。

(3) 感染

在上述文献回顾中,10.5%的患者出现局部感染的并发症,包括伤口感染、脓肿、瘘管、伤口破裂。这在很大程度上是由于肿块本身的高感染率,高达1/3的先天性囊性病曾被感染。作者主张在术前进行感染灶的引流[11]。此外,尽管对此类病变的活检仍然存在争议,但仍应谨慎地避免经直肠或经阴道活检以预防活检中的播种风险[10]。最后,避免直肠损伤可以预防伤口和盆腔感染。

(4) 切除不完整/复发

对于良性和恶性的直肠后肿瘤,复发是常见的,但手术完整切除病变可改善预后[26,44]。在表14.3中,我们回顾了所有病例中良性和恶性肿瘤的复发率。这些研究显示,良性肿瘤的复发率为5%~15%,而恶性肿瘤的复发率要高得多,从 6% 到 100% 不等。总体复发率为 23.8%。脊索瘤是直肠后最常见的恶性肿瘤,报道的复发率为 40%～100%[6,8]。一位作者报道说,部分切除的恶性肿瘤 100% 会复发,而良性肿物切缘阳性的,仅 1 例复发。

表 14.3　直肠后肿瘤复发率统计

n/%

作者与文献来源	良 性	恶 性	总 计
Localio 等人[22]	0/9(0)	5/11(45)	5(25)
Cody 等人[23]			13(48)
Jao 等人[2]	10/66(15)	18/21 恶性(86) 20/30 脊索瘤(67)	48(41)
Pidala 等人[3]	1(7) 不完整的切除		1(7)
Lev - Chelouche 等人[6]	0/18(0)	12/24(50)	12(29)
Glasgow 等人[20]	0/26(0)	8/8(100)	8(24)
Buchs 等人[34]	a	1(6) 不完整的切除	1(6)
Canelles 等人[35]	1/15(6.7)	2/5(40) 不完整的切除	2(20)
Woodfield 等人[9]	1/20(5)	2/7(28.5)	3(11)
Mathis 等人[36]	NR	NR	1(3)
Lin 等人[37]	4/48(8.3)	3/14(21)	7(11)
Messick 等人[4]	4/36(11)	5/9(56)	9(20)
Patsouras 等人[38]	1/17(5.8)	1(6)	1(6)
总计			109(23.8)

a 未见报道该病例的病理学情况

以前的文献认为尾骨切除可以防止复发,特别是脊索瘤;然而,后来的研究显示,尾骨切除术后的复发情况并无差异[2,22]。有学者认为,只有当肿瘤累及尾骨,或为了更好地暴露时才行尾骨切除。完全切除是治疗恶性肿瘤的基础,因为大多数恶性肿瘤对辅助治疗反应不佳。有报道对未完全切除的恶性肿瘤进行放疗的辅助治疗,但没有强有力的数据证明其会对这部分患者的生存有益[10]。

对于可进行再次手术治疗的复发性疾病,通常会进行再切除,但由于解剖结构被破坏,再次手术要困难得多[39](图 14.6)。

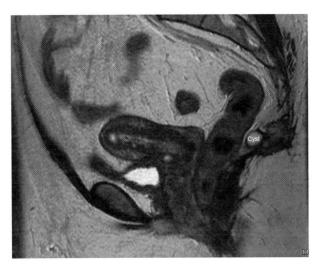

图 14.6　复发性直肠后肿瘤的 MRI 表现(矢状位 T2 加权像,囊肿呈高信号)

(5)肠道、膀胱功能障碍,性功能障碍及神经损伤

任何直肠后肿瘤切除后都可能伴有神经后遗症。膀胱排尿功能障碍的发生率约为 7.2%,较常见的并发症为尿潴留。然而,近年来这种并发症的报道有所减少(表 14.2)。直肠后肿瘤切除术常造成腹、盆腔神经丛损伤[37]。文献报道排尿障碍发生率为 7%~70%,性功能障碍发生率为 25%~100%[37,45]。表 14.2 的 457 例中,仅 3 例(0.7%)出现性功能障碍。

神经系统后遗症的一个重要标志是肿瘤累及椎体 S2/S3 水平。在 S2 椎体中段受累的患者中,泌尿系统症状增加,需要自置管或留置导尿导管[22]。尽管可能性比较小,但大便失禁也是可能的。为避免损伤肛门括约肌,保护控便能力,远端良性肿瘤可选择括约肌间切除术[34]。这种入路也可以避开骶神经以避免尿潴留[34,46]。表 14.2 中,报道了有 2.6% 的患者存在下肢神经功能紊乱,包括无力、脚下垂和运动障碍(表 14.3)。为了预防神经系统后遗症,在接近 S2/S3 水平时需更谨慎,在骶骨解剖前,最好先暴露坐骨神经干[9,23],这确保了保护一侧或双侧的能力,尽量减少术中损伤。

14.9　总结

直肠后肿块仍然是一种罕见而多样化的肿瘤。正确的诊断对于准确及时的治疗、避免早期并发症（例如感染）和不必要的活检、避免恶性肿瘤的播散至关重要。避免术前囊性病变的活检，特别是经阴道或经直肠活检，有助于避免感染性的并发症。根据肿块的位置和特点选择最佳的手术方法，可以方便肿块、血管和周围结构的暴露。手术并发症很少见，死亡率也很低，并发症包括出血、感染、直肠损伤、复发和神经后遗症等。为了避免损伤，必须注意周围的神经、血管、直肠、输尿管和骶骨等结构。为了更好地治疗此类疾病，多团队协作可能是必要的。不幸的是，这类肿瘤的常见并发症是复发，并且有效的辅助治疗方法很少，而完整的镜下切缘阴性切除可以使复发率降到最低。

参考文献：

［1］BOHM B，MILSOM J W，FAZIO V W，et al. Our approach to the management of congenital presacral tumors in adults［J］. International Journal of Colorectal Disease，1993，8(3)：134-138.

［2］JAO S W，BEART R W，SPENCER R J，et al. Retrorectal tumors. Mayo Clinic experience，1960-1979［J］. Diseases of the Colon and Rectum，1985，28(9)：644-652.

［3］PIDALA M J，EISENSTAT T E，RUBIN R J，et al. Presacral cysts：transrectal excision in select patients［J］. The American Surgeon，1999，65(2)：112-115.

［4］MESSICK C A，LONDONO J M R，HULL T. Presacral tumors：how do they compare in pediatric and adult patients？［J］. Polski Przeglad Chirurgiczny，2013，85(5)：253-261.

［5］HANNON J，SUBRAMONY C，SCOTT-CONNER C E. Benign retrorectal tumors in adults：the choice of operative approach［J］. The American Surgeon，1994，60(4)：267-272.

［6］LEV-CHELOUCHE D，GUTMAN M，GOLDMAN G，et al. Presacral tumors：a practical classification and treatment of a unique and heterogenous group of diseases［J］. Surgery，2003，133(5)：473-478.

［7］UHLIG B E，JOHNSON R L. Presacral tumors and cysts in adults［J］. Diseases of the Colon & Rectum，1975，18(7)：581-596.

［8］SZMULOWICZ U M，HULL T L. Retrorectal tumors［M］//Reconstructive Surgery of the Rectum, Anus and Perineum. London：Springer London，2012：517-549.

［9］WOODFIELD J C，CHALMERS A G，PHILLIPS N，et al. Algorithms for the surgical management of retrorectal tumours［J］. British Journal of Surgery，2008，95(2)：214-221.

[10] DOZOIS E J, JACOFSKY D J, DOZOIS R R. Presacral tumors[M]//The ASCRS Textbook of Colon and Rectal Surgery. New York, NY: Springer New York, 2007: 501-514.

[11] ABEL M E, NELSON R, PRASAD M L, et al. Parasacrococcygeal approach for the resection of retrorectal developmental cysts[J]. Diseases of the Colon & Rectum, 1985, 28(10): 855-858.

[12] SINGER M A, CINTRON J R, MARTZ J E, et al. Retrorectal cyst: a rare tumor frequently misdiagnosed [J]. Journal of the American College of Surgeons, 2003, 196(6): 880-886.

[13] SPRINGALL R G, GRIFFITHS J D. Malignant change in rectal duplication[J]. Journal of the Royal Society of Medicine, 1990, 83(3): 185-187.

[14] GHOSH J, EGLINTON T, FRIZELLE F A, et al. Presacral tumours in adults [J]. The Surgeon, 2007, 5(1): 31-38.

[15] BULL J, YEH K A, MCDONNELL D, et al. Mature presacral teratoma in an adult male: a case report[J]. The American Surgeon, 1999, 65(6): 586-591.

[16] NG E W, PORCU P, LOEHRER P J. Sacrococcygeal teratoma in adults: case reports and a review of the literature[J]. Cancer, 1999, 86(7): 1198-1202.

[17] WALDHAUSEN J A, KOLMAN J W, VELLIOS F, et al. Sacrococcygeal teratoma[J]. Surgery, 1963, 54: 933-949.

[18] SPENCER R J, JACKMAN R J. Surgical management of precoccygeal cysts [J]. Surgery, Gynecology & Obstetrics, 1962, 115: 449-452.

[19] GUILLEM P, ERNST O, HERJEAN M, et al. Tumeurs rétrorectales: intérêt de la voie abdominale isolée[J]. Annales De Chirurgie, 2001, 126(2): 138-142.

[20] GLASGOW S C, BIRNBAUM E H, LOWNEY J K, et al. Retrorectal tumors: a diagnostic and therapeutic challenge[J]. Diseases of the Colon & Rectum, 2005, 48(8): 1581-1587.

[21] SIMPSON P J, WISE K B, MERCHEA A, et al. Surgical outcomes in adults with benign and malignant sacrococcygeal teratoma[J]. Diseases of the Colon & Rectum, 2014, 57(7): 851-857.

[22] LOCALIO S A, ENG K, RANSON J H. Abdominosacral approach for retrorectal tumors[J]. Annals of Surgery, 1980, 191(5): 555-560.

[23] CODY H S, MARCOVE R C, QUAN S H. Malignant retrorectal tumors: 28 years' experience at memorial Sloan-Kettering cancer center[J]. Diseases of the Colon & Rectum, 1981, 24(7): 501-506.

[24] MERCHEA A, LARSON D W, HUBNER M, et al. The value of preoperative biopsy in the management of solid presacral tumors[J]. Diseases of the Colon & Rectum, 2013, 56(6): 756-760.

[25] GUPTA S, NGUYEN H L, MORELLO F A Jr, et al. Various approaches for

CT-guided percutaneous biopsy of deep pelvic lesions: anatomic and technical considerations[J]. RadioGraphics, 2004, 24(1): 175-189.

[26] CHURCH J M, RAUDKIVI P J, HILL G L. The surgical anatomy of the rectum: a review with particular relevance to the hazards of rectal mobilisation [J]. International Journal of Colorectal Disease, 1987, 2(3): 158-166.

[27] HOBSON K G, GHAEMMAGHAMI V, ROE J P, et al. Tumors of the retrorectal space [J]. Diseases of the Colon & Rectum, 2005, 48 (10): 1964-1974.

[28] SOBRADO C W, MESTER M, SIMONSEN O S, et al. Retrorectal tumors complicating pregnancy[J]. Diseases of the Colon & Rectum, 1996, 39(10): 1176-1179.

[29] LUDWIG K A, KALADY M F. Trans-sacral approaches for presacral Cyst Rectal tumor[J]. Operative Techniques in General Surgery, 2005, 7 (3): 126-136.

[30] GUNKOVA P, MARTINEK L, DOSTALIK J, et al. Laparoscopic approach to retrorectal cyst[J]. World Journal of Gastroenterology, 2008, 14(42): 6581.

[31] JONES H, CUNNINGHAM C. Extending the indications: Transanal endoscopic surgery for fistula, stricture, and rare tumors[J]. Seminars in Colon and Rectal Surgery, 2015, 26(1): 45-48.

[32] ZOLLER S, JOOS A, DINTER D, et al. Retrorectal tumors: excision by transanal endoscopic microsurgery [J]. Revista Espanola De Enfermedades Digestivas, 2007, 99(9): 547-550.

[33] GUTIÉRREZ P C, TAGHAVI M K, SOSA R D, et al. New surgical approach of retrorectal cystic hamartoma using transanal minimally invasive surgery (TAMIS)[J]. Journal of Coloproctology, 2014, 34(4): 260-264.

[34] BUCHS N, TAYLOR S, ROCHE B. The posterior approach for low retrorectal tumors in adults[J]. International Journal of Colorectal Disease, 2007, 22(4): 381-385.

[35] CANELLES E, ROIG J V, CANTOS M, et al. Presacral tumors. Analysis of 20 surgically treated patients[J]. Cirugía Española (English Edition), 2009, 85 (6): 371-377.

[36] MATHIS K L, DOZOIS E J, GREWAL M S, et al. Malignant risk and surgical outcomes of presacral tailgut cysts[J]. British Journal of Surgery, 2010, 97 (4): 575-579.

[37] LIN C Z, JIN K T, LAN H R, et al. Surgical management of retrorectal tumors: a retrospective study of a 9-year experience in a single institution[J]. OncoTargets and Therapy, 2011, 4: 203-208.

[38] PATSOURAS D, PAWA N, OSMANI H, et al. Management of tailgut cysts

in a tertiary referral centre: a 10-year experience[J]. Colorectal Disease, 2015, 17(8): 724-729.

[39] SAGAR A J, TAN W S, CODD R, et al. Surgical strategies in the management of recurrent retrorectal tumours[J]. Techniques in Coloproctology, 2014, 18 (11): 1023-1027.

[40] DOZOIS E J, MALIREDDY K K, BOWER T C, et al. Management of a retrorectal lipomatous hemangiopericytoma by preoperative vascular embolization and a multidisciplinary surgical team: report of a case[J]. Diseases of the Colon and Rectum, 2009, 52(5): 1017-1020.

[41] PACK G T, MILLER T R. A plea for the synchronous combined abdominoperineal surgical approach for certain pelvic tumors[J]. Surgery, 1965, 57: 613-614.

[42] WOLPERT A, BEER-GABEL M, LIFSCHITZ O, et al. The management of presacral masses in the adult[J]. Techniques in Coloproctology, 2002, 6(1): 43-49.

[43] MILES R M, STEWART G S JR. Sacrococcygeal teratomas in adults[J]. Annals of Surgery, 1974, 179(5): 676-683.

[44] WANG J, HSU C H, CHANGCHIEN C R, et al. Presacral tumor: a review of forty-five cases[J]. American Surgeon, 1995, 61(4): 310-315.

[45] MANCINI R, COSIMELLI M, FILIPPINI A, et al. Nerve-sparing surgery in rectal cancer: feasibility and functional results[J]. Journal of Experimental & Clinical Cancer Research, 2000, 19(1): 35-40.

[46] PESCATORI M, BRUSCIANO L, G A B D, et al. A novel approach for perirectal tumours: the perianal intersphincteric excision[J]. International Journal of Colorectal Disease, 2005, 20(1): 72-75.

15

约克·梅森手术

Ariane M. Abcarianand Herand Abcarian[①]

许 晨 译 王 琛 校[②]

15.1 概述

1969年,奥布里·约克·梅森(Aubrey York Mason)首次提出经括约肌入路进入直肠用于术后直肠尿道瘘(RUF)的外科治疗[1]。在此之前,大部分 RUF 是通过耻骨前裂切口入路进行手术治疗的,这种术式十分复杂。而约克·梅森通过这种创新方式获得了新的入路和局部切除低位直肠癌的机会[2]。早在1917年,Arthur Dean Bavan 就曾提倡对"未接受过放疗[3]"的小的低位直肠恶性肿瘤进行类似的手术。正如 Corman 所说:"Bavan 没有修补括约肌",他只是说"我只希望能达到自主控便",他没有评论其发展为瘘管的相关风险[4]。

1970年,梅森描述了这种特殊的经括约肌进入直肠入路手术,自此

① A. M. Abcarian: Division of Colon and Rectal Surgery, John H. Stroger Hospital of Cook County, 1900 W. Polk Street, Chicago, ILL 60612, USA

H. Abcarian: Division of Colon and Rectal Surgery, University of Illinois at Chicago, 840 S. Wood Street, MC 958, Chicago, IL 60612, USA; e-mail: Abcarian@uic.edu
© Springer International Publishing AG 2017: H. Abcarian et al. (eds.), *Complications of Anorectal Surgery*, DOI 10.1007/978-3-319-48406-8_15
② 许晨:天津市人民医院副主任医师

王琛:上海中医药大学附属龙华医院主任医师

这种术式开始流行起来,并被命名为"约克·梅森手术"[5]。1983 年 Prasad 和 Abcarian 对该术式进行了详细的阐述和说明[6],简而言之:首先患者接受充分的肠道准备和术前抗生素预防应用,麻醉方式选择腰麻或全麻,尿路置入 Foley 管导尿(对于 RUF 患者是强制性的),并将患者置于俯卧折刀位(图 15.1)。将臀部用胶带分开(图 15.2)。

一个长约 10 cm 的切口起自肛门后缘,并将切口延至尾骨的左侧或右侧(尾骨旁)(图 15.3)。

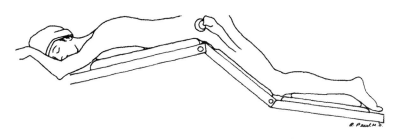

图 15.1 患者体位(直肠尿道瘘修补术)

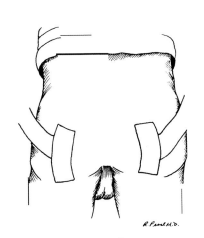

图 15.2 切口

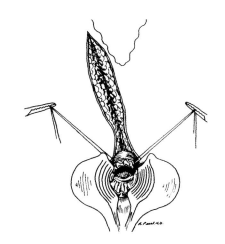

图 15.3 逐层切开,皮肤黏膜结合处以缝线标记,暴露肛门内括约肌

切口需达到皮下脂肪层以下,到达臀大肌的下缘。将臀大肌的筋膜和较低位置纤维束(3~4 cm)分离开以暴露直肠后间隙。充分锐性分离肛门外括约肌、肛提肌、耻骨直肠肌、肛门内括约肌,并用不同颜色的成对缝合线标记,以便于在闭合过程中辨明各肌肉。

然后纵向切开直肠后壁,"像打开书本一样"打开直肠,进入低位和中段直肠(图 15.4)。

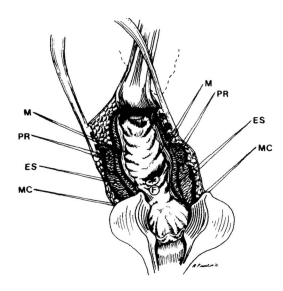

图 15.4 打开直肠后壁暴露瘘口(F),每一块括约肌都
用不同颜色的缝线标记。(M)黏膜;(PR)耻骨直肠
肌;(ES)外括约肌;(MC)皮肤黏膜交界处

为了修复 RUF,首先将瘘管完全剥除,用 3/0 单股可吸收缝线在
Foley 管(用作支架)上修补尿道,将直肠壁游离 2~3 cm,用可吸收缝合
线逐层重叠修补(图 15.5 和图 15.6)。

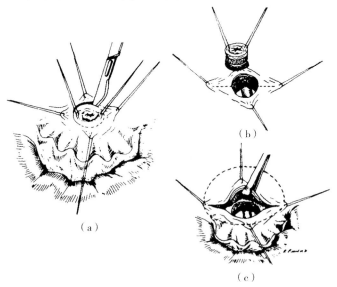

图 15.5 (a) 瘘管周围切口;(b)在尿道导管的支撑下剔除瘘
管组织;(c)切除直肠壁。虚线表示直肠壁的活动度

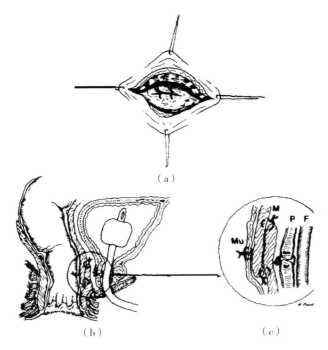

（a）

（b）　　　　　　　　　　　　（c）

图 15.6　（a）前列腺尿道闭合图；（b）瘘管修复后的矢状面显示 Sumre 线；
（c）缝合线放大图；（F）双腔气囊导尿管；（P）前列腺尿道；（M）直肠壁
全层采用折叠缝合技术，注意缝合线不要互相重叠

　　将直肠瘘口处闭合，然后通过彩色配对缝线辨明各肌肉层次并用可
吸收缝线逐层缝合（图 15.7）。

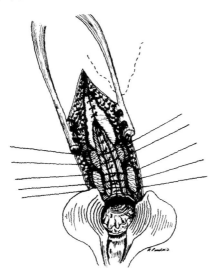

图 15.7　直肠壁缝合完成，括约肌接近正常

冲洗伤口后,在臀大肌深部或浅部放置引流管后重新闭合筋膜。在仔细确认肛管皮肤和肛门边缘后,冲洗皮下组织并间断缝合皮肤[6-7]。如果准备采用约克·梅森手术切除一个较大的直肠绒毛状腺瘤,那么用稀释的(1∶20万)肾上腺素溶液进行黏膜下浸润会有助于解剖辨认和减少术中出血。

约克·梅森手术在随后几年应用范围逐渐扩大,范围涵盖了修复括约肌上或括约肌外瘘以及行直肠后(骶前)囊肿切除。如果是括约肌外瘘或高位括约肌上瘘,经直肠后切开,将瘘的瘘管组织进行剔除,然后通过重叠缝合法闭合直肠壁的内口,并用 12 号或 14 号蘑菇头或 Mallicot 管通过瘘管外口进行引流,然后关闭切口。一种并不切开括约肌的改良约克·梅森术式已经应用于临床中,通过进入直肠后间隙,切除骶前囊肿。在该术式中,在分离臀大肌纤维后,沿尾侧括约肌追溯,可见骶前囊肿,囊肿和直肠壁之间用稀释的肾上腺素溶液注射浸润,有助于解剖辨认并进行切除,同时可减少对直肠后壁的损伤。在空腔中置入负压引流管,而后伤口经会阴闭合[8-9]。

由于文献中缺乏大宗病例的报道,目前约克·梅森手术效果很难评估。梅森报道说,用他原创的这种方法治疗的直肠癌病例中,复发率为13%[2]。Allogower 及其同事报道了 36 例通过括约肌切开经括约肌入路治疗直肠癌的患者[10],统计中无手术死亡病例,术后有 9 例出现复发(复发率 25%)。他建议对"浅表性"恶性肿瘤的边缘和浸润深度进行冰冻切片检查。Allogower 和他的同事报道了一系列更大规模数量的直肠骶旁入路手术病例,其中包括 116 例有各种不同适应证的患者,其中近50%是恶性肿瘤患者[11]。关于这些患者预后的信息很少。该作者随后将这种经肛提肌-经括约肌手术发表在盆底解剖期刊上[12]。

Huber 报道了 1974—1985 年进行的 106 例括约肌分离骶旁入路手术。该手术体位采用膀胱截石位,在良性直肠肿瘤(绒毛状腺瘤)、肛瘘以及创伤性病变的治疗中均取得很好的效果[13]。这种术式可以完成肠壁病变的根治性切除,可以切除脱垂的直肠乙状结肠,而且可以收紧松弛的盆底。他的结论是:"经括约肌"入路是治疗高位瘘和创伤性病变的理想方法。通过完善术前准备以及术中的精细操作,严重的并发症发生率会很低[13]。

Arnaud 和他的同事报道了 35 例(20 男,15 女)接受经后位括约肌入路完成绒毛状腺瘤、直肠脱垂、直肠狭窄和高位瘘手术的病例[14]。其中:20 例无并发症;7 例发生了迟发性瘘,这 7 例中有 4 例自行痊愈,3 例接受了结肠造口和外科手术修复;3 例绒毛状腺瘤的病理表现为侵袭性恶性改变,需要直肠切除和结肠肛管端-端吻合术;2 例患者有轻度大便失禁,并接受生物反馈治疗;2 例患者出现骶尾部疝;还有 2 例出现了延迟性会阴部疼痛[14]。

最近,Qui 和同事报道了他们在 1990—2006 年间行手术治疗的 102 例中低位直肠肿瘤患者(男性 40 例,女性 62 例,平均年龄 55.5 岁)的经验[15]。具备手术指征的病例情况包括:直肠绒毛状腺瘤 36 例,早期直肠癌 43 例,晚期直肠癌 10 例,黏膜下直肠壁肿瘤 13 例。平均手术时间为 75 分钟,平均失血量为 60 mL,平均住院时间为 8 天。102 例病例直肠肿瘤得到全部切除,其中部分直肠切除 96 例、节段性直肠切除 6 例,所有病例组织切缘阴性。3 例出现术后感染(2.5%),4 例发生肠瘘(3.9%)。作者使用 Williams 失禁评分进行评估,术后 1 周内有 33 例(32.4%)患者出现气体失禁(26 例)和液体大便失禁(7 例);术后 3 个月 94 例患者(92.2%)达到 1 级大便失禁,仅有 8 例偶尔出现 2 级大便失禁。无术中死亡及术后直肠狭窄病例。中位随访 76.8 个月,3 例(2.9%)出现局部复发[15]。

Porier 和 Abcarian 收集了 14 年间接受手术治疗的 28 名患者(18 例男性,10 例女性)的信息。病例具有的手术指征情况包括:直肠绒毛状腺瘤占比 36%,直肠后囊肿 29%,直肠尿道瘘 21%,肛门括约肌上瘘 7%,低位结肠/回肠吻合口瘘 7%。所有患者都接受了标准的约克·梅森手术,除了有直肠后(骶前)囊肿的患者,他们接受了改良式约克·梅森手术(保留括约肌)。28 名患者中的 27 名完成了随访。其中 23 例患者预后良好,4 例预后较差,1 例失访。6 例患者共出现了 10 种并发症。他们的结论是:术后患者并发症发生率为 21%,随访患者中 85% 愈合良好。所有病例中无人死亡[15]。

15.2　并发症及其处理

15.2.1　伤口感染

即使采取了所有预防措施(预防性口服抗生素、术前肠道准备、围手术期抗生素应用和术中用稀释的聚维酮碘溶液冲洗直肠),但伤口感染依然无法完全避免。来自英国伯明翰的 John Alexander Williams 有句名言——唯一能使肠道灭菌的方法就是将其取出并煮沸 1 小时。尽管如此,在不同病例统计中伤口感染率分别是 3/102(3.5%)和 4/28(14%)。有趣的是,在后一系列中,4 名患者中的 2 名患者出现了伤口的感染,在不打开直肠的情况下切除了骶前囊肿(保留括约肌的改良约克·梅森手术)。

这种并发症的处理方式通常是开放伤口并且用湿性或干性的敷料覆盖。伴有白细胞升高的发热患者可能需要短期静脉注射抗生素,大多数患者经过 10～14 天的口服抗生素治疗后可以出院。

15.2.2 肠瘘

肠瘘通常伴随着明显的伤口感染,这是由经典的约克·梅森手术中直肠壁愈合不良引起的。在括约肌切开的手术治疗感染性骶前囊肿时,直肠壁的损伤和修复,尤其是漏诊、开放或 CT 引导引流后可发生肠瘘。这是令许多外科医生望而却步的可怕并发症。然而,这种并发症的发生率相当低,Qui 报道的 102 例患者中发生率为 3.9%[15],Around 及其同事报道的有 7 例(发生率 20%)[14],其中 4 例自然愈合,另外 3 例需要结肠造口和外科修复。在 Poirier 的报道中,在 4 例伤口感染患者中,有 2 例没有经过任何处理就痊愈了,1 例患者在手术室先后经过二次清创后痊愈。仅有 1 例(1/27)发生直肠皮肤瘘伴括约肌缺损。该例患者接受了临时性粪便分流(预防性造口),随后进行了括约肌重叠修复和直肠壁缺损修复术。术后 6 周,当创面完全愈合后,将结肠造口进行了还纳。在后期随访中,患者状况良好且可以完全控便。

15.2.3 出血

这种术式在进入直肠过程中需锐性分离各层肌肉,可能导致出血量较多。使用 1:20 万稀释后的肾上腺素溶液有助于保持术野清晰并减少出血。为了防止术后出血,缝合过程中必须逐层彻底冲洗伤口并彻底止血。柔软引流管可置于臀大肌深部或浅部进行引流,尤其对于骶前囊肿切除这种不可避免会留下死腔的术式。大多数轻微出血会在充分引流后 2～3 天自行停止,但如果患者经肛门直肠排出血块,则必须二次手术清除血块,并检查直肠壁是否因未闭合致活动性出血。

15.2.4 大便失禁

尽管大便失禁仍然是重点关注的并发症之一,但实际上其发生率相当低。术后肛门括约肌的暂时性功能减退导致大便失禁是可以预见的,大多数会在 3 个月内恢复功能(92.2%)[15]。在 Arnaund 的病例报道中接受约克·梅森术式的患者,2/35 出现术后大便失禁,并且接受了生物反馈治疗[14]。如果严重失禁(甚至固体粪便失禁)持续存在,应对患者行肛门内超声检查,以明确潜在的括约肌缺损,并再次行括约肌修补成形术。在 Poirier 报道的病例中,1 例患者需要在直肠壁闭合术同时联合括约肌成形术,术后肛门括约功能得到改善[16]。

15.2.5 复发

约克·梅森手术的各项指标均要求仔细检查病理标本并密切随访,术前应用 ERUS 和 MRI 分期是非常有价值的。

(1)直肠肿瘤切除术后复发

直肠绒毛状腺瘤的病理报道必须排除恶性可能。如果恶性肿瘤病理分期为 T1,患者必须接受放疗以获得长期良好的预后[16]。术中可以通过快速冰冻切片来确定组织切缘是否为阴性[10-11]。在 Poirier 的报道中,所有的患者在长达 74 个月的随访中没有任何复发的迹象[16];在 Qui 的报道中,在中位随访期为 76.8 个月的研究中发现 3 例患者(2.9%)复发[15]。

(2)直肠后(骶前)囊肿切除术后复发

由于存在潜在恶变的可能,必须彻底切除直肠后(骶前)囊肿。应尽一切努力将这些病灶完全切除,并获得病理证实,这样就可以避免复发[16]。

(3)直肠尿道瘘修复后的复发

主要取决于瘘的病因,如果 RUF 是前列腺切除术所致,无论是开放还是微创入路,瘘的修复闭合成功率通常比较高。另一方面,如果瘘周围的组织接受过放射治疗,则闭合处容易出现破裂[16-18]。如果患者接受过放射治疗,但瘘的发生是由于随后的前列腺切除术引起的,其预后要好于因接受外部射线治疗或短距放疗引起的瘘患者[19]。

(4)高位括约肌上/括约肌外修补术后复发

这是不常见的,因为这对以前多次手术失败的患者来说该手术区域是处女地。重要的一点是通过蘑菇头或 Mallicot 管持续引流至少 2 周,在直肠壁愈合后再行去除引流管。

(5)结肠肛门或回肠肛门吻合口修复术后复发

可以通过完善手术技巧来降低这种可能。比如克利夫兰诊所外科医生倡导的储袋推移技术,可以用于此类复发或作为约克·梅森术式的替代。

(6)骶尾疝

Arnaud 和他的同事报道了骶尾疝,这种并发症的发生在解剖学上与盆底(肛提肌)修复时损伤有关。在其他的研究统计中并没有报道过。如果出现了这种并发症,那么盆腔 CT 或 MRI 对缺损的诊断很重要,后期可以用生物或合成补片进行修复。

　　笔者认为由于术式的复杂性,目前尚缺乏大样本统计的研究文献报道。近年来,TEM、TAMIS和其他术式也可替代约克·梅森术式。然而,该术式仍然是直肠尿道瘘、肛门括约肌外瘘以及低位吻合口瘘的理想治疗方法。而且,保留括约肌的术式(改良约克·梅森术式)还可为术者提供良好的术野暴露,是切除直肠后(骶前)囊肿的理想方法。因此,约克·梅森手术是结直肠外科医生的一个极好的补充,同时该术式拥有并发症发生率低、无明显的长期发病率、无死亡率等优势。只要选择的患者合适,选择该术式的成功率可以很高(85%)。

参考文献:

[1] KILPATRICK F R, MASON A Y. Post-operative recto-prostatic fistula1[J]. British Journal of Urology, 1969, 41(6): 649-654.

[2] MASON A Y. The place of local resection in the treatment of rectal carcinoma [J]. Proceedings of the Royal Society of Medicine, 1970, 63(12): 1259-1262.

[3] BEVAN A D. Carcinoma of the rectum: Treatment by local excision[J]. Surgical Clinics of North America, 1917, 1: 1223 - 1239.

[4] CORMAN M L. Carcinoma of the rectum[M]// Colon and Rectal Surgery. 6th ed, [S. I.]Lippincott Williams & Wilkins: 963.

[5] MASON A Y. Surgical access to the rectum: a transsphincteric exposure[J]. Proceedings of the Royal Society of Medicine, 1970, 63 Suppl: 91-94.

[6] PRASAD M L, NELSON R, HAMBRICK E, et al. York mason procedure for repair of postoperative rectoprostatic urethral fistula[J]. Diseases of the Colon & Rectum, 1983, 26(11): 716-720.

[7] WOOD T W, MIDDLETON R G. Single-stage transrectal transsphincteric (modified York-Mason) repair of rectourinary fistulas[J]. Urology, 1990, 35 (1): 27-30.

[8] ABEL M E, NELSON R, PRASAD M L, et al. Parasacrococcygeal approach for the resection of retrorectal developmental cysts[J]. Diseases of the Colon & Rectum, 1985, 28(10): 855-858.

[9] SINGER M A, CINTRON J R, MARTZ J E, et al. Retrorectal cyst: a rare tumor frequently misdiagnosed[J]. Journal of the American College of Surgeons, 2003, 196(6): 880-886.

[10] ALLGÖWER M. Sphincter-splitting approach to the rectum[J]. The American Journal of Surgery, 1983, 145(1): 5-7.

[11] ALLGÖWER M, DÜRIG M, HOCHSTETTER A V, et al. The parasacral sphincter-splitting approach to the rectum[J]. World Journal of Surgery, 1982,

6(5): 539-548.

[12] HUBER A, VON HOCHSTETTER A, ALLGÖWER M. Anatomy of the pelvic floor for translevatoric-transsphincteric operations[J]. The American Surgeon, 1987, 53(5): 247-253.

[13] HUBER A. Transsphincteric approach to the rectum[J]. Annales Chirurgiae et Gynaecologiae, 1986, 75(2): 106-113.

[14] ARNAUD A, FRETES I R, JOLY A, et al. Posterior approach to the rectum for treatment of selected benign lesions[J]. International Journal of Colorectal Disease, 1991, 6(2): 100-102.

[15] QIU H Z, LIN G L, XIAO Y, et al. The use of posterior trans-sphincteric approach in surgery of the rectum: a Chinese 16-year experience[J]. World Journal of Surgery, 2008, 32(8): 1776-1782.

[16] POIRIER M, ABCARIAN H. Transsphincteric (York Mason) parasacrococcygeal approach: outcomes of an old procedure with expanded indications. Submitted.

[17] FENGLER S A, ABCARIAN H. The york mason approach to repair of iatrogenic rectourinary fistulae[J]. The Journal of Urology, 1998, 159(6): 2267-2268.

[18] MUÑOZ M, NELSON H, HARRINGTON J, et al. Management of acquired rectourinary fistulas[J]. Diseases of the Colon & Rectum, 1998, 41(10): 1230-1238.

[19] MORO F D, MANCINI M, PINTO F, et al. Successful repair of iatrogenic rectourinary fistulas using the posterior sagittal transrectal approach (york-mason): 15-year experience[J]. World Journal of Surgery, 2006, 30(1): 107-113.

16

拖出吻合类手术

Kristin Vercillo and Jennifer Blumetti[①]

林宏城 译   张正国 校[②]

16.1　概述

直肠全切或远端直肠部分切除后在肛门直肠交界处或以下恢复胃肠道连续性的手术统称为"拖出吻合类手术"。根据这一定义,黏膜切除术或括约肌间切除经肛吻合术(ISR)也在此列。根据患者肛管的长度和最远端的切除范围,这些手术的吻合口通常位于距肛门边缘不到 5 cm 的地方。

表 16.1 展示了"拖出吻合手术"的种类及各类型的适应证,根据疾病病程、切除及重建的位置,可选择经肛或经腹手术入路。在成人中,最常见的"拖出吻合手术"为结肠肛管吻合术和回肠储袋肛管吻合术(IPAA),这两者分别在直肠癌和炎性肠病中被广泛施行。经肛直肠切除术相较而

① K. Vercillo: Colon & Rectal Surgery Resident, Stroger Hospital of Cook County, Chicago, USA

J. Blumetti: Colon & Rectal Surgery Residency Program, Stroger Hospital of Cook County, 1900 W. Polk St., Room 406, Chicago, IL 606012, USA; e-mail: jblumetti5@gmail.com

© Springer International Publishing AG 2017: H. Abcarian et al. (eds.), *Complications of Anorectal Surgery*, DOI 10.1007/978-3-319-48406-8_16

② 林宏城:中山大学附属第六医院副主任医师

　张正国:徐州市中心医院副主任医师

言应用不如上述两种术式广泛,在婴幼儿及儿童中,20世纪90年代末采用的经肛直肠内拖出治疗先天性巨结肠已成为标准[1-3]。这种主要包括切除无功能节段并将正常节段结肠拖出一期吻合的手术,在患先天性巨结肠的青少年和成人中也被证明是安全有效的[4]。虽然传统的经腹直肠内拖出吻合手术,如Swenson、Duhamel、Soave等术式,在今天治疗先天性巨结肠已不再常见,但是它们依然是儿童高位先天性肛门闭锁可选的手术方式。然而,施行这些手术的许多儿童在成年后会向结直肠外科医生报告这些手术的并发症[5-8]。

表16.1 拖出吻合手术种类及适应证

手术名称	适应证
结肠肛管吻合术 结肠"J"形储袋	直肠癌 巨大直肠息肉 直肠阴道瘘 直肠尿道瘘 放射性直肠炎 先天性巨结肠(成人) 巨直肠伴慢传输型便秘
回肠储袋肛管吻合术	溃疡性结肠炎 家族性腺瘤性息肉病 克罗恩病(适合病例) 遗传性结肠癌综合征 先天性结肠动力缺陷
经会阴直肠切除术	直肠脱垂
经肛直肠内拖出吻合	先天性巨结肠(儿童及成人)
经腹直肠内拖出吻合 Swenson式 Duhamel式 Soave式	先天性巨结肠(儿童) 严重/高位先天性肛门闭锁(儿童)

拖出吻合类手术的标准操作包括手工缝合和吻合器吻合,而在历史上,手工缝合是手术标准操作。手工缝合可以使用可吸收或不可吸收线进行间断或连续、单层或双层缝合,经括约肌间切除及黏膜切除术目前仍然需要手工吻合[9-10]。一些手术,如治疗直肠脱垂的经肛直肠切除术和治疗先天性巨结肠的经肛直肠内拖出吻合传统使用手工吻合,但是现在也有使用吻合器吻合的报道[11]。一项分析1 233例结肠直肠切除后行结肠直肠吻合或结肠肛管吻合的Cochrane评价[12]发现,手工吻合和吻合器吻合在包

括吻合口瘘(无论临床还是影像学)在内的所有临床参考值间无明显差异。

任何吻合口的完整性都是外科医生、患者和疾病病程之间复杂的相互作用的结果,任何一个因素或多个因素的组合都有可能导致拖出吻合类手术术后出现明显的吻合口并发症(表 16.2)。

拖出吻合类手术的术后并发症可能是急性的(如出血、吻合口开裂)或隐匿的(如吻合口慢性窦道形成、狭窄、脱垂、失禁、排空障碍)。为了妥善处理急性和慢性并发症,外科医生必须考虑到并发症临床表现的敏感性和严重程度,同时要对当前保守和手术治疗方法及不同治疗的最佳适应证有充分的理解,这对于降低患者风险、保持原吻合完整性,同时维持胃肠道连续性至关重要。

表 16.2　拖出吻合术后可能导致吻合口并发症的因素(摘自文献[13])

手术因素	
肠管血供	术中因素
吻合口张力	失血量
围手术期因素	术中输血
缺氧	手术时长
复苏	微创入路的选择
低温	术中操作
患者因素	
年龄	营养状态
吸烟史	既往腹部手术史
酒精和非法药物使用	药物
BMI	抗血小板药物
内脏型肥胖	全身抗凝药物
麻醉严重程度评估	
疾病因素	
炎症性肠病	
转移癌	放疗
药物	急诊手术
类固醇	腹膜外吻合
免疫调节剂和生物制剂	

16.2　吻合口出血

绝大多数胃肠道吻合口术后出血是微小的,一般可自限而不需要外科干预；极少数情况下，也可发生需要临床处理的吻合口出血，其发生率大约为 0.3%～3.5%[14-19]，需要输血处理的情况发生率低于 5%[15]。据一项纳入 1 389 例吻合器结直肠吻合的报道显示，只有 7 例（0.5%）患者发生需要干预的吻合口严重出血[14]，7 例中 6 例（85.7%）通过包括内镜下止血等非手术方式治疗，无一例出现吻合口瘘。另一项研究则表明仅通过输血即可成功治愈 17 例吻合口出血病例中的 6 例（43%）[15]。吻合口出血患者的诊断和治疗方式包括观察、内镜检查和经肛或经腹的二次手术。

对存在吻合口部位出血、一般情况稳定的患者可尝试内镜检查，但需注意操作应轻柔，有时简单的内镜下冲洗吻合口部位足以止血。Martinez-Serrano 及其同事[14]对 6 例在术后第一天就出现结直肠吻合口出血的患者通过肛门镜使用 2 000～5 000 mL 盐水冲洗，6 例患者中 5 例（85.7%）取得成功。

另一个有效的方法是用 1：20 万肾上腺素溶液灌肠，该方法在一样本量超过 1 000 例的回肠储袋肛管吻合术的研究中，对 80% 术后出血患者均可有效止血[16]，该方法尤其适用于吻合口出血而不存在明显出血点的情况。同时，在内镜下沿吻合口出血部位黏膜下间断注射 10 mL 稀释的肾上腺素（1：20 万）也可以获得良好的效果[17]。

在上消化道病变和结肠憩室出血中，内镜下血管夹的使用已经得到了充分描述[18-19]。因此尽管目前仅有小宗病例报道，但是内镜下血管夹止血可作为吻合口出血的可选方式[20-22]。1 例病例报道提及使用"OTSC"血管夹成功治疗严重胃肠吻合口出血[22]，不仅如此，它还被成功地用于治疗低位结直肠吻合后吻合开裂[23-24]。因此这些血管夹也应用于吻合口出血。

内镜下热活检钳电凝术已被用于治疗吻合口出血，但在术后早期进行操作时需要倍加小心[21]。Cirocco 和 Golub[15]成功应用这种方法治疗 6 例结直肠吻合术后出血的患者，然而，一名患者也因此发展成为了吻合口瘘。Lou 等人[20]报道了直肠癌低位前切除术后 6 例吻合口出血患者内镜治疗的结果，其中 4 例仅用电凝术便成功止血。

大多数吻合口出血患者可以通过非手术治疗处理。Lian 和他的同事[25]报道，使用烧灼、血管夹或肾上腺素注射治疗回肠储袋肛管吻合术术后出血的成功率为 96%。如果非手术措施失败，则需要进行外科手术，经肛缝扎出血点是"拖出吻合术"控制出血的理想选择。如果不能确保止血和安全吻合，那么切除和重新吻合是一种选择[21]。在出现明显腹腔内出血的情况下，经腹探查、止血切除和再吻合很可能是必要的。在发生吻合口术后出血的情况下，外科医生都应该考虑存在出血继发于吻合口或回肠吻合术缝合线断裂的情况。如果在盆腔脓肿蔓延之前发现,则可以通过经肛门缝合修复缺损来治疗[26]。

16.3 吻合口瘘

吻合口瘘仍是肠道手术主要的并发症,其会增加术后发病率、死亡率以及医疗资源支出[27-28]。文献中吻合口瘘的总体发病率差异很大,3%～23%的患者可发生,其中,结肠低位直肠吻合和结肠肛管吻合的发生风险最高[29-31]。

拖出吻合类手术术后吻合口瘘的表现多种多样,严重程度也不一致,一些患者病程隐匿无明显临床表现,而另一些可出现腹膜炎乃至血流动力学不稳定。管理应以患者的临床表现和泄漏类型为指导,目标是尽可能保留原吻合口并恢复胃肠连续性及获得良好的功能结果。

16.3.1 手术干预

基于尽量保留原吻合口的观点,Hartmann 术不再被认为是处理拖出吻合类手术术后吻合口瘘的首选治疗方法[32-34],尽管在患有严重脓毒症或血流动力学不稳定患者中仍需要行 Hartmann 术[35],但患者随后进行结肠回纳的可能性小于 50%[36-38]。

现在许多外科医生都提倡对需要再次手术的腹膜外吻合的患者采用"转移和引流"方法[28,34,39-41]。该方法在未行回肠造口的患者中进行近端粪便转移,同时在不处理吻合术的情况下放置盆腔引流管,其治愈率从54%到100%不等[32,42]。而且通常不需要进一步修复吻合口,行这种治疗方法再行造口还纳可能性远高于切除[43]。行转移和外部引流后,可以根据需要补充并进行后文所述的其他非手术干预。

尽管对吻合缺损进行简单的经肛缝合修复似乎很有吸引力,但这种方法在文献中并未得到很好的支持,反对该技术的学者认为缝合时可导致吻合口进一步缺血从而加剧该问题[44]。但是话虽如此,现今也有用标准经肛技术或经肛内镜显微外科手术进行缝合修补的单个病例报道[45-46]。

随着现今腹腔镜结直肠手术的增加,再次手术使用腔镜也未尝不可。一项需要再次手术治疗吻合口瘘的 18 名患者中有 16 人采用腔镜手术进行回肠造口术和引流[33],80%的患者能够回纳造口,如果吻合口瘘需要再次手术,则必须尽量减少对原吻合口的操作,这将降低吻合口并发症发病率并增加胃肠连续性成功恢复的机会。

16.3.2 非手术干预

非手术干预适用于绝大多数近端造口的患者,以及部分无近端造口的患者[32,39-40]。在吻合口瘘导致盆腔积液的情况下,治疗选择包括经肛或经皮引流盆腔积液并培养选择合适抗生素和/或内镜治疗。

经肛吻合口上方留置引流是一种治疗低位结直肠、结肠肛管或回肠肛管吻合口瘘的良好技术。可以将 Foley 导管置于吻合口瘘部位,固定,随后每 6 小时冲管一次[47],在接下来的 1～2 周内,随着吻合口瘘尺寸的减小可逐步退管直至拔管。Sirois - Giguere 等人[48] 报道了他们在治疗直肠癌低位前切除术后 37 例具有临床症状患者的吻合口瘘的经验:具有造口的大多数患者(58%)仅通过经肛引流进行治疗而没有转移造口的患者占 9%,在没有造口的患者中,加用了 Malecot 导管或封闭的抽吸引流管放置在吻合缺损处。经肛引流的患者无须进行经腹干预,尽管其中50% 的患者需要额外的局部干预。同时,所有干预方法中,经肛引流后造口回纳率最高(93%)[48]。

随着介入放射学的进步,CT 引导下经皮穿刺引流是现今管理吻合口瘘盆腔积液的常用方法[48-49]。根据积液位置,可经尿道或经腹放置引流管,合理地放置及管理引流管可以改善临床结果。理想情况下,应每天数次冲洗导管以保持通畅。一项研究发现经肛和经皮引流在回肠肛管吻合术后治疗吻合口瘘的成功率无差异[50],但是,与经肛引流不同,尽管发生率很低,外部经皮引流还是有发展成肠皮瘘的风险[51]。

内镜可单独或联合上述引流方法用于对吻合口微小瘘进行治疗。内镜金属夹可以夹闭吻合口瘘,大型金属夹效果优于标准金属夹,因为标准金属夹闭合力低且尺寸有限[52]。现如今,有学者报道了大型金属夹最新技术——装在内镜尖端的镍钛合金夹(OTSC, Ovesco, endoscopy, Tubingen,德国)(OTSC, Ovesco, endoscopy, Tubingen, Germany)[53],该装置固定于肠壁后进行抽吸,随后释放金属夹,这些夹子在压力增加时变得更大,从而可以使炎性纤维化的吻合口瘘完全闭合。

在一项纳入 188 例胃肠道吻合口瘘(50 例涉及结肠和直肠)患者的研究中 OTSC 置入后临床成功率为 92.7%。另有报道显示,使用 OTSC 治愈了 15 例下消化道瘘患者中的 12 个[24]。一组例数较小的结直肠吻合口瘘患者(14 例)在行 OTSC 后愈合率为 86%,而放置夹子时仅有 2 名患者有造口[23]。OTSC 系统适应证为小于 1.5 cm 的吻合缺损并无盆腔积液[23],经皮引流管可用作伴随盆腔脓肿的辅助治疗,成功则不需要转移造口[53]。

穿过吻合口的内窥镜支架术也被用于治疗结肠直肠吻合口瘘。覆盖金属、塑料和可生物降解的支架均已投入使用,临床成功率为 80％～100％[31,54-56]。它们在体内保留长达 50～60 天,一旦吻合口愈合就会被移除[31,55]。但是,这种技术在拖出吻合类手术后通常不使用,因为支架的远端必须距肛缘 5 cm 或更远[55]。

在负压吸引技术已经应用于闭合皮下伤口的情况下,用于结直肠吻合或结肠肛门吻合口瘘的最新内镜技术自然应运而生。Endosponge 是一种内镜下放置在瘘口或空腔中的小型真空装置。Weidenhagen 等人[57]率先采用开孔聚氨酯海绵(B Braun Medical BV,Melsungen,德国),将其连接到负压吸引装置,海绵通过导管套管放置,导管套管安装在内镜上并通过吻合口瘘放入盆腔,每 48～72 小时更换一次海绵,并随着空腔尺寸的减小,缩小海绵的尺寸[57-58]。共 29 名患者接受内镜治疗,中位时间为 34 天,当腔体尺寸小于 1 cm 时,停止使用 endosponge,最终 28 名患者(96.6％)吻合口瘘治愈[57]。

正如经肛门和经皮引流可能需要与内镜技术结合,不同内镜治疗的组合可能使吻合口瘘成功愈合[56,58]。如果一种内镜方式失败,可以选择使用另一种技术进行二次治疗。Chopra 提出了一种内镜闭合吻合口瘘的治疗流程[54]:对于吻合口瘘大于 2 cm 的患者,优先选择回肠造口合并 endosponge 治疗;对于直肠中段小于 2 cm 的吻合口瘘则选择是内镜支架植入术,根据具体情况选择是否加用经皮引流;对于无脓肿的小于 3 cm 的吻合口瘘则选择纤维蛋白栓;而对于仅有脓肿的患者则优选经皮引流。这种方法使 77％ 的患者恢复了肠道连续性,而手术处理的患者(Hartmann 术或回肠造口术)仅为 57％[54]。

上述支持早期干预和闭合吻合口的学者认为通过早期愈合和较少纤维化可以改善新直肠的功能,也可以防止窦道形成,还可以增加造口回纳率[2,4-5]。

16.3.3　慢性不愈合死腔

虽然通过经肛或经皮引流可控制吻合口瘘相关的脓肿,但仍有一些患者的吻合口愈合不佳或形成慢性窦道。目前数据显示吻合口瘘后慢性窦道和/或死腔发生率约为 36％[59]。Broder 和他的同事[60]建议在移除引流管之前进行对比研究以评估难愈合的瘘口。高达 8％的患者吻合口瘘无症状,只在回肠造口回纳术前进行对比剂灌肠时才发现窦道[32,40]。对于这类患者,可以"观察和等待",因为这些慢性窦道中一部分会随着时间的推移而愈合;然而放任不管也可能因瘢痕和纤维化导致功能受损[61],从而由临时变成永久造口[59]。因此,高达 63％慢性吻合口窦道需要多种方法进行干预[49,59]。

如果"观察和等待"不成功,则可以尝试其他方法,经肛推移黏膜瓣可用于闭合窦道,已有学者详细描述了直肠内推移黏膜瓣在回肠肛管吻合的吻合口窦中的应用[62-63]。一小样本量文献描述了 4 例患者使用推移黏膜瓣对直肠癌术后吻合口瘘进行延迟修复[46],在切除窦道开口后 3 例患者施行了直肠内推移黏膜瓣、1 例患者施行了皮肤黏膜瓣推移术,50% 的患者治疗成功并接受了后续的回肠回纳术。

对残留死腔大的病例,可进行袋状缝合吻合口窦道,使用内镜吻合器切除、电刀烧灼或腹腔镜超声刀将窦道打开与肠道相通,形成一个共同腔[64-65],这种方法可以导致死腔闭合,随后进行造口回纳[64]。该技术已被成功用于结肠肛管和回肠储袋肛管吻合。纤维蛋白胶注射也可以有效治疗慢性骶前窦道,但仅只对小的、狭窄的窦道有效[66]。

16.3.4 重建

如果已经施行造口但上述方法仍未能解决吻合口瘘,或者已经迫切需要手术切除吻合口,那么切除后重新吻合是恢复胃肠连续性的最终治疗选择。应充分告知患者再次手术的风险,包括永久性造口的可能性。大多数结肠肛管吻合的患者在初次手术中为使近端结肠无张力地到达骨盆区,已经充分游离了脾曲,因此在切除吻合口后,剩余的近端肠无张力到达骨盆可能性不大。因此,那些结肠肛管吻合术失败的患者可能面临全结肠切除术与回肠肛管吻合术。如果失败,另一种方法则是行Deloyers 术——彻底游离近端结肠并旋转,保留回盲部及回结肠动脉,然后将右半结肠或横结肠与直肠或肛管吻合(图 16.1)。Manceau 等人[67]在 1998~2011 年间对 48 名患者施行该手术,其中 11 名患者存在既往结直肠或结肠肛管吻合手术史,术后效果极佳——没有患者发生吻合口瘘,超过 80% 的患者每天排便少于 4 次,功能良好。该手术因此被很多人施行并证实[69-71]Deloyers 术代表了一种安全有效的替代方法,可用于全结肠切除术、回肠肛管吻合术。

在随后的 50 例结直肠吻合或结肠肛门吻合失败而再次手术的患者中,所有患者都能够成功进行再次吻合。作者指出这次行 Deloyers 术可能需要完全游离剩余的结肠,将中结肠血管结扎后再行直肠或肛门吻合术,以便使吻合口无张力[72]。

总之,早期诊断和治疗吻合口瘘可使用局部、侵入性较小的方法来充分治疗并防止长期吻合口开裂。切除和再吻合应被视为持续性腹膜外吻合口瘘或慢性窦道的最后治疗方法。

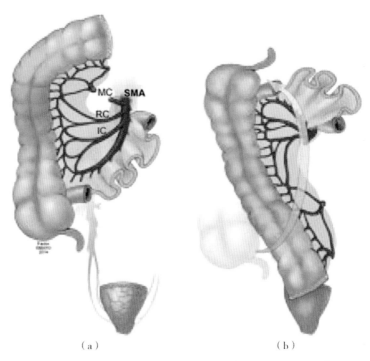

（a）   （b）

a 近端结肠可用于结肠直肠或结肠肛管吻合,但因为没有游离所以无法到达骨盆;**b** 在充分游离右半结肠并保留回盲瓣后,将结肠旋转180°,将盲肠置于右上,近端横结肠置入骨盆,随后进行无张力吻合。

图 16.1 Deloyers 术(摘自文献[68])

16.4 吻合口狭窄

吻合口狭窄常发生于盆腔感染后,但也可能发生在吻合口张力大、缺血或克罗恩病等情况下,症状范围从轻度排空障碍到接近完全堵塞。最近一项针对连续 2 361 例结直肠吻合口术后的大型研究显示,症状性狭窄的发生率为 3.2%,同时,回肠储袋肛管吻合术后狭窄更常见(10%~40%)[16,73-77]。缝合方式及技术可能导致狭窄的类型和长度不同,吻合器的吻合口通常狭窄段较短,而手工缝合的吻合口狭窄段更长、纤维化更加严重[76]。经肛引流治疗结直肠吻合口瘘成功病例远期吻合口狭窄率最高可达 33%[48]。

对于那些近端造口的患者,在造口回纳前使用对比剂灌肠评估吻合口是否存在亚临床持续性漏或狭窄至关重要。同时也应考虑内镜检查，因为它不仅能诊断，还具有潜在的治疗作用。

在对可疑溃疡性结肠炎行回肠储袋肛管吻合的情况下，吻合口狭窄应该引起对继发于结肠炎或未确诊的克罗恩病的直肠袖带炎（rectal cuff）的怀疑，特别是在邻近存在储袋炎的情况下。如果确诊为克罗恩病，则免疫调节剂或生物制剂可能会对吻合口产生影响。此外，存在溃疡性结肠炎病史的患者，如果"袖带炎"是狭窄的一部分，通常类固醇或美沙拉嗪灌肠剂有效[78]。

一般来说，非手术治疗可以治愈大多数吻合口狭窄，而对于"拖出吻合术"，由于吻合口位置较低，可在家或者局麻下行指检和扩肛治疗，绝大多数情况下可获得成功。Were 和他的同事[79]报道了 256 例接受低位前切除并发生吻合口狭窄的病例 21 例（8.2%），狭窄症状出现的平均时间为术后 7.7 个月，该组患者使用内镜 Savary 扩张器，在治疗中直径逐渐增大（10~19 mm）。在 15 名可随访的患者中，10 名患者症状完全消失且正常排便，5 名患者的症状仅有部分改善，其中 3 名需要再次干预。所有患者均无并发症，同时他们认为如果扩张超过 3 次，则将永远无法恢复正常排便模式[79]。

此外，还可以借助内镜下球囊扩张，其成功率较高（80%～97%）[80-83]。Arauko 和 Costa[80]在 24 名因良性疾病行结直肠吻合并出现临床症状的患者中使用了该法，22 名患者（91.7%）成功，平均治疗次数为 2.3 次，无并发症。一项超过 17 年的研究表明该法在 76 名存在临床症状的结直肠吻合口狭窄患者中成功率为 97.4%[83]。

球囊扩张在回肠储袋入口和出口狭窄的成功应用已经有报道[81-82]，该文献随访 150 例因 IPAA 术后吻合口狭窄行内镜球囊扩张术的患者后得出上述结论[81]，同时发现，自 2002 年到 2010 年内镜下共诊断 646 个狭窄病例，其中扩张超过 406 个，扩张的成功率达到 87% 以上，80% 的患者症状改善的平均时长为 9.6 年。主要并发症较少，只有 2 例穿孔（0.46%）和 4 例需要输血的出血（0.98%）病例。总体而言，尽管在具有多个狭窄或呈锐角时进行扩张十分考验操作者技术，但是球囊扩张在该类患者中被证明是相当安全的[81]。

与吻合口瘘的处理类似，内镜支架可用于治疗狭窄，但由于拖出吻合的吻合口位置太低而无法放置支架，因此该方法用途有限。其他已证实成功的治疗方案包括电切（瘢痕的放射状切口）与气囊扩张的组合[84]，以及伴糖皮质激素注射的扩张[85]。

如果非手术治疗失败，或狭窄严重，若技术上可行，则应考虑手术，如黏膜或皮肤推移瓣。回肠黏膜推移瓣术被建议用于储袋术后表现为纤维化的短狭窄环[86]。关于吻合口狭窄手术的具体程序或指征的进一步细节可以在肛门狭窄的治疗章节中找到。

16.5 吻合口脱垂

患者可能会在会阴手术后复发直肠脱垂,或作为结肠或回肠吻合术的并发症而继发脱垂、回肠储袋脱垂。无论是黏膜脱垂或全层脱垂都是不常见的。Joyce 等人[87]报道了 3 176 例大型三级转诊中心回肠储袋术后脱垂的发生率为 0.3%,全层脱垂(63.6%)比黏膜脱垂(36.4%)更常见。与原发性直肠脱垂相反,男性发生率更高[87]。绝大多数储袋脱垂发生于术后 2 年内[88]。

储袋脱垂的患者可存在排便障碍、渗漏、疼痛和组织外脱垂的感觉。如果怀疑脱垂,要求患者坐在马桶上并模拟排便可能有助于诊断[26]。对轻度黏膜脱垂的一线治疗是粪便软化剂和生物反馈治疗及避免过度紧张。如果失败,外科医生应该尝试类似于 Delorme 手术的经会阴手术,以袖带状推进的形式切除多余的黏膜组织。

储袋全层脱垂则明确需要进行手术治疗,并且存在切除储袋的风险[87],手术包括经肛门修复、腹部储袋悬吊和经腹成形术。腹部储袋悬吊可以用生物补片缝合后壁后将补片固定到骶骨上[87]。上述储袋脱垂手术失败的患者可进行回肠造口术伴或不伴储袋切除。与回肠肛管吻合类似,结肠肛管吻合也可能会出现症状性脱垂,上述处理方法也适用于这种情况。

文献显示,随访 6 个月至 5 年,经会阴切除术后复发性直肠脱垂发生率为 0~10%,随着随访时间增长,复发率增加为 16%~18%不等[89-97],中位复发时间为 14~24 个月[98-99]。在这种情况下,重复进行经会阴切除术是安全的。在一项 10 名患者被再次行会阴切除术的研究中,5 名患者之前行经会阴切除及肛提肌成形术,3 名患者之前行经腹骶骨直肠固定术,1 名患者行直肠前切除伴固定术及 1 名患者行肛门环缩术,平均随访时间为 50 个月,在此期间无一例出现全层复发脱垂[99]。

选择治疗复发性直肠脱垂手术时,外科医生必须考虑先前的手术。除非先前的吻合口在第二次手术中被切除,否则应避免再行切除术。在经会阴术后进行经腹直肠悬吊伴乙状结肠切除术可导致保留的直肠段缺血,从而造成黏膜脱落、狭窄、坏死和吻合口裂开。鉴于经会阴切除术后的直肠脱垂复发必然可以看到先前的吻合口,所以即便进行二次经会阴手术,也不会出现术后肠段缺血。

处理经会阴切除术后复发的直肠全层脱垂,应考虑二次经会阴手术或腹部直肠固定术而不进行肠段切除术。如仅是轻度黏膜/黏膜下脱垂,Delorme 术就已足够。

16.6 儿童拖出吻合术后控便和排空的远期结果

大部分先天性巨结肠患儿拖出吻合术后都存在控便能力受损及便秘的情况。在术中,防止失禁的关键因素是保留齿状线并不过度牵拉括约肌。由于拖出吻合术后直肠长度降低导致储便功能下降,吻合口将直接承受高位肠管向下传导的高振幅收缩力,再加上括约肌力不够,这就可能导致漏便漏液。术中无意中切除过多移行上皮可导致肛门感觉和肛门辨别反射异常,从而导致大便失禁。因此,结肠肛管吻合口应尽量位于齿状线上。由于 Soave 术剥离更多齿状线附近的黏膜,因此这些患者可能比其他先天性巨结肠的手术患者更容易出现大便失禁[100]。

当只研究大便失禁时,这些拖出吻合术后儿童的发病率超过50%[5-8,101-103],但是,Romero 等人最近发现[104]单纯行一期经肛拖出吻合的儿童术后 5 年失禁发生率要低得多,大约为 5.2%。虽然大多数患者仅有粪便污裤而不是完全的失禁,但是即使是轻微的污裤也会令人不安[37]。

因先天性巨结肠而行拖出吻合术后,可发生排空困难的便秘。近期研究表明,在儿童时期,5 年随访研究中便秘的发生率为 21.2%~30.2%[101-104]。但是最新的长期随访结果表明,经肛拖出吻合与经腹会阴手术之间在失禁或便秘方面没有显著的统计学差异[101,105]。

便秘在切除神经节、扩张结肠吻合的患者中更常见[106],大多数便秘可通过切除神经节段同时切除扩张结肠来避免。另一个解剖学因素是 Duhamel 术后形成的大的、扩张的、无神经节的储袋,它将压迫拖出吻合部的神经节从而引起阻塞性症状[107]。此外,也可能仅仅是因为吻合口狭窄。

与先天性巨结肠患儿相反,那些因高位肛门闭锁而行拖出吻合术的患者通常在术后不会出现便秘,但他们出现失禁和污裤的概率却高得多。Hassink 等人[108]报道了样本量为 58、中位年龄为 26 岁的患者长期随访结果,这些患者在婴儿时因高位肛门闭锁接受了手术治疗,7 名患者

(12.1%)由于严重失禁而进行了永久性回肠造口或结肠造口,在其他51名患者中,78.4%存在污裤情况,只有11名患者(21.6%)没有污裤。虽然污裤影响生活质量,但35名患者(69%)报道仅偶尔有污裤。使用全层末端直肠壁进行拖出吻合手术,对先天性肛门闭锁患者的控便功能来说是最佳[109]的。

为了评估患者的这些并发症,应进行肛门测压,通常由于内括约肌功能障碍而显示高或低静息压力。在手术之前,对先天性巨结肠患者进行高分辨肛门测压显示是否缺乏直肠肛管抑制反射(RAIR),因为内括约肌不会因直肠扩张而松弛。缺乏RAIR也是拖出吻合术后测压的常见表现,表明术后存在持续性括约肌功能障碍。还可以进行经肛超声以评估括约肌的性质及是否有缺损。对于那些有便秘的患者,外科医生必须区分其为解剖学(拖出吻合口狭窄、袖带阻塞、扭转)问题,还是功能性(拖出吻合位于无神经节区或上皮移行区)问题。

对于失禁患者,治疗方法取决于括约肌是否完整。如果括约肌完好无损,那么对于肠道蠕动亢进的患者应该考虑便秘饮食和/或洛哌丁胺,而泻药可以用于肠道动力不足的患者;如果括约肌不完整,那么可以使用灌肠剂,同时,肠道蠕动亢进的情况可以使用便秘饮食和洛哌丁胺代替过度运动的成分。严重的大便失禁会影响生活质量,并可能导致永久性造口。

在以便秘为主要症状的患儿中,若为功能性便秘而无解剖学异常,则可以尝试使用泻药或灌肠剂;若为解剖学异常或严重功能性便秘,则再手术和矫正手术也是一种选择。先天性巨结肠重新手术最常见的手术适应证是狭窄(38.7%)、Duhamel术后巨大直肠储袋(29.3%)和神经节缺失症(20%)[106]。对于任何并发吻合口狭窄的拖出吻合术,吻合口远端狭窄可以通过黏膜推移瓣或推移皮瓣来治疗。二次手术有时需要切除Duhamel术后巨大储袋、长段狭窄或无神经节肠段后再吻合。在术前,也可以通过造口控制症状。

16.7 总结

拖出吻合类手术的共同目标是在完全或远端肠管(直至肛管直肠交界处或以下)切除术后继续维持胃肠道的连续性。虽然这些手术可能会导致大量并发症,但有几种保守和手术治疗策略不仅可以治疗急性并发症,还可以在没有永久性造口的情况下获得可接受的肠道功能。

参考文献：

［1］SOMME S，LANGER J C. Primary versus staged pull-through for the treatment of Hirschsprung disease［J］. Seminars in Pediatric Surgery，2004，13（4）：249-255.

［2］ELHALABY E A，HASHISH A，ELBARBARY M M，et al. Transanal one-stage endorectal pull-through for hirschsprung's disease：a multicenter study［J］. Journal of Pediatric Surgery，2004，39（3）：345-351.

［3］ZHANG S C，BAI Y Z，WANG W，et al. Clinical outcome in children after transanal 1-stage endorectal pull-through operation for Hirschsprung disease［J］. Journal of Pediatric Surgery，2005，40（8）：1307-1311.

［4］AMMAR S A，IBRAHIM I A. One-stage transanal endorectal pull-through for treatment of hirschsprung's disease in adolescents and adults［J］. Journal of Gastrointestinal Surgery，2011，15（12）：2246-2250.

［5］REDING R，DE VILLE DE GOYET J，GOSSEYE S，et al. Hirschsprung's disease：a 20-year experience［J］. Journal of Pediatric Surgery，1997，32（8）：1221-1225.

［6］BAI Y Z，CHEN H，HAO J，et al. Long-term outcome and quality of life after the Swenson procedure for Hirschsprung's disease［J］. Journal of Pediatric Surgery，2002，37（4）：639-642.

［7］BAILLIE C T，KENNY S E，RINTALA R J，et al. Long-term outcome and colonic motility after the Duhamel procedure for Hirschsprung's disease［J］. Journal of Pediatric Surgery，1999，34（2）：325-329.

［8］YANCHAR N L，SOUCY P. Long-term outcome after Hirschsprung's disease：Patients' perspectives［J］. Journal of Pediatric Surgery，1999，34（7）：1152-1160.

［9］NIVATVONGS S. Ulcerative colitis［M］//Principles and Practice of Surgery for the Colon，Rectum，and Anus. 3rd ed. New York：Informa Health Care，2007：779-842.

［10］WEXNER S D，STOLLMAN N. Diseases of the colon［M］. Boca Raton：CRC Press，2016.

［11］HEDLUND H. Colorectal resection and anal anastomosis with an intraluminal stapler in Hirschsprung's disease［J］. Pediatric Surgery International，1997，12（2/3）：142-144.

［12］NEUTZLING C B，LUSTOSA S A S，PROENCA I M，et al. Stapled versus handsewn methods for colorectal anastomosis surgery［J］. The Cochrane Database of Systematic Reviews，2012（2）：CD003144.

［13］DAVIS B，RIVADENEIRA D E. Complications of colorectal anastomoses：

leaks, strictures, and bleeding[J]. Surgical Clinics of North America, 2013, 93 (1): 61-87.

[14] MARTÍNEZ-SERRANO M A, PARÉS D, PERA M, et al. Management of lower gastrointestinal bleeding after colorectal resection and stapled anastomosis [J]. Techniques in Coloproctology, 2009, 13(1): 49-53.

[15] CIROCCO W C, GOLUB R W. Endoscopic treatment of postoperative hemorrhage from a stapled colorectal anastomosis[J]. The American Surgeon, 1995, 61(5): 460-463.

[16] FAZIO V W, ZIV Y, CHURCH J M, et al. Ileal pouch-anal anastomoses complications and function in 1005 patients[J]. Annals of Surgery, 1995, 222 (2): 120-127.

[17] PEREZ R O, A S S Jr, BRESCIANI C, et al. Endoscopic management of postoperative stapled colorectal anastomosis hemorrhage [J]. Techniques in Coloproctology, 2007, 11(1): 64-66.

[18] BARON T H, NORTON I D, HERMAN L. Endoscopic hemoclip placement for post-sphincterotomy bleeding[J]. Gastrointestinal Endoscopy, 2000, 52(5): 662.

[19] PRAKASH C, CHOKSHI H, WALDEN D T, et al. Endoscopic hemostasis in acute diverticular bleeding[J]. Endoscopy, 1999, 31(6): 460-463.

[20] LOU Z, ZHANG W, YU E D, et al. Colonoscopy is the first choice for early postoperative rectal anastomotic bleeding [J]. World Journal of Surgical Oncology, 2014, 12(1): 1-4.

[21] MALIK A H, EAST J E, BUCHANAN G N, et al. Endoscopic haemostasis of staple-line haemorrhage following colorectal resection[J]. Colorectal Disease, 2008, 10(6): 616-618.

[22] TONTINI G E, NAEGEL A, ALBRECHT H, et al. Successful over-the-scope clip (OTSC) treatment for severe bleeding due to anastomotic dehiscence[J]. Endoscopy, 2013, 45 Suppl 2 UCTN: E343-E344.

[23] AREZZO A, VERRA M, REDDAVID R, et al. Efficacy of the over-the-scope clip (OTSC) for treatment of colorectal postsurgical leaks and fistulas[J]. Surgical Endoscopy, 2012, 26(11): 3330-3333.

[24] HAITO-CHAVEZ Y, LAW J K, KRATT T, et al. International multicenter experience with an over-the-scope clipping device for endoscopic management of GI defects (with video) [J]. Gastrointestinal Endoscopy, 2014, 80 (4): 610-622.

[25] LIAN L, SERCLOVA Z, FAZIO V W, et al. Clinical features and management of postoperative pouch bleeding after ileal pouch-anal anastomosis (IPAA)[J]. Journal of Gastrointestinal Surgery, 2008, 12(11): 1991-1994.

[26] SAGAR P M, PEMBERTON J H. Intraoperative, postoperative and reoperative problems with ileoanal pouches[J]. British Journal of Surgery, 2012, 99(4): 454-468.

[27] HAMMOND J, LIM S, WAN Y, et al. The burden of gastrointestinal anastomotic leaks: an evaluation of clinical and economic outcomes[J]. Journal of Gastrointestinal Surgery, 2014, 18(6): 1176-1185.

[28] MIDURA E F, HANSEMAN D, DAVIS B R, et al. Risk factors and consequences of anastomotic leak after colectomy: a national analysis[J]. Diseases of the Colon and Rectum, 2015, 58(3): 333-338.

[29] SLIEKER J C, DAAMS F, MULDER I M, et al. Systematic review of the technique of colorectal anastomosis[J]. JAMA Surgery, 2013, 148(2): 190.

[30] RAHBARI N N, WEITZ J, HOHENBERGER W, et al. Definition and grading of anastomotic leakage following anterior resection of the rectum: a proposal by the International Study Group of Rectal Cancer[J]. Surgery, 2010, 147(3): 339-351.

[31] COOPER C J, MORALES A, OTHMAN M O. Outcomes of the use of fully covered esophageal self-expandable stent in the management of colorectal anastomotic strictures and leaks[J]. Diagnostic and Therapeutic Endoscopy, 2014, 2014: 187541.

[32] BLUMETTI J, CHAUDHRY V, CINTRON J R, et al. Management of anastomotic leak: lessons learned from a large colon and rectal surgery training program[J]. World Journal of Surgery, 2014, 38(4): 985-991.

[33] JOH Y G, KIM S H, HAHN K Y, et al. Anastomotic leakage after laparoscopic protectomy can be managed by a minimally invasive approach[J]. Diseases of the Colon and Rectum, 2009, 52(1): 91-96.

[34] HEDRICK T L, SAWYER R G, FOLEY E F, et al. Anastomotic leak and the loop ileostomy: friend or foe? [J]. Diseases of the Colon & Rectum, 2006, 49(8): 1167-1176.

[35] PHITAYAKORN R, DELANEY C P, REYNOLDS H L, et al. Standardized algorithms for management of anastomotic leaks and related abdominal and pelvic abscesses after colorectal surgery[J]. World Journal of Surgery, 2008, 32(6): 1147-1156.

[36] LINDGREN R, HALLBÖÖK O, RUTEGÅRD J, et al. What is the risk for a permanent stoma after low anterior resection of the rectum for cancer? A six-year follow-up of a multicenter trial[J]. Diseases of the Colon & Rectum, 2011, 54(1): 41-47.

[37] KHAN A A, WHEELER J M D, CUNNINGHAM C, et al. The management and outcome of anastomotic leaks in colorectal surgery[J]. Colorectal Disease,

2008，10(6)：587-592.

[38] MALA T，NESBAKKEN A. Morbidity related to the use of a protective stoma in anterior resection for rectal cancer[J]. Colorectal Disease，2008，10(8)：785-788.

[39] THORNTON M，JOSHI H，VIMALACHANDRAN C，et al. Management and outcome of colorectal anastomotic leaks[J]. International Journal of Colorectal Disease，2011，26(3)：313-320.

[40] LIM M，AKHTAR S，SASAPU K，et al. Clinical and subclinical leaks after low colorectal anastomosis：a clinical and radiologic study[J]. Diseases of the Colon & Rectum，2006，49(10)：1611-1619.

[41] IKEDA T，KUMASHIRO R，OKI E，et al. Evaluation of techniques to prevent colorectal anastomotic leakage[J]. Journal of Surgical Research，2015，194(2)：450-457.

[42] PARC Y，FRILEUX P，SCHMITT G，et al. Management of postoperative peritonitis after anterior resection[J]. Diseases of the Colon & Rectum，2000，43(5)：579-587.

[43] KRARUP P M，JORGENSEN L N，HARLING H. Management of anastomotic leakage in a nationwide cohort of colonic cancer patients[J]. Journal of the American College of Surgeons，2014，218(5)：940-949.

[44] SMALLWOOD N，MUTCH M G，FLESHMAN J W. The failed anastomosis [M]//Complexities in Colorectal Surgery. New York，NY：Springer New York，2013：277-304.

[45] BEUNIS A，PAULI S，VAN CLEEMPUT M. Anastomotic leakage of a colorectal anastomosis treated by transanal endoscopic microsurgery[J]. Acta Chirurgica Belgica，2008，108(4)：474-476.

[46] BLUMETTI J，CHAUDHRY V，PRASAD L，et al. Delayed transanal repair of persistent coloanal anastomotic leak in diverted patients after resection for rectal cancer[J]. Colorectal Disease，2012，14(10)：1238-1241.

[47] THORSON A G，THOMPSON J S. Transrectal drainage of anastomotic leaks following low colonic anastomosis[J]. Diseases of the Colon & Rectum，1984，27(7)：492-494.

[48] SIROIS-GIGUÈRE E，BOULANGER-GOBEIL C，BOUCHARD A，et al. Transanal drainage to treat anastomotic leaks after low anterior resection for rectal cancer：a valuable option[J]. Diseases of the Colon and Rectum，2013，56(5)：586-592.

[49] VERMEER T A，ORSINI R G，DAAMS F，et al. Anastomotic leakage and presacral abscess formation after locally advanced rectal cancer surgery：Incidence，risk factors and treatment[J]. European Journal of Surgical Oncology

(EJSO). 2014, 40(11): 1502-1509.

[50] KIRAT H T, REMZI F H, SHEN B, et al. Pelvic abscess associated with anastomotic leak in patients with ileal pouch-anal anastomosis (IPAA): transanastomotic or CT-guided drainage? [J]. International Journal of Colorectal Disease, 2011, 26(11): 1469-1474.

[51] KHURRUM BAIG M, HUA ZHAO R, BATISTA O, et al. Percutaneous postoperative intra-abdominal abscess drainage after elective colorectal surgery [J]. Techniques in Coloproctology, 2002, 6(3): 159-164.

[52] PRASAD L M, DESOUZA A L, BLUMETTI J, et al. Endoscopic-assisted closure of a chronic colocutaneous fistula[J]. Gastrointestinal Endoscopy, 2010, 72(3): 662-664.

[53] KOBAYASHI H. Over-the-scope-clipping system for anastomotic leak after colorectal surgery: Report of two cases[J]. World Journal of Gastroenterology, 2014, 20(24): 7984.

[54] CHOPRA S S, MRAK K, HÜNERBEIN M. The effect of endoscopic treatment on healing of anastomotic leaks after anterior resection of rectal cancer[J]. Surgery, 2009, 145(2): 182-188.

[55] DIMAIO C J, DORFMAN M P, GARDNER G J, et al. Covered esophageal self-expandable metal stents in the nonoperative management of postoperative colorectal anastomotic leaks[J]. Gastrointestinal Endoscopy, 2012, 76(2): 431-435.

[56] PÉREZ ROLDÁN F, GONZÁLEZ CARRO P, VILLAFÁNEZ GARCÍA M, et al. Usefulness of biodegradable polydioxanone stents in the treatment of postsurgical colorectal strictures and fistulas[J]. Endoscopy, 2012, 44(3): 297-300.

[57] WEIDENHAGEN R, GRUETZNER K U, WIECKEN T, et al. Endoscopic vacuum-assisted closure of anastomotic leakage following anterior resection of the rectum: a new method[J]. Surgical Endoscopy, 2008, 22(8): 1818-1825.

[58] VERLAAN T, BARTELS S A L, VAN BERGE HENEGOUWEN M I, et al. Early, minimally invasive closure of anastomotic leaks: a new concept[J]. Colorectal Disease, 2011, 13: 18-22.

[59] VAN KOPEREN P J, VAN DER ZAAG E S, OMLOO J M T, et al. The persisting presacral sinus after anastomotic leakage following anterior resection or restorative proctocolectomy[J]. Colorectal Disease, 2011, 13(1): 26-29.

[60] BRODER J C, TKACZ J N, ANDERSON S W, et al. Ileal pouch-anal anastomosis surgery: imaging and intervention for post-operative complications[J]. Radiographics, 2010, 30(1): 221-233.

[61] NESBAKKEN A, NYGAARD K, LUNDE O C. Outcome and late functional

results after anastomotic leakage following mesorectal excision for rectal cancer [J]. The British Journal of Surgery, 2001, 88(3): 400-404.

[62] FLESHMAN J W, MCLEOD R S, COHEN Z, et al. Improved results following use of an advancement technique in the treatment of ileoanal anastomotic complications[J]. International Journal of Colorectal Disease, 1988, 3(3): 161-165.

[63] WEXNER S D, ROTHENBERGER D A, JENSEN L, et al. Ileal pouch vaginal fistulas: Incidence, etiology, and management[J]. Diseases of the Colon & Rectum, 1989, 32(6): 460-465.

[64] STEWART B T, STITZ R W. Marsupialization of presacral collections with use of an endoscopic stapler[J]. Diseases of the Colon & Rectum, 1999, 42(2): 264-265.

[65] WHITLOW C B, OPELKA F G, GATHRIGHT J B Jr, et al. Treatment of colorectal and ileoanal anastomotic sinuses[J]. Diseases of the Colon & Rectum, 1997, 40(7): 760-763.

[66] SWAIN B T, ELLIS C N. Fibrin glue treatment of low rectal and pouch-anal anastomotic sinuses[J]. Diseases of the Colon & Rectum, 2004, 47(2): 253-255.

[67] MANCEAU G, KAROUI M, BRETON S, et al. Right colon to rectal anastomosis (Deloyers procedure) as a salvage technique for low colorectal or coloanal anastomosis: postoperative and long-term outcomes[J]. Diseases of the Colon and Rectum, 2012, 55(3): 363-368.

[68] CHU D I, DOZOIS E J. Pearls for the small bowel and colon that will not reach [M]//Gastrointestinal Surgery. New York, NY: Springer New York, 2015: 329-340.

[69] DELOYERS L. Suspension of the right colon permits without exception preservation of the anal sphincter after extensive colectomy of the transverse and left colon (including rectum). technic-indications-immediate and late results[J]. Lyon Chirurgical, 1964, 60: 404-413.

[70] BONNARD A, DE LAGAUSIE P, LECLAIR M D, et al. Definitive treatment of extended Hirschsprung's disease or total colonic form [J]. Surgical Endoscopy, 2001, 15(11): 1301-1304.

[71] TANG S T, YANG Y, WANG G B, et al. Laparoscopic extensive colectomy with transanal Soave pull-through for intestinal neuronal dysplasia in 17 children [J]. World Journal of Pediatrics, 2010, 6(1): 50-54.

[72] GENSER L, MANCEAU G, KAROUI M, et al. Postoperative and long-term outcomes after redo surgery for failed colorectal or coloanal anastomosis: retrospective analysis of 50 patients and review of the literature[J]. Diseases of the Colon and Rectum, 2013, 56(6): 747-755.

[73] MACLEAN A R, COHEN Z, MACRAE H M, et al. Risk of small bowel obstruction after the ileal pouch-anal anastomosis[J]. Annals of Surgery, 2002, 235(2): 200-206.

[74] HAHNLOSER D, PEMBERTON J H, WOLFF B G, et al. Results at up to 20 years after ileal pouch-anal anastomosis for chronic ulcerative colitis[J]. British Journal of Surgery, 2007, 94(3): 333-340.

[75] MICHELASSI F, LEE J, RUBIN M, et al. Long-term functional results after ileal pouch anal restorative proctocolectomy for ulcerative colitis: a prospective observational study[J]. Annals of Surgery, 2003, 238(3): 433-441.

[76] LEWIS W G, KUZU A, SAGAR P M, et al. Stricture at the pouch-anal anastomosis after restorative proctocolectomy[J]. Diseases of the Colon & Rectum, 1994, 37(2): 120-125.

[77] FLESHMAN J W, COHEN Z, MCLEOD R S, et al. The ileal reservoir and ileoanal anastomosis procedure[J]. Diseases of the Colon & Rectum, 1988, 31 (1): 10-16.

[78] SHEN B, LASHNER B A, BENNETT A E, et al. Treatment of rectal cuff inflammation (cuffitis) in patients with ulcerative colitis following restorative proctocolectomy and ileal pouch-anal anastomosis[J]. The American Journal of Gastroenterology, 2004, 99(8): 1527-1531.

[79] WERRE A, MULDER C, VAN HETEREN C, et al. Dilation of benign strictures following low anterior resection using Savary-Gilliard bougies[J]. Endoscopy, 2000, 32(5): 385-388.

[80] ALONSO ARAUJO S E, COSTA A F. Efficacy and safety of endoscopic balloon dilation of benign anastomotic strictures after oncologic anterior rectal resection[J]. Surgical Laparoscopy, Endoscopy & Percutaneous Techniques, 2008, 18(6): 565-568.

[81] SHEN B, LIAN L, KIRAN R P, et al. Efficacy and safety of endoscopic treatment of ileal pouch strictures[J]. Inflammatory Bowel Diseases, 2011, 17 (12): 2527-2535.

[82] SHEN B, FAZIO V W, REMZI F H, et al. Endoscopic balloon dilation of ileal pouch strictures[J]. The American Journal of Gastroenterology, 2004, 99(12): 2340-2347.

[83] BIRAIMA M, ADAMINA M, JOST R, et al. Long-term results of endoscopic balloon dilation for treatment of colorectal anastomotic stenosis[J]. Surgical Endoscopy, 2016, 30(10): 4432-4437.

[84] TRUONG S, WILLIS S, SCHUMPELICK V. Endoscopic therapy of benign anastomotic strictures of the colorectum by electroincision and balloon dilatation [J]. Endoscopy, 1997, 29(9): 845-849.

［85］LUCHA P A Jr，FTICSAR J E，FRANCIS M J. The strictured anastomosis： successful treatment by corticosteroid injections：report of three cases and review of the literature［J］. Diseases of the Colon & Rectum，2005，48（4）：862-865.

［86］PRUDHOMME M，DOZOIS R R，GODLEWSKI G，et al. Anal canal strictures after ileal pouch-anal anastomosis［J］. Diseases of the Colon & Rectum，2003， 46（1）：20-23.

［87］JOYCE M R，FAZIO V W，HULL T T，et al. Ileal pouch prolapse： prevalence，management，and outcomes［J］. Journal of Gastrointestinal Surgery，2010，14（6）：993-997.

［88］EHSAN M，ISLER J T，KIMMINS M H，et al. Prevalence and management of prolapse of the ileoanal pouch［J］. Diseases of the Colon & Rectum，2004，47 （6）：885-888.

［89］GOPAL K A，AMSHEL A L，SHONBERG I L，et al. Rectal procidentia in elderly and debilitated patients［J］. Diseases of the Colon & Rectum，1984，27 （6）：376-381.

［90］FINLAY I G，AITCHISON M. Perineal excision of the rectum for prolapse in the elderly［J］. British Journal of Surgery，1991，78（6）：687-689.

［91］WILLIAMS J G，ROTHENBERGER D A，MADOFF R D，et al. Treatment of rectal prolapse in the elderly by perineal rectosigmoidectomy［J］. Diseases of the Colon & Rectum，1992，35（9）：830-834.

［92］JOHANSEN O B，WEXNER S D，DANIEL N，et al. Perineal rectosigmoidectomy in the elderly［J］. Diseases of the Colon & Rectum，1993，36（8）：767-772.

［93］KIM D S，TSANG C B，WONG W D，et al. Complete rectal prolapse： evolution of management and results［J］. Diseases of the Colon and Rectum， 1999，42（4）：460-466.

［94］AZIMUDDIN K，KHUBCHANDANI I T，ROSEN L，et al. Rectal prolapse：a search for the "best" operation［J］. The American Surgeon，2001，67（7）： 622-627.

［95］ZBAR A P，TAKASHIMA S，HASEGAWA T，et al. Perineal rectosigmoidectomy （Altemeier's procedure）：a review of physiology，technique and outcome［J］. Techniques in Coloproctology，2002，6（2）：109-116.

［96］HABR-GAMA A，JACOB C E，JORGE J M N，et al. Rectal procidentia treatment by perineal rectosigmoidectomy combined with levator ani repair［J］. Hepato-gastroenterology，1900，53（68）：213-217.

［97］ALTOMARE D F，BINDA G，GANIO E，et al. Long-term outcome of Altemeier's procedure for rectal prolapse［J］. Diseases of the Colon and Rectum，2009，52（4）：698- 703.

［98］HOOL G R，HULL T L，FAZIO V W. Surgical treatment of recurrent complete rectal prolapse[J]. Diseases of the Colon & Rectum, 1997, 40(3): 270-272.

[99] FENGLER S A, PEARL R K, PRASAD L M, et al. Management of recurrent rectal prolapse[J]. Diseases of the Colon & Rectum, 1997, 40(7): 832-834.

[100] LEVITT M A, MARTIN C A, OLESEVICH M, et al. Hirschsprung disease and fecal incontinence: diagnostic and management strategies[J]. Journal of Pediatric Surgery, 2009, 44(1): 271-277.

[101] STENSRUD K J, EMBLEM R, BJØRNLAND K. Functional outcome after operation for Hirschsprung disease: transanal vs transabdominal approach[J]. Journal of Pediatric Surgery, 2010, 45(8): 1640-1644.

[102] HEIJ H A, DE VRIES X, BREMER I, et al. Long-term anorectal function after Duhamel operation for Hirschsprung's disease[J]. Journal of Pediatric Surgery, 1995, 30(3): 430-432.

[103] SHANKAR K R, LOSTY P D, LAMONT G L, et al. Transanal endorectal coloanal surgery for Hirschsprung's disease: Experience in two centers[J]. Journal of Pediatric Surgery, 2000, 35(8): 1209-1213.

[104] ROMERO P, KROISS M, CHMELNIK M, et al. Outcome of transanal endorectal vs. transabdominal pull-through in patients with Hirschsprung's disease[J]. Langenbeck's Archives of Surgery, 2011, 396(7): 1027-1033.

[105] KIM A C, LANGER J C, PASTOR A C, et al. Endorectal pull-through for Hirschsprung's disease: a multicenter, long-term comparison of results: transanal vs transabdominal approach[J]. Journal of Pediatric Surgery, 2010, 45(6): 1213-1220.

[106] LEVITT M A, DICKIE B, PEÑA A. Evaluation and treatment of the patient with Hirschsprung disease who is not doing well after a pull-through procedure [J]. Seminars in Pediatric Surgery, 2010, 19(2): 146-153.

[107] BAX K N. Duhamel lecture: the incurability of hirschsprung's disease[J]. European Journal of Pediatric Surgery, 2006, 16(6): 380-384.

[108] HASSINK E A, RIEU P N, SEVERIJNEN R S, et al. Are adults content or continent after repair for high anal atresia? A long-term follow-up study in patients 18 years of age and older[J]. Annals of Surgery, 1993, 218(2): 196-200.

[109] TEMPLETON J M Jr, DITESHEIM J A. High imperforate anus: Quantitative results of long-term fecal continence[J]. Journal of Pediatric Surgery, 1985, 20(6): 645-652.

17

APR 术后的会阴伤口

Torbjörn Holm[①]

韩昌鹏译 章 阳校[②]

17.1 概述

对直肠癌进行第一次外科手术,包括切除直肠和肛门,手术主要通过会阴后腹侧入路进行腹膜外手术。Ernest Miles 在直肠癌外科治疗的发展过程中迈出了重要的一步,他于 1908 年在《柳叶刀》发表了一篇题为"直肠癌和盆腔结肠末端部分进行腹会阴联合切除术的方法"的论文[1]。

一个多世纪以来,腹会阴联合切除术(APR)一直是直肠癌治疗的标准方法,尽管针对高位、中位和早期低位直肠癌的括约肌保留手术一直在发展,但 APR 的适应证仍很多。这些适应证包括原发性和复发性低位直肠癌和肛门癌、克罗恩病、放射性损伤和后期肛门直肠创伤。根据 APR

① T. Holm: Department of Molecular Medicine and Surgery,Karolinska Institutet,171 77 Stockholm,Sweden; e-mail: torbjorn. holm@ki. se; Torbjorn. holm@karolinska. se

T. Holm:Karolinska University Hospital,171 76 Stockholm,Sweden
© Springer International Publishing AG 2017: H. Abcarian et al. (eds.), *Complications of Anorectal Surgery*,DOI 10. 1007/978-3-319-48406-8_17
② 韩昌鹏:上海中医药大学附属岳阳中西医结合医院副主任医师

章阳:南京中医药大学附属南京中医院副主任医师

的适应证,肛周组织和盆底结构的切除程度变化很大,因此必须针对患者进行个体化的调整。

当 Ernest Miles 在 1908 年首次描述直肠癌的 APR 术式时,他主张一期缝合会阴部伤口以及在缝合切口的后部和前部使用两个大的引流管。由于会阴部伤口并发症的发生率高,伴随相关的发病率和死亡率,Miles 后来将操作改为开放伤口[2]。将会阴部的伤口做开放处理并用敷料外敷的做法已经成为定式操作了数十年,并且今天仍偶尔使用。然而,由于会产生疼痛、液体流出、功能失调、换药的痛苦和长时间的住院等诸多与会阴伤口相关的显著问题,这种做法逐渐变得不受欢迎。今天,APR术之后的主要目标是重建盆底并关闭会阴伤口。

像切除的程度取决于适应证一样,组织重建取决于缺损的大小。内括约肌 APR 后的小缺损主要可通过缝合肛提肌、皮下脂肪和皮肤来闭合。据报道,最近发展的肛提肌外腹会阴联合切除术(ELAPE)可改善低位直肠癌患者的肿瘤学结果[3]。这种潜在的好处是以从盆底延伸到会阴部皮肤的大圆柱形开放伤口为代价的。在许多情况下,ELAPE 的技术本质是不允许一期缝合伤口的。例如在 ELAPE 术[4]中因更广泛的切除后导致大的伤口,经常需要特殊的闭合手术或重建手术。显然,伤口越大,闭合也越复杂,这些也更容易引起感染和破裂。

一期缝合后会阴部伤口并发症的发生率为 $20\%\sim50\%$[5]。盆底重建后的成功愈合取决于但不局限于诸如患者个体差异、新辅助治疗、缺损大小、伤口污染、重建类型和手术团队的经验等因素。

患者的营养状况、吸烟习惯、合并症和不同类型的药物治疗可能会影响伤口愈合,并影响治疗计划。

新辅助放疗显著增加了会阴伤口并发症的风险。在 Ballard 及其同事的一个系列研究中,总体并发症发生率为 41%,包括感染和延迟愈合的主要伤口并发症的发生率为 35%。新辅助放疗对并发症发生率有重要影响。放疗后的并发症发生率为 47%,非放疗组为 23%($P=0.005$)[5]。因此,术前放疗对术后会阴缺损的重建带来巨大挑战。

缺损的大小是决定如何重建盆底和闭合会阴伤口的主要决定因素,但也与伤口并发症的风险有关。经过小切除,仅包括肛门和内括约肌或内外括约肌,通常可通过一期缝合肛提肌、皮下脂肪和皮肤来重建会阴,特别是如果患者未接受放化疗(图 17.1)。在重建盆底更多的步骤之后需要额外更多的手术操作,例如或多或少地去除盆底组织的 ELAPE 术及更少的盆底间隙和坐骨肛门窝脂肪的坐骨肛门窝 APE 术(图 17.2)。

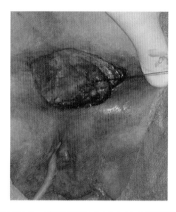 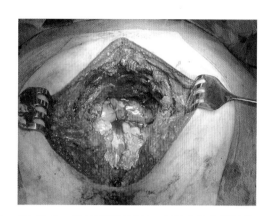

图 17.1　直肠切除术后小的会阴缺损　　图 17.2　坐骨肛门窝 APR 术后大的会阴缺损

在计划手术之前,被感染或由穿孔性癌症所致的肛周或坐骨肛门窝脓肿、瘘管的伤口污染风险也是需要考虑的重要因素。如果脓肿或瘘管是由穿孔性癌症引起的,则整个受影响的区域必须与癌症部位一起整体切除,以防止癌细胞种植伤口中。如果脓肿或瘘管与癌症无关,则仍存在伤口细菌污染的风险以及随后的伤口愈合问题。

手术团队的经验显然是 APR 术后缺损管理的重要因素。结直肠外科医生可以很容易地处理小缺损,但是需要更先进的重建,包括肌皮瓣,则可能需要能胜任此项工作的整形外科医生。

17.2　重建类型

临床上已经使用各种手术替代一期缝合以重建盆底并减少 APR 后的伤口愈合问题。这些手术包括不同的旋转肌皮瓣、生物补片的重建和网膜蒂皮瓣(网膜成形术)。

17.2.1　简单的闭合

如上所述,APR 术后会阴伤口的简单闭合与重大伤口并发症的高风险相关。该比率可能是 40% 甚至更高,特别是在接受过新辅助放疗或放化疗的患者中,以及肛提肌或多或少整体切除的患者中。此外,单独关闭皮肤和脂肪会导致盆底薄弱,患者可能会出现会阴疝———一种 APR 术后的远期并发症。然而,在行内括约肌 APR 术且会阴缺损较小的患者中,可考虑简单闭合。例如,在直肠中上段肿瘤中,如果肛门失禁排除了低位吻合的括约肌保留手术或良性疾病例如克罗恩病,其中切除肛管是必要的,简单闭合可作为 Hartmann 手术的替代方案。然而,在许多情况下,一期简单的缝合是不够的,并且在这种情况下会经常使用某种类型的瓣膜。使用肌皮瓣的适应证包括覆盖大的会阴缺损、阴道重建和非愈合伤口的二次修复。

17.2.2 腹直肌肌皮瓣修复

1984 年 Shukla 等人首次发表了关于使用腹直肌肌皮瓣修复 3 例会阴部伤口患者的研究[6]。Tobin 及其同事后来报道了其用于阴道和盆底重建。此后医学文献中的几个系列已经证明了其良好的结果,同时使用这些皮瓣的相关发病率也相对较低[7-10]。

腹直肌肌皮瓣(RAM)可从横向腹直肌肌皮瓣(TRAM)或垂直腹直肌肌皮瓣(VRAM)中获取(图 17.3),具体取决于可变的皮肤桨方向。对于这两种方法的优缺点还没有相关研究报道,但 VRAM 皮瓣最常用于大的会阴伤口的重建(图 17.4)。

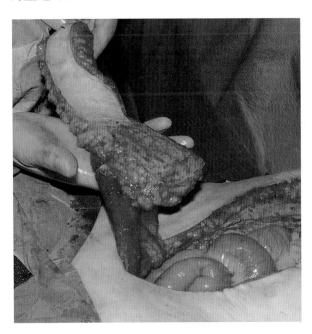

图 17.3   VRAM 瓣

Buchel 等人发表了一篇关于 VRAM 皮瓣用于会阴重建的大样本临床研究,即对 73 名患者的回顾性研究,85％的患者一期愈合,95％患者的会阴伤口在 30 天内愈合[11]。另一项研究比较了 19 例肛门直肠癌患者接受盆腔放疗,随后采用 APR 术和 RAM 皮瓣重建会阴部,对照组为 59 例患者用相似的辐射剂量治疗,随后在同一时间段内接受没有 RAM 皮

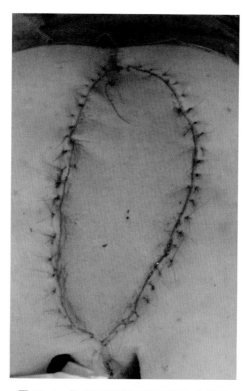

图 17.4　用 VRAM 瓣重建盆底和会阴部

瓣的 APR 术。在 16% 的 RAM 皮瓣患者和 44% 的对照患者中发生会阴伤口并发症，这表明使用皮瓣来闭合会阴部能显著降低接受盆腔放疗的 APR 术的患者术后会阴部伤口并发症的发生率[12]。

　　尽管 RAM 皮瓣可能是最常用的转移组织，以及它能促进会阴伤口愈合并降低并发症的风险，但仍有一些问题需要被提及。这种皮瓣的解剖在技术上要求很高，并且必须非常小心地避免损伤腹壁下动脉，否则循环可能会受到损害。RAM 皮瓣没有神经支配，不能收缩，因此容易随时间而流失体积。此外，必须考虑供体部位的发病情况，例如腹壁薄弱和切口疝的风险增加。

17.2.3　臀大肌肌皮瓣修复

　　该皮瓣主要用于压疮手术，但最近也被用于直肠癌 APR 术后的重建[13-14]。ELAPE 术后单侧臀大肌肌皮瓣通常已足够（图 17.5），但在切除范围更广而导致组织大范围缺损的情况下，可能需要双侧皮瓣（图17.6 和图 17.7）。报道臀大肌皮瓣重建术后结果的大多数论文中（包括那些少数病例的论文）都没有进行 RAM 皮瓣和臀大肌肌皮瓣之间的随机对

照比较。Anderin 等人报道了 65 例低位或局部复发性直肠癌行 ELAPE
术及单侧臀肌肌瓣修补术的患者,59 名患者接受了新辅助放疗或放化
疗,27 例(41.5%)患者有一个或多个会阴伤口并发症,15 例发生轻微伤
口感染,12 例发生更严重的裂开感染或盆腔脓肿。在 1 年的时间里,
91%的患者完全康复[13]。

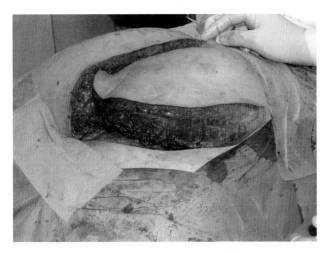

图 17.5 单侧臀大肌肌皮瓣

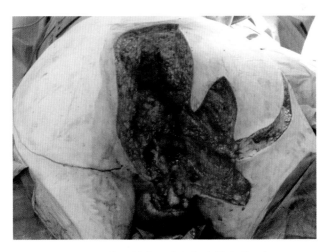

图 17.6 穿孔性直肠癌和复杂的坐骨肛门
窝肛瘘患者盆底和会阴的广泛切除

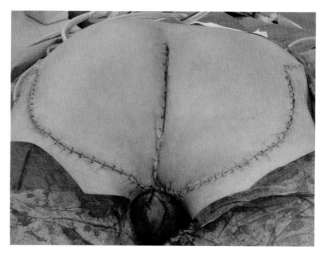

图 17.7 双侧臀大肌肌皮瓣

臀大肌肌皮瓣的优点包括它具有良好的血管分布和神经支配,并且不会随着时间而萎缩,而且它不会引起腹壁中的供体部位的发病风险,这在微创手术后尤其具有吸引力。这种皮瓣的缺点是它不能将盆腔填充到与 RAM 皮瓣相同的程度,并且在阴道壁重建的联合术式中使用会让手术步骤更复杂。

17.2.4 股薄肌肌皮瓣修复

Bartholdson 等人于 1975 年描述了利用股薄肌肌皮瓣修复持续性会阴窦道[15]。该皮瓣主要用于先前一期缝合的 APR 术后延迟愈合或持续性会阴窦道的患者,或作为放化疗后复发性直肠癌患者的主要重建方法。Shibata 及其同事研究了所有接受新辅助放疗并随后对患有复发性直肠癌行 APR 术的患者的会阴伤口愈合情况。16 名患者接受了单侧或双侧股薄肌肌皮瓣闭合,而 24 名患者仅接受了会阴一期缝合。结果股薄肌肌皮瓣闭合术式明显优于单纯缝合;只有 12%的股薄肌肌皮瓣闭合患者出现严重并发症,而接受会阴一期缝合的患者有 46%的严重并发症发生率。在 63%接受股薄肌肌皮瓣闭合的患者中,会阴部无术后并发症发生,但只有 33%的一期缝合患者恢复良好[16]。股薄肌肌皮瓣的缺点包括其相对较小的肌肉体积和皮肤脆弱性,但尽管存在这些局限性,其在预防手术后和放疗术后会阴部并发症中的作用已得到很好的证实[17]。

17.2.5 生物补片重建盆底

重建盆底的不同肌皮瓣解决方案对于减少并发症是有价值的,但许多结直肠外科医生由于更大范围的切除手术、手术时间的延长以及通常对整形外科医生介入的限制而一直不愿使用皮瓣。替代的方法不是通过皮瓣重建盆底,而是建议在盆底缺损中应用生物补片。该方法快速,易于操作,并且不依赖于整形外科医生(图 17.8)。此外,合理的并发症发生率提示这是可行的。在一份报道中,使用生物补片也显著降低了会阴疝的风险[18]。然而,报道的数量仍然有限,并且缺乏盆底使用生物补片重建的长期翔实结果。

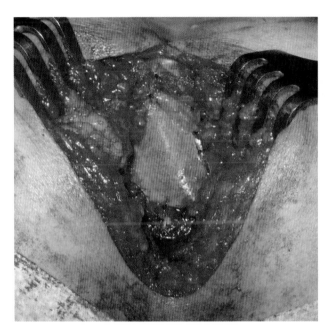

图 17.8 用生物补片重建盆底

17.2.6 网膜成形术

由于盆腔内小肠的套叠,肠梗阻在 APR 术后并不罕见。填充盆腔的网膜成形术可减少术后小肠梗阻的发生。因此,如果患者具有大的网膜,则可以将其从横结肠和胃大弯处转移过来行填充盆腔的网膜。大网膜的移动及其在盆腔内的位置可以防止术后骨盆放疗对小肠的损伤是众所周知的[19-20]。Killeen 及其同事发表了关于在直肠切除术后使用网膜蒂皮瓣的系统评价。他们收集了来自 14 项研究的数据共计 891 名患者,中位随访时间为 13.5 个月。网膜成形术相对于未行该术的情况,患者的平均愈合率为 67% vs 50%。前一组平均愈合时间为 24 天,而后一组为 79 天。作者得出结论:"用网膜转移和填充来行会阴修补可以降低术后切口并发症的发生率。"[21]

17.3　APR 术后会阴修复方法的选择

　　Butt 及其同事对 ELAPE 术进行了系统评价，包括 27 个系列研究和
963 名患者。他们比较了生物补片闭合（149 例患者）、肌皮瓣闭合（201
例患者）和 578 例一期缝合患者的结果。对轻微和重大伤口并发症和会
阴疝进行了比较。结果如表 17.1 所示。作者发现，与生物补片、肌皮瓣
或一期缝合相关的轻微或重大伤口并发症或会阴疝没有显著差异，并得
出结论："尽管目前采用了几种技术用于会阴部修复，但仍然不清楚哪种
是最佳的。"[22] 本系统评价不包括随机对照试验，缺陷的大小和性质很可
能影响了闭合技术的选择和由此引起的并发症发生率。

　　另一项综述对 255 名接受肌皮瓣修复的患者和 85 名接受生物补片修复
的患者进行了比较，结果发现会阴伤口并发症或会阴疝形成率无显著
差异[23]。

　　事实上，APR 术后盆底重建没有标准的解决方案，如上所述，所使用
的方法必须根据患者和切除范围进行调整。建议在手术前通过多学科团
队管理的方法仔细评估每位患者，以确定合适的盆底重建类型，并在更广
泛的切除后与整形外科医生团队建立合作以进行重建[24]。

表 17.1　与 ELAPE 后盆底重建类型有关的伤口并发症

（%）

手术方式	伤口并发症		
	次要的	重大的	会阴疝
生物补片	27.5	13.4	3
肌皮瓣	29.4	19.4	0
一期缝合	17.1	6.4	1

17.4　并发症的类型

　　对于因 APR 术后出现不同程度的会阴和盆底缺损的修复目标是伤
口愈合且没有并发症发生。尽管在手术技术、伤口和患者护理方面有所
改进，但会阴伤口并发症仍然很常见并且有着很高的发病率。会阴伤口
的主要并发症是浅表和深部感染，常导致伤口开裂，并偶见脓肿发生（图

17.9、图 17.10 和图 17.11)。延迟愈合是一个重要问题，并且对于患者的严重发病率以及医疗保健系统的高成本来说，开放的深部会阴伤口的处理是困难的。

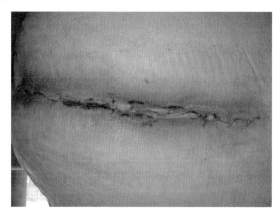

图 17.9 浅表会阴部感染

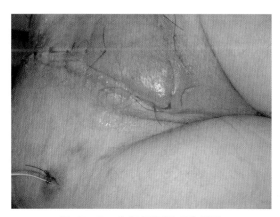

图 17.10 会阴部深部感染脓肿

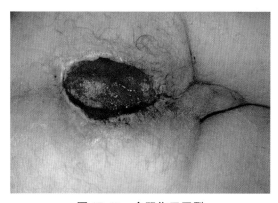

图 17.11 会阴伤口开裂

　　上面已经提到了易于发生这些并发症的会阴伤口的特征。此外，盆腔中的大面积死腔和压力区域中的伤口位置使其更容易坏死和继发感染。

　　有许多关于 APR 术后伤口愈合的不同结果的报道。LOREC 小组最近的一份报道反映了英国目前针对低位直肠癌患者的做法[25]。42 个中心入组了 266 名患者。其中 172 人（65%）接受了肛提肌外的 APE 术（ELAPE 术），94 人接受了非 ELAPE 术。在 ELAPE 术后，会阴部伤口一期愈合，使用补片的占 55%，未使用补片的占 15%，使用肌皮瓣的占 21%。非 ELAPE 术后有 54% 的伤口闭合没有使用补片，29% 的闭合使用了补片，5% 使用了肌皮瓣。ELAPE 术后伤口开裂发生率为 30%，非 ELAPE 术后伤口开裂发生率为 31%。伤口破裂在新辅助放疗后更常见。17% 的肌皮瓣病例发生供体部位并发症。11% 的患者在 12 个月时仍存在会阴部伤口问题。

　　会阴疝是 APR 术后的远期并发症，最初由 Gregory 和 Muldoon 于 1969 年报道[26]。ELAPE 广泛的盆底切除术可能更易于形成会阴部疝（图 17.12）。如果手术的腹部部分通过腹腔镜完成，则风险可能进一步增加。Sayers 等人最近报道了一项小型研究，其中包括 56 名接受 ELAPE 术治疗的患者。会阴疝是最常见的并发症（26%），并且在 20 例腹腔镜 ELAPE 术患者中发生了 9 例（45%）[27]。这些结果与 Christensen 等人报道的补片修复术后 24 例患者未见会阴疝[18]的结果不同。

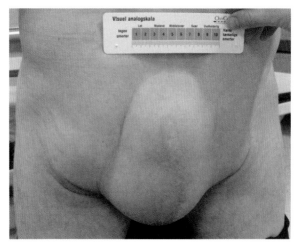

图 17.12　大会阴疝

会阴肠皮瘘是另一种远期并发症(图 17.13)。幸运的是,这种情况很少见,但它发生了则难以治疗。瘘管最常发生于小肠,尤其是放疗的患者。它可能发生在早期,有时在 APR 术后几年才出现。

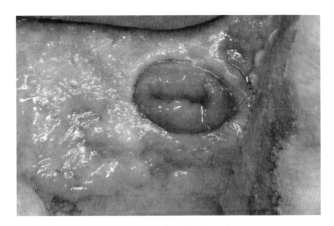

图 17.13　会阴部小肠瘘

17.5　并发症的处理

ELAPE 术后会阴伤口并发症的严重程度差异很大,治疗需求在不同情况下完全不同。表 17.2 简要总结了不同的并发症及其治疗方法。

表 17.2　会阴伤口并发症和治疗

并发症	治　疗
简单的感染	清洁和敷料的变化
严重感染/伤口裂开	清洁,清创,开放 Vac 负压治疗
持续性瘘管/窦道	手术治疗
会阴疝	手术治疗

浅表感染(图 17.9)非常常见,通常可以通过简单的清创、清洁和伤口敷料进行治疗。通常不推荐使用抗生素。绝大多数浅表感染在没有持续问题出现的情况下会在几周内愈合。

更深部的感染可能表现为深部皮下感染或盆腔脓肿伴有或不伴有会阴伤口开裂(图 17.14)。首要任务是控制感染。少数情况下可通过盆腔脓肿的引流和抗生素的使用来治疗,但通常最好的治疗方法是打开伤口并对盆腔和皮下进行彻底的清创。在这种情况下还可以应用 Vac 负压治疗以清除腐败组织并促进肉芽生长（图 17.15）。当感染得到控制时，最好的方法是等待 3～6 个月让组织进行二次愈合。深部感染和伤口开裂后的早期二次闭合通常是徒劳的，并可能诱发新的感染。但是，如果伤口未能完全愈合或 6 个月后持续存在窦道，则应考虑手术。在这种情况下，评估伤口愈合问题的类型和程度以及详细规划重建手术至关重要。手术时机的选择也非常重要。

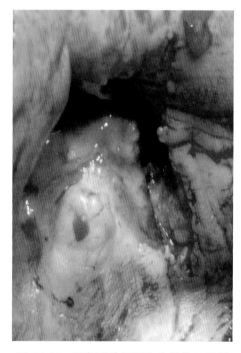

图 17.14　深部感染坏死和会阴伤口开裂

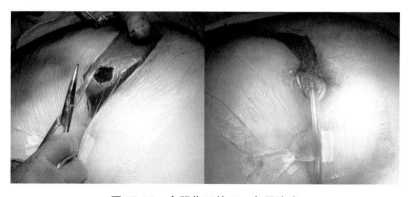

图 17.15　会阴伤口的 Vac 负压治疗

高分辨率磁共振成像(MRI)是临床评估并发症严重程度的重要辅助手段。这类似于其在直肠癌术前分期中的应用[28]。MRI 对于将孤立的会阴问题与更复杂的问题区分开来非常有用,这可能涉及盆底的小肠粘连或会阴伤口或其他器官的肠瘘。这种瘘管还可能涉及其他器官,例如阴道、膀胱和尿道。外科手术的范围取决于疾病的程度,包括可能仅涉及会阴的术式或腹部和会阴联合的术式。

如果伤口愈合问题局限于会阴,则会阴部的术式是合适的。当伤口是清洁的,并伴有健康的肉芽组织生长时,可考虑用一期缝合修复或用某种形式的肌皮瓣重建。臀肌肌皮瓣在这种情况下是实用的,并且可以使用单侧或双侧皮瓣,这取决于未愈合缺损的尺寸。这种类型的重建通常是成功的,并且美容效果可以接受(图17.16)。对于具有较小和较深的未愈合窦道的患者,股薄肌肌瓣可能更合适。臀肌肌皮瓣的重建最好在患者处于俯卧折刀位时进行,而仰卧位通常更适合于股薄肌肌皮瓣重建。重要的是在仅使用会阴术式时要小心不要损伤小肠,并且必须在手术前通过 MRI 确定肠与伤口底部之间的关系。如果从肠到伤口的距离非常短,则使用腹-会阴联合的术式可能更安全。

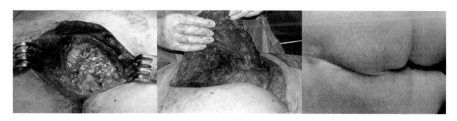

图 17.16　清洁会阴伤口,用臀肌肌皮瓣重建,并愈合会阴

腹-会阴联合手术必须在肠瘘与未愈合的会阴伤口一起出现的情况下使用,或者在会阴部的肠皮瘘作为远期并发症而发生的情况下使用(图17.17)。腹部手术的程度取决于病理学,可能包括单纯的粘连松解术、小肠切除术、阴道切除术以及复杂瘘管患者(包括膀胱或尿道)的盆腔脏器切除术。必须切除瘘管的肠段并在健康的肠道上进行吻合。当"新盆底"清除粘连和瘘管、切除瘢痕组织时,建议如上所述用大网膜瓣填充盆底。当腹部手术完成时,可以使用 VRAM 皮瓣或单侧/双侧臀肌肌皮瓣进行会阴重建。

会阴疝可能在 APR 术后发展为早期或远期并发症,风险可能与盆底切除的程度有关。如果疝气是症状性的(通常是这种情况),它可能会引起疼痛并严重阻碍日常活动。会阴疝的修复仍然具有挑战性,文献中没有就最佳方法达成共识。还应对这些患者进行临床检查和 MRI 检查,以

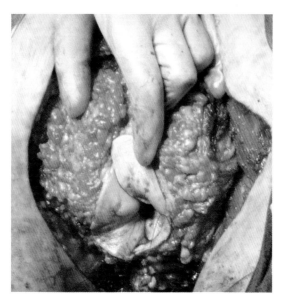

图 17. 17　具有复杂肠皮瘘的持续会阴窦

评估会阴缺损的程度和疝的内容物，并且手术方法必须是个性化的。我们目前的方法是通过使用补片或臀肌肌皮瓣的会阴部术式来修复小肠疝，而无须涉及肠道。在涉及肠道的疝气中，我们采用腹部入路进行粘连松解、盆底部补片修复和网膜成形术。对于伴有肠受累的大的疝，则使用腹-会阴联合的方法，结合粘连松解术、网膜成形术和臀肌瓣重建。关于会阴疝的大多数论文都是病例报道，但 Mjoli 等人在 2012 年发表了一篇关于 40 名患者汇总分析的论文。他们报道了 APR 术与会阴疝手术修复之间的中位时间间隔为 8 个月。22 例患者的手术入路为经会阴，11 例为开腹手术，3 例为腹-会阴联合手术，5 例为腹腔镜手术，2 例为腹腔镜联合会阴。使用合成或生物补片的复发率为 20%，一期缝合的复发率为 50%，其余技术的复发率为 33%。作者得出结论：使用补片或其他辅助闭合术后，原发性会阴疝修复术后的复发率低于一期缝合修复术的复发率。

17.6　总结

APR 术、常规手术或 ELAPE 术后的会阴并发症很常见，并且复杂程度也有很大差异。由于其位置、大小和组织损失，会阴伤口特别容易发生感染性并发症和伤口开裂，这使得无张力修复变得困难。新辅助放疗和放化疗后伤口并发症的风险显著增加，并且随着这些治疗越来越多地用于低位直肠癌患者，可以预期更多患者会在 APR 术后出现会阴伤口问题。对于有小缺陷的未经治疗的患者，一期缝合仍然是一种选择，但由于预估到的并发症风险可能会增加，所以外科医生必须制定替代方案。盆底重建的类型最好是个性化的，决定应基于几个因素，包括患者合并症、新辅助治疗和盆底缺损的程度。与熟练的整形和重建外科医生团队的良好合作是非常宝贵的。大多数会阴部伤口感染通过适当的局部治疗可以愈合。患者中的伤口开裂和持续性开放性伤口在临床上进行全面评估并且用 MRI 检查是至关重要的。治疗必须根据患者和并发症的复杂性以及适当的时机进行调整。

参考文献：

[1] ERNEST MILES W. A method of performing abdomino-perineal excision for carcinoma of the rectum and of the terminal portion of the pelvic colon[J]. The Lancet，1908，172(4451)：1812-1813.

[2] ERNEST MILES W. Technique of the radical operation for cancer of the rectum [J]. British Journal of Surgery，1914，2(6)：292-305.

[3] WEST N P，ANDERIN C，SMITH K J E，et al. Multicentre experience with extralevator abdominoperineal excision for low rectal cancer[J]. British Journal of Surgery，2010，97(4)：588-599.

[4] SHIHAB O C，HEALD R J，HOLM T，et al. A pictorial description of extralevator abdominoperineal excision for low rectal cancer [J]. Colorectal Disease，2012，14(10)：e655-e660.

[5] BULLARD K M，TRUDEL J L，BAXTER N N，et al. Primary perineal wound closure after preoperative radiotherapy and abdominoperineal resection has a high incidence of wound failure[J]. Diseases of the Colon & Rectum，2005，48(3)：438-443.

[6] SHUKLA H S，HUGHES L E. The rectus abdominis flap for perineal wounds [J]. Annals of the Royal College of Surgeons of England，1984，66(5)：337-339.

[7] ERDMANN M W，WATERHOUSE N. The transpelvic rectus abdominis flap：its use in the reconstruction of extensive perineal defects[J]. Annals of the Royal College of Surgeons of England，1995，77(3)：229-232.

[8] JAIN A K，DEFRANZO A J，MARKS M W，et al. Reconstruction of pelvic exenterative wounds with transpelvic rectus abdominis flaps：a case series[J]. Annals of Plastic Surgery，1997，38(2)：115-122.

［9］MCALLISTER E，WELLS K，CHAET M，et al. Perineal reconstruction after surgical extirpation of pelvic malignancies using the transpelvic transverse rectus abdominal myocutaneous flap［J］. Annals of Surgical Oncology，1994，1（2）：164-168.

［10］TOBIN G R，DAY T G. Vaginal and pelvic reconstruction with distally based rectus abdominis myocutaneous flaps［J］. Plastic and Reconstructive Surgery，1988，81（1）：62-73.

［11］BUCHEL E W，FINICAL S，JOHNSON C. Pelvic reconstruction using vertical rectus abdominis musculocutaneous flaps［J］. Annals of Plastic Surgery，2004，52（1）：22-26.

［12］CHESSIN D B，HARTLEY J，COHEN A M，et al. Rectus flap reconstruction decreases perineal wound complications after pelvic chemoradiation and surgery：a cohort study［J］. Annals of Surgical Oncology，2005，12（2）：104-110.

［13］ANDERIN C，MARTLING A，LAGERGREN J，et al. Short-term outcome after gluteus maximus myocutaneous flap reconstruction of the pelvic floor following extra-levator abdominoperineal excision of the rectum［J］. Colorectal Disease，2012，14（9）：1060-1064.

［14］HOLM T，LJUNG A，HÄGGMARK T，et al. Extended abdominoperineal resection with gluteus maximus flap reconstruction of the pelvic floor for rectal cancer［J］. British Journal of Surgery，2007，94（2）：232-238.

［15］BARTHOLDSON L，HULTÉN L. Repair of persistent perineal sinuses by means of a pedicle flap of musculus gracilis［J］. Scandinavian Journal of Plastic and Reconstructive Surgery，1975，9（1）：74-76.

［16］SHIBATA D，HYLAND W，BUSSE P，et al. Immediate reconstruction of the perineal wound with gracilis muscle flaps following abdominoperineal resection and intraoperative radiation therapy for recurrent carcinoma of the rectum［J］. Annals of Surgical Oncology，1999，6（1）：33-37.

［17］SMALL T，FRIEDMAN D J，SULTAN M. Reconstructive surgery of the pelvis after surgery for rectal cancer［J］. Seminars in Surgical Oncology，2000，18（3）：259-264.

［18］KIDMOSE CHRISTENSEN H，NERSTRØM P，TEI T，et al. Perineal repair after extralevator abdominoperineal excision for low rectal cancer［J］. Diseases of the Colon & Rectum，2011，54（6）：711-717.

［19］DELUCA F R，RAGINS H. Construction of an omental envelope as a method of excluding the small intestine from the field of postoperative irradiation to the pelvis［J］. Surgery，Gynecology & Obstetrics，1985，160（4）：365-366.

［20］GRANAI C O，GAJEWSKI W，MADOC-JONES H，et al. Use of the omental J flap for better delivery of radiotherapy to the pelvis［J］. Surgery，Gynecology &

Obstetrics，1990，171(1)：71-72.

［21］KILLEEN S，DEVANEY A，MANNION M，et al. Omental pedicle flaps following proctectomy：a systematic review［J］. Colorectal Disease，2013，15 (11)：e634-e645. DOI：10. 1111/codi. 12394.

［22］BUTT H Z，SALEM M K，VIJAYNAGAR B，et al. Perineal reconstruction after extra-levator abdominoperineal excision（eLAPE）：a systematic review［J］. International Journal of Colorectal Disease，2013，28(11)：1459-1468.

［23］FOSTER J D，PATHAK S，SMART N J，et al. Reconstruction of the perineum following extralevator abdominoperineal excision for carcinoma of the lower rectum：a systematic review［J］. Colorectal Disease，2012，14（9）：1052-1059.

［24］PEIRCE C，MARTIN S. Management of the perineal defect after abdominoperineal excision［J］. Clinics in Colon and Rectal Surgery，2016，29(2)：160-167.

［25］JONES H，MORAN B，CRANE S，et al. The LOREC APE registry：operative technique， oncological outcome and perineal wound healing after abdominoperineal excision［J］. Colorectal Disease，2017，19(2)：172-180.

［26］GREGORY J S，MULDOON J P. Perineal herniation-A late complication of adominoperineal resection of the rectum［J］. Diseases of the Colon & Rectum，1969，12(1)：33-35.

［27］SAYERS A E，PATEL R K，HUNTER I A. Perineal hernia formation following extralevator abdominoperineal excision［J］. Colorectal Disease，2015，17(4)：351-355.

［28］SHIHAB O C，HEALD R J，RULLIER E，et al. Defining the surgical planes on MRI improves surgery for cancer of the low rectum［J］. The Lancet Oncology，2009，10(12)：1207-1211.